Die „Monographien aus dem Gesamtgebiete der Neurologie und Psychiatrie" stellen eine Sammlung solcher Arbeiten dar, die einen Einzelgegenstand dieses Gebietes in wissenschaftlich-methodischer Weise behandeln. Jede Arbeit soll ein in sich abgeschlossenes Ganzes bilden. Diese Vorbedingung läßt die Aufnahme von Originalarbeiten, auch solchen größeren Umfanges, nicht zu.

Die Sammlung möchte damit die Zeitschriften „Archiv für Psychiatrie und Nervenkrankheiten, vereinigt mit Zeitschrift für die gesamte Neurologie und Psychiatrie" und „Deutsche Zeitschrift für Nervenheilkunde" ergänzen. Sie wird deshalb deren Abonnenten zu einem Vorzugspreis geliefert.

Manuskripte nehmen entgegen

aus dem Gebiete der Psychiatrie:	Prof. Dr. M. Müller Bern, Bolligenstraße 117
aus dem Gebiete der Anatomie:	Prof. Dr. H. Spatz Gießen, Friedrichstraße 24
aus dem Gebiete der Neurologie:	Prof. Dr. P. Vogel Heidelberg, Voßstraße 2

Die Bezieher des „Archiv für Psychiatrie und Nervenkrankheiten, vereinigt mit der Zeitschrift für die gesamte Neurologie und Psychiatrie", der „Deutsche Zeitschrift für Nervenheilkunde" und des „Zentralblatt für die gesamte Neurologie und Psychiatrie" erhalten die Monographien bei Bezug durch den Buchhandel zu einem gegenüber dem Ladenpreis um 10% ermäßigten Vorzugspreis

MONOGRAPHIEN AUS DEM GESAMTGEBIETE DER NEUROLOGIE UND PSYCHIATRIE
HERAUSGEGEBEN VON
M. MÜLLER-BERN · H. SPATZ-GIESSEN · P. VOGEL-HEIDELBERG
HEFT 93

MULTIPLE SKLEROSE

IHRE ÄTIOLOGIE, PATHOLOGIE, PATHOGENESE UND THERAPIE

VON

GABRIEL STEINER
e. o. PROFESSOR DER UNIVERSITÄTEN HEIDELBERG UND
WAYNE STATE UNIVERSITY, DETROIT/MICHIGAN, USA

MIT 15 ABBILDUNGEN

SPRINGER-VERLAG BERLIN HEIDELBERG GMBH
1962

ISBN 978-3-540-02882-6 ISBN 978-3-642-87571-7 (eBook)
DOI 10.1007/978-3-642-87571-7

Ursprünglich erschienen bei Springer-Verlag OHG / Berlin-Göttingen-Heidelberg 1962

DEM ANDENKEN
MEINER LIEBEN FRAU GEWIDMET

Vorwort

Es ist *nicht* der Zweck dieses Buches, die klinischen Zeichen der multiplen Sklerose, ihre Diagnose und Prognose darzustellen. In allen Kultursprachen gibt es ja genug vorzügliche Behandlungen dieses Stoffes. Ich war vielmehr bestrebt, vom Kernpunkt der Ursachenlehre der m. S. ausgehend, die neueren und neuesten Forschungsergebnisse mit allen ihren Verzweigungen zu beschreiben. Insbesondere bemühte ich mich, kritisch die Auswirkungen der neuen ätiologischen Lehre in Pathologie, Pathogenese, Geomedizin und Therapie dem Leser zu unterbreiten. So ergab sich die logische Gliederung des zu bearbeitenden Stoffes, wie sie im Inhaltsverzeichnis zum Ausdruck kommt. Dem historischen Geschehen ist dabei besondere Berücksichtigung gewidmet worden. Aber auch manche bisher *unveröffentlichte* Tatbestände und Ansichten sind hier zum ersten Mal niedergelegt.

29 Jahre sind vergangen, seit ich in monographischer Form die Ergebnisse meiner damals fünfzehnjährigen Forschungen über die Verursachung der multiplen Sklerose veröffentlichen konnte. Wenn ich heute am Ende meiner wissenschaftlichen Laufbahn mich entschlossen habe, weitere Beiträge bekannt zu machen, so geschieht dies mit der zuversichtlichen Genugtuung, daß neuere Untersuchungen anderer Forscher meine Auffassungen und Funde zu bestätigen scheinen. Ein anderer Grund ist der, meine in zwei verschiedenen Sprachen verstreuten Einzelarbeiten zusammenfassend darzustellen und damit einem größeren Leser- und Forscherkreis zugänglich zu machen.

Es bleibt mir hier noch übrig denen zu danken, die mein Werk unterstützt haben. Die Kresge-Stiftung in Detroit hat finanzielle Beihilfen gegeben, die mir die Hilfe technischer Mitarbeiter sicherten.

Mein herzlichster Dank gilt den Herren Kollegen Spatz für die Durchsicht meines Manuskriptes und Hallervorden für die Überlassung von meisterhaften Abbildungen.

Herrn Kollegen H. C. R. Simons möchte ich für seine Genehmigung der Wiedergabe von Spirochätenphotogrammen aus seiner Sammlung bestens danken.

Der Springer-Verlag hat mit mustergültiger Sorgfalt die Veröffentlichung dieses Buches in die Wege geleitet und ausgeführt. Ich halte es für meine Pflicht, auch hierfür meinen Dank auszusprechen.

Mein Werk hätte nicht vollendet werden können ohne die technische Mithilfe meiner dahingeschiedenen Frau, deren Andenken ich dieses Buch gewidmet habe. Sie hat in unermüdlicher Arbeit und großer technischer Geschicklichkeit vieles zum Erfolg beigetragen.

Detroit, Februar 1962.

Gabriel Steiner

Inhaltsverzeichnis

Seite

I. Historisches 1

II. Nosologische Sonderstellung der m. S. 3

1. Krankheitseinheit oder polyätiologisches Syndrom? 4
2. Entzündliche oder degenerative Krankheit? 5
3. Entzündung, Infektion und Ursache vom allgemein-nosologischen Standpunkt 6

III. Die pathologische Anatomie der m. S. 8

IV. Vergleichende Pathologie der m. S. 16

V. Die Ätiologie der m. S. 22

1. Ätiologie und Pathogenese im allgemeinen 22
2. Kritische Bewertung bisheriger ätiologischer Theorien der m. S. . . . 23
3. Geschichtliche Beispiele zur Erfassung und Beurteilung eines mikrobischen Krankheitserregers 27
4. Methodisches zur Erfassung und Beurteilung eines mikrobischen Krankheitserregers 31

VI. Schwierigkeiten der Spirochätenforschung 35

VII. Die Spirochaeta myelophthora 36

A. Beschreibender Teil 36
B. Kritischer Teil 46
C. Technischer Teil 62

VIII. Die Pathogenese der m. S. Die Abwehr gegen den Erreger 66

1. Die Beschränkung des Krankheitsprozesses auf Gehirn und Rückenmark 67
2. Die pathogenetische Bedeutung des Entzündungsvorganges. Die Rolle der Astrocyten (Haptocyten) 68
3. Die Bedeutung der Spirochäten für den Entmarkungsvorgang 70
4. Das Vorkommen der Spirochäten im Liquor, in der Blutgefäßwand und im Parenchym 72
5. Die Heterophasie 75
6. Schübe und Remissionen in ihrer pathogenetischen Bedeutung 76
7. Die humorale Abwehr und die immunologischen Erscheinungen . . . 78
8. Verteilung und Ausbreitung der Erreger im Zentralnervensystem des Polysklerotikers in ihrer pathogenetischen Bedeutung 83
9. Schlußfolgerungen 84

Seite

IX. Vernachlässigte Probleme der multiplen Sklerose-Forschung 87
1. Retrobulbäre Neuritis als rudimentäre Form der m. S. und rudimentäre m. S. im allgemeinen 87
2. Retinale Periphlebitis als Neuling in der Symptomatologie der m. S. . 89
3. M. S. als Oberflächenkrankheit des Zentralnervensystems 90
4. Peripheres Nervensystem intakt! 91
5. M. S. ist keine Kinderkrankheit 93

X. Geomedizinische Forschung bei m. S. 95
Geographische Differenz des Vorkommens der m. S. 97 — Bedeutung des Klimas für Entstehung und Verlauf der m. S. 99 — Erbgenetische und rassische Einflüsse sind nicht wahrscheinlich 99 — Ist m. S. beim weiblichen Geschlecht häufiger als beim männlichen? 100 — Mehrfaches familiäres Vorkommen der m. S. 100 — Polysklerotische Gruppenerkrankungen (Aggregationen). Epidemiologische Regeln. Kontakt mit edaphischer Quelle 101 — Epidemiologisch-statistische Untersuchungen in Michigan 108

XI. Therapeutische Empfehlungen und Probleme der Vorbeugung 110
A. Allgemeines 111
Statistische Verläßlichkeit in der Auswahl des zu beurteilenden Krankenmaterials 111 — Verkennung der kausalen Verkettung 112 — Experimentelle Therapie und ihre Verwertung für die Klinik 112 — Sonderstellung remittierender chronischer Krankheiten 112 — Subjektive und objektive Krankheitszeichen 113 — Nebenwirkungen unserer Heilversuche 113 — Das moralische Problem 114
B. Die Therapie der m. S. 115
C. Vorbeugung 125

XII. Zusammenfassung und Ausblick 125

Schrifttum 130

Namenverzeichnis 138

Sachverzeichnis 142

„As it seems to me the most likely view ... is that in insular sclerosis the essential cause is the presence in the blood vessels of an infective agent which sets up an inflammatory process in the interstitial tissue.“

THOMAS BUZZARD
1904

„Das Beispiel der Syphilis, bei welcher Krankheit wir doch allgemein ein infektiöses oder toxisches Agens supponieren, zeigt uns, wie nach einer einmaligen Einwirkung der Schädlichkeit ein Fortwirken auf Jahre und Jahrzehnte hinaus möglich ist. Das Wie? ist freilich ein Rätsel. Aber wie wir bei der Syphilis trotz dieses Rätsels an der genannten ätiologischen Auffassung festhalten, ebenso können wir das für die multiple Sklerose tun, die nach manchen Richtungen hin, besonders auch bezüglich der multiplen herdförmigen Lokalisation, Beziehungen zur Syphilis zeigt. Ätiologisch spielt allerdings die syphilitische Infektion bei multipler Sklerose keine Rolle — aber vielleicht werden einmal im Wesen verwandte Ursachen für beide Krankheiten gefunden.“

MAX BORST
1904

I. Historisches

Multiple Sklerose (im folgenden m. S.) ist als Krankheitseinheit immer noch umstritten, obwohl sie vor etwa 130 Jahren klar und bündig als etwas deutlich von anderen Krankheiten des zentralen Nervensystems völlig Verschiedenes erkannt worden war. Die nosologischen Geburtsdaten der m. S. als einer *einheitlichen* Krankheit liegen — dem Ort nach — in Europa, und zwar in Frankreich, dem medizinischen Wissenschaftsbereich nach — im Gebiete der Pathologie, und — der Zeit nach — in der *vorbakteriologischen Ära* der Medizin. Als Entdecker der m. S. werden gewöhnlich zwei Namen, der Franzose CRUVEILHIER und der Engländer CARSWELL, genannt. Nach CHARCOT hat aber CARSWELL seine Kenntnis von Pariser Krankenhäusern bezogen. Nicht nur die erste Schilderung der grob-anatomischen Bilder und Befunde im Rückenmark, verlängerten Mark und Brücke, sondern auch die zugehörigen klinischen Krankengeschichten in zwei von im ganzen vier Fällen verdanken wir CRUVEILHIER. Selbst heute noch besteht ein Primat der Pathologie, insofern die pathologisch-anatomische Diagnose gegenüber der klinischen ihre Ausschlußkraft bewahrt hat.

In unserer medizinischen Terminologie bezeichnen wir als Krankheitseinheit ein Kranksein, das in jedem Fall durch einen identisch-gleichförmigen spezifischen anatomischen Befund und eine immer gleichartige Ursache gekennzeichnet ist. Eine Krankheitseinheit muß von einem Krankheitssyndrom scharf unterschieden werden (in der englischen Literatur nach JELLIFFE auch polyätiologisches Syndrom genannt). In diesem letzteren können identische klinische Krankheitsbilder und selbst anatomisch gleichartige Befunde vorkommen, die aber — und dies ist das Wesentliche — *verschiedenen Ursachen* entspringen.

Es ist nicht verwunderlich, daß die Krankheitseinheit der m. S. wegen ihrer unbekannten Ursache immer wieder angezweifelt wurde.

Unsere klinische Kenntnis der m. S. hat seit den 130 Jahren der medizinischen Bekanntschaft mit ihr große Fortschritte gemacht. Internisten, Psychiater, Augenärzte, Pathologen und vor allem Neurologen haben sich um die Erkennung und Beschreibung der Krankheit verdient gemacht. Da die Neurologie für geraume Zeit früherer medizinischer Wissenschaftsentwicklung *kein* selbständiges Fach war, haben vor allem Internisten und Pathologen zur Kenntnis der m. S. beigetragen. Die klinische Geschichte der m. S. beginnt mit dem deutschen Internisten FRERICHS, der 1849 in einer Arbeit über Hirnsklerose eigene Beobachtungen dieser Krankheit mitteilte. 1856 veröffentlichte VALENTINER, ein Schüler von FRERICHS, eine Übersicht über die bisher berichteten Fälle von m. S., nämlich nur 15 in der gesamten Literatur. VALENTINER vermerkt das Vorzugsalter im Beginn der m. S., das vorwiegende Befallensein der motorischen nervösen Leistungen gegenüber den sensiblen, und die Erscheinungsweise in Remissionen und Relapsen. Für den klinischen Ausbau der Lehre von der m. S. hat dann CHARCOT und seine Schule (VULPIAN, ORDENSTEIN, BOURNEVILLE und GUERARD) Wesentliches beigetragen. Die klinische Differentialdiagnose mußte damals natürlich im Vordergrunde des ärztlichen Interesses stehen. In CHARCOTS Vorlesungen findet sich ein köstliches Geschichtchen zur Illustration der Schwierigkeiten der differentiellen Diagnose: Ein hochangesehener Arzt besuchte das Krankenhaus. Es wurde ihm ein Fall von m. S., dieser „neuen Krankheit", gezeigt. Nach manchen Fehldiagnosen gab er auf und sagte: „Dieser Kranke ist wahrscheinlich ein lebendes Kompendium der ganzen Nervenpathologie." Eine andere bezeichnende Bemerkung CHARCOTS betrifft die Differentialdiagnose zwischen m. S. und Paralysis agitans. CHARCOT polemisiert gegen den deutschen Arzt BAERWINKEL und dessen Ansicht, daß es keine Schwierigkeiten der Differentialdiagnose zwischen Paralysis agitans und m. S. gäbe. CHARCOT erinnert BAERWINKEL an eine frühere Episode (1862), als BAERWINKEL eine Studie eines Falles unter SKODAS Überwachung veröffentlichte. In diesem Fall war zu Lebzeiten des Kranken Paralysis agitans diagnostiziert worden, die Autopsie ergab eine typische m. S. CHARCOT erwähnt noch einen anderen veröffentlichten Fall desselben klinischen Irrtums (HASSE-ZENKERS Fall). Er gibt jedoch zu, daß die verschiedenen Verkleidungen der m. S. „grobe Masken" sind und daß eine Verkennung nunmehr kaum mehr erlaubt sein könne.

Ein anderer historisch interessanter Zug der Krankheit war die zunehmende Häufigkeit der Erkrankung in den verschiedenen Ländern, offenbar verursacht durch die sich verbessernde klinische Erkenntnis. 1868 berichtete CHARCOT über England, daß er m. S. in keiner der englischen Veröffentlichungen gefunden habe. Der deutsche Internist ERB betonte 1878, daß in England m. S. unbekannt sei, ausgenommen *einen* Bericht von MOXON (1875). ERB selbst beobachtete bis 1878 nur 9 Fälle von m. S. In den Vereinigten Staaten von Nordamerika war m. S. zuerst völlig unbekannt, dann als selten bezeichnet (SPILLER, JELLIFFE, STARR, WECHSLER). Jetzt ist die m. S. die häufigste organische Erkrankung des Zentralnervensystems.

Das große Interesse hervorragender Ärzte an dieser neuen Krankheit gab Anlaß zu zahlreichen Beiträgen, auch ihrer Schüler, oft in der Form von Doktordissertationen. Eine solche, heute vollkommen vergessene war die von BABINSKI 1885. In dieser These finden sich wertvolle klinische und anatomische Beobachtungen zusammen mit farbigen Zeichnungen von Rückenmarkschnitten, die mit der neuen (1884) Weigertschen Markscheiden-Methode behandelt worden waren.

Trotz der sich mehrenden klinischen Erkenntnis war das Rätsel der Verursachung der m. S. ungelöst. Die ersten Versuche, die Krankheit vom Menschen auf das Tier zu übertragen, stammten von BULLOCK (1913). Sie verliefen ergebnislos. Ich kann hier die Geschichte der experimentellen Übertragung der m. S. auf das Tier übergehen, da ziemlich vollständige Übersichten über diese Versuche in der Literatur vorliegen (RUSSELL BRAIN 1930, INNES und KURLAND 1951). Da INNES und KURLAND und nach ihnen ICHELSON und MYERSON den Namen von F. E. BUZZARD als den allerersten Verkünder der Spirochätentheorie der Verursachung der m. S. erwähnen, sei hier auf folgendes aufmerksam gemacht: F. E. BUZZARD machte 1911 im Lancet den Vorschlag, m. S. in ähnlicher oder gleicher Weise wie cerebrospinale Syphilis zu behandeln, speziell mit dem neuerdings synthetisch hergestellten Salvarsan. BUZZARD basierte diesen Vorschlag ausschließlich auf klinische Analogien zwischen Neurosyphilis und m. S. Anstelle von F. E. BUZZARD könnten Autoren wie der deutsche Pathologe MAX BORST und der englische Kliniker THOMAS BUZZARD (siehe MOTTOS), beide im Jahre 1904, mit viel größerer Berechtigung als vorausschauende und vorahnende Vertreter der Spirochätenätiologie der m. S. genannt werden. Ein *Jahr vor* Entdeckung des Syphiliserregers waren ihnen, dem einen im pathologisch-anatomischen Bild, dem anderen in der klinischen Erscheinungsweise, Analogien dieser beiden Krankheiten aufgefallen. Die Äußerung von INNES und KURLAND, daß ich die Spirochätentheorie von F. E. BUZZARD teilen würde, entspricht nicht den Tatsachen. F. E. BUZZARDS Veröffentlichung war mir völlig unbekannt, als ich meine ersten Übertragungsversuche mit Spinalflüssigkeit von Polysklerotikern auf Kaninchen und Meerschweinchen im Jahre 1913 unternahm, 1917 zusammen mit PHILALETES KUHN veröffentlichte und 1928 — zum ersten Mal — die Auffindung *von spezifischen Spirochäten im Gehirn und Rückenmark von Polysklerotikern* mitteilen konnte. Die Empfehlung von F. E. BUZZARD, die Opfer der m. S. ähnlich wie die Neurosyphilitiker zu behandeln, hat nichts zu tun mit der Inangriffnahme und Fortsetzung meiner m. S.-Forschungen. Ich war besonders beeinflußt von SPIELMEYERS Veröffentlichungen „Über einige anatomische Ähnlichkeiten zwischen progressiver Paralyse und multipler Sklerose" (1910) und ihren Ähnlichkeiten im Entmarkungsprozeß. Auch schienen mir die Schübe und Remissionen sehr stark für die Wirkungsweise eines kontinuierlich im menschlichen Körper wirkenden, aber cyclisch in Erscheinung tretenden ursächlichen Umstandes zu sprechen. Ich war mir bewußt, daß klinische Analogien und pathologisch-anatomische Ähnlichkeiten nur Leitmotive der Forschung darstellen, endgültige Beweise aber nur durch unermüdliche Arbeit beigebracht werden können.

Ich überlasse es künftigen medizinischen Historikern, die geschichtliche Bedeutung der Spirochaeta myelophthora für die Verursachung der m. S. zu erörtern.

II. Nosologische Sonderstellung der multiplen Sklerose

Der Fortschritt unserer medizinischen Wissenschaft ging, historisch gesehen, von der Erkennung und Isolierung von Einzelsymptomen, wie z. B. Fieber, Gelbsucht, Anämie aus. Er schritt dann über die Zusammenstellung von mehreren Einzelsymptomen in sogenannten Syndromen schließlich zur ursächlich scharf umschriebenen

Krankheitseinheit fort. Mit dem Erscheinen der bakteriologischen Ära wurde die Unterscheidung und Umschreibung von Krankheitseinheiten auf dem Gebiet der Infektionskrankheiten erheblich gefördert und die Ursachenerforschung vieler solcher Krankheiten entscheidend beeinflußt.

1. Krankheitseinheit oder polyätiologisches Syndrom?

Durch die Geschichte der m. S. zieht wie ein roter Faden die immer wieder auftauchende Frage: ist die m. S. eine Krankheitseinheit oder ein polyätiologisches Syndrom? Ist m. S. eine Folgeerscheinung der verschiedensten Infektionskrankheiten (PIERRE MARIE)? Ist m. S. verursacht durch eine Thrombose von Gehirn- und Rückenmarkvenen, die die verschiedensten Ursachen haben können (T. PUTNAM)? Sind allergische oder neuroallergische Bedingungen (FERRARO, PETTE u. a. m.) für das spezifische histologische Bild der herdförmigen Entmarkung verantwortlich zu machen? Wenn ja, ist ein Beweis oder auch nur eine Wahrscheinlichkeit dafür vorhanden, daß eine spezifisch-faßbare Allergie oder Neuroallergie eine ursächliche Rolle spielt? Sind die histologischen Befunde bei der akuten experimentellen isoallergischen Encephalomyelitis identisch mit der menschlichen chronischen Erkrankung an m. S. (A. WOLF, KABAT u. a. m.)? Ist es erlaubt, trotz der Unkenntnis der Ursache der m. S. und unserer Unkenntnis der ursächlichen Faktoren der experimentellen „allergischen" Encephalomyelitis einen Zusammenhang zwischen beiden zu konstruieren? Wird durch einen Vergleich oder gar eine Identifikation dieser beiden ursächlich unbekannten Möglichkeiten die wirkliche Sachlage klarer? Ist es gestattet, auf Grund der verborgenen Ursache der m. S. unsere Unkenntnis durch eine äußerst unbestimmte Hypothese zu ersetzen, nämlich die einer Entstehung aus verschiedenen Ursachen, die alle noch unbekannt sind (BODECHTEL)? Die Antwort auf *alle* diese Fragen ist ein klares und unbeschränktes „Nein"! M. S. ist eine *Krankheitseinheit.* Es darf uns aber nicht wundern, daß in Anbetracht der ungeklärten und scheinbar unaufhellbaren *einheitlichen* Ursache der m. S. die *Verlegenheitshypothese* der m. S. als eines Syndroms aus *verschiedensten* Ursachen aufgestellt wurde. Mit der Klärung der Ursache wird diese Hypothese verschwinden.

Man kann gelegentlich in der Literatur lesen, daß die pathologisch-histologischen neuraxialen Veränderungen trotz *verschiedenster* Ursachen oft einander sehr ähnlich oder gleich sind. Eine begrenzte histopathologisch Reaktionsbereitschaft des Zentralnervensystems wird hierfür verantwortlich gemacht. Damit würde eine verhältnismäßig geringe Anzahl von histopathologischen Reaktionen einer großen Anzahl von Ursachen entsprechen. Wir hätten es dann mit einem neuropathologischen *Syndrom* zu tun, das vielen verschiedenen *Ursachen* seinen Ursprung verdankt. Als Beispiel erwähne ich Erweichungen, Blutungen, Anoxien, Entzündungen usw. Dabei ist aber zu bedenken, daß methodologisch unsere analytischen Bestrebungen dahin gehen müssen, einer spezifischen Ursache auch ein *spezifisches* Bild des pathologischen Geschehens zuzuordnen. Wenn dies nicht möglich ist, sollten wir uns doch nie davon abhalten lassen, nach *unterschiedlichen* anatomisch-pathologischen Merkmalen des Krankheitsprozesses zu suchen. Dabei ist zu betonen, daß unsere Fähigkeit in der Analyse des spezifischen krankhaften Gewebsgeschehens noch recht schmal ist. Neue Methoden und ihre Forschungsergebnisse werden uns auch hier vorwärts helfen.

In den folgenden Abschnitten III, Pathologische Anatomie der m. S., und IV, Vergleichende Pathologie, ist versucht worden, unterschiedliche Merkmale in der Ausbreitung und Erscheinungsweise des Krankheitsprozesses der m. S. darzustellen. Ich glaube danach zur Aufstellung des Satzes berechtigt zu sein, daß in m. S. ein *spezifischer*, *krankheitseinheitlicher Gewebsschaden* zu erkennen ist und daß von einem histopathologischen Syndrom keine Rede sein kann.

2. Entzündliche oder degenerative Krankheit?

STRÜMPELL und sein Schüler EDUARD MÜLLER versuchten zwei prinzipiell verschiedene Typen von m. S. aufzustellen: einen *primär*-degenerativen Typus, verursacht durch eine endogene abnorme Veranlagung der Neuroglia und eine *sekundäre* m. S. als eine entzündliche Krankheit. Dieser Auffassung folgend erklärte HASSIN die m. S. als eine *degenerative* Erkrankung. Trotz übereinstimmender pathologischer Befunde (mit Ausnahme der Entzündungserscheinungen) sind für ihn nur die rein degenerativen Fälle, d. h. die *ohne* Entzündungserscheinungen *echte* m. S. Wie unlogisch muß es von HASSINS Standpunkt aus erscheinen, einerseits m. S. als rein degenerative Erkrankung anzusehen, andererseits sie aber mit einer rein entzündlichen Krankheit, nämlich der „allergischen" Encephalomyelitis zu identifizieren. Ganz neuerdings hat LUMSDEN wieder die degenerative pathogenetische Theorie in den Vordergrund gestellt. Für ihn ist ein Untergang oder eine Funktionsstörung der Oligodendroglia der pathogenetisch maßgebliche Umstand. Damit wäre die m. S. wieder in den Bereich der degenerativen Krankheiten einzureihen.

Nach meiner Meinung ist die m. S. eine *chronisch-entzündliche Krankheit*. Selbst in alten chronischen Fällen von m. S. läßt eine Untersuchung von großen Gefrierschnitten entzündliche adventitielle Infiltrationen in ventrikelnahen Gebieten und in den leptomeningealen Hüllen des Gehirns wie des Rückenmarks erkennen. Eine solche Untersuchung nimmt Zeit, aber die großen und dickeren Schnitte gestatten eine ausgedehntere Bearbeitung neuraxialen Gebietes als die in ihrer Größe begrenzten gewöhnlichen Paraffinblöcke.

Die großen Gefrierschnitte sind 50—60 μ dick und enthalten auch aus diesem Grunde 7 bis 8 mal mehr Gewebe als die Schnitte von Paraffinblöcken. Zwei Nachteile dieser Gefrierschnittmethode sind jedoch zu verzeichnen: erstens die kostspielige Verwendung großer dünner Deck*gläser*, die überdies durch optisch- leere und billige Platten aus Zellophan oder anderem plastischem Material ersetzt werden können und, zweitens, die schwierige mikrophotographische Darstellung in stärkeren Vergrößerungen. Für die Darstellung lymphocytärer Infiltrate stellen die dicken Schnitte aber kein Hindernis dar, im Gegenteil infolge der Schnittdicke sind solche Infiltrationen mehr prominent.

In den dicken und großen Gefrierschnitten, besonders in aufeinanderfolgenden Serien von solchen Schnitten ist die Feststellung einer häufigen Unabhängigkeit der lymphocytären Infiltrate von Entmarkungsherden leicht zu machen. Es ist klar, daß die Entzündung in solchen Gebieten völlig unabhängig von dem Entmarkungsprozeß vor sich gegangen ist und daß der Abbau der Markscheiden nichts mit der Entzündung zu tun hat. Die Entzündung ist primär. Eine bevorzugte Gegend der Entzündung sind oft die Leptomeningen der tieferen Rückenmarksegmente des Conus und Epiconus und der Cauda equina, die selbst frei von Entmarkungen sein kann. Entzündung als Folge einer Markscheidenzerstörung kann ausgeschlossen werden. Man müßte allerdings in Rechnung setzen, daß die lymphocytäre adventitielle Infiltration der Rückbildung fähig, während die Entmarkung dies nicht ist. So könnten und müßten also Entmarkungsherde als unwiederherstellbare Schäden in größerer Zahl nachweisbar sein, als die rückbildungsfähigen Infiltrate. Ein solches Verhalten ist *zahlenmäßig* bis jetzt nicht festgestellt worden, dagegen war eine deutliche Beziehung der *klinischen Aktivität* des jeweiligen Falles und einer regional entsprechenden, häufigeren und verstärkten Entzündung festzustellen. Auch das Vorhandensein lymphocytärer adventitieller Infiltrate in markscheiden*losen* Nervengebieten (siehe später perivenöse Netzhautentzündung, S. 89) und in den markscheidenlosen weichen Hirnhäuten spricht unbedingt *gegen* die Abhängigkeit der Entzündung vom Markscheidenabbau und *für* eine *echte* Entzündung.

Alle Tatsachen leiten zu der Theorie, daß m. S. eine chronisch-entzündliche Erkrankung ist. Eine solche Auffassung erklärt alle Erscheinungen der m. S. besser als die Annahme einer degenerativen Erkrankung.

3. Entzündung, Infektion und Ursache vom allgemein-nosologischen Standpunkt

M. S. ist eine *Encephalomyelitis*, eine Gehirn-Rückenmarkentzündung spezifischer Art. Freilich ist *Entzündung keineswegs* gleichbedeutend mit *Infektion*, wenn auch die meisten Encephalomyelitiden durch *lebende* mikrobische Erreger verursacht werden. Aus dem klinischen Verhalten der m. S. können wir die langanhaltende *sich ständig erneuernde Fortdauer* der krankheitserzeugenden Ursache ableiten. Dies ist ganz anders bei der künstlich erzeugten „allergischen“ oder „isoallergischen“ Encephalomyelitis, wo auch eine einmalige künstliche Einverleibung einer unter Umständen sogar körpereigenen Substanz genügt, um einen schweren zentralnervösen Krankheitsprozeß zu erzeugen. Die Fortdauer der Noxe im tierischen Körper hört aber hier nach einer verhältnismäßig kurzen Zeit gänzlich auf und damit ist ein Stillstand und ein Ausheilen des Krankheitsprozesses gegeben, wenn nicht im akuten Stadium ein tödlicher Ausgang erfolgt war. Versuche durch *wiederholte* Einspritzung kleinerer Mengen des krankheitserzeugenden Stoffes, eine chronische und *progressive* Fortdauer des Krankheitsprozesses zu erzielen (Ferraro), sind nicht gelungen. Mit anderen Worten, es ist bis jetzt noch nicht möglich gewesen, mit künstlichen Verfahren ein mit der m. S. identisches oder auch nur ihr ähnliches Krankheitsbild zu erzeugen.

Wir können die Entstehung einer *Entzündung* durch *nicht*lebende Stoffe vom allgemein-pathologischen Standpunkt aus nicht ablehnen. Trotzdem bleibt eine Sonderstellung des Zentralnervensystems insofern zu berücksichtigen, als die überwiegende Mehrzahl der spontanen Gehirn-Rückenmarkentzündungen bei Mensch und Tier *durch lebende Mikroben* verursacht wird.

Im Falle der Annahme einer Infektion treten eine große Reihe von neuen Problemen auf: der Mikrobengehalt unserer menschlichen Umwelt in Luft, Boden und Wasser ist ungeheuer groß. Welche dieser Mikroben kommen in Berührung oder in innigeren Kontakt mit dem menschlichen Körper? Welche der mikrobischen Eindringlinge verursachen Krankheiten und welche nicht? Was wissen wir über den Mikrobengehalt des menschlichen Körpers selbst, seiner Organe, Körpersäfte und Ausscheidungen in gesunden, vorkrankheitlichen und kranken Zeiten? Was wissen wir über das diesbezügliche Verhalten des menschlichen und tierischen *Zentralnervensystems?* Wie und an welchen Stellen des Körpers findet die Auswahl pathogener und nichtpathogener Mikroben unter der Fülle der verfügbaren Möglichkeiten statt? Welche Rolle spielt die *ererbte* animale *Reaktionsbereitschaft* oder welche die jeweils gegebene *konstitutionelle* Lage? Viele Fragen ohne Antworten! Das geringe Maß unserer Kenntnisse in dieser Hinsicht fordert uns zu äußerster Vorsicht in der Beurteilung der *infektiösen* Natur einer Krankheit auf. Aber einige wenige gesicherte Tatsachen der Infektionspathologie sollten nicht unerwähnt bleiben: eine spezifische Krankheit mag die kausale Folge nicht nur eines, sondern *zweier* mikrobischer Erreger sein. Als klassische Beispiele nenne ich SHOPES Influenza der Schweine mit ihrer Verursachung durch ein hämophiles Bacterium *und* durch ein Virus. Noch nicht geklärt ist die Rolle der fusiformen Bacillen und einer Spirochäte in der Entstehung der Plaut-Vincentschen Angina. Bei einigen Viruskrankheiten ist die Bedeutung von Mitläufern („fellow travelers") oft noch völlig unklar. Eine große Zahl völlig *gesunder* kindlicher menschlicher Ausscheider von Coxsackie-Virus im Stuhl in bestimmten jahreszeitlichen Schwankungen ist nachgewiesen worden (MELNICK). Dies macht eine Entscheidung der aktiven Rolle in der Erzeugung von spezifischen Krankheiten der Coxsackie-Gruppe äußerst schwierig. Ein Überschuß von ausreichend identifizierten Virusarten ist bekannt, denen bis jetzt keine menschliche oder tierische Krankheit zugeordnet werden konnte. Könnte es sich hier nicht um harmlose, nicht pathogene Symbionten handeln? Das Virus des *Herpes simplex* ist ein häufiger Bewohner des menschlichen Körpers. Deshalb scheint es mir auch gewagt, eine Beziehung zwischen diesem Virus und der m. S. zu konstruieren (SABIN). Das wissenschaftliche Studium des sogenannten *Interferenzphänomens* hat uns gezeigt, wie zwei künstliche Infektionskrankheiten sich gegenseitig zu beeinflussen in der Lage sind. Die therapeutische Anwendung künstlicher Infektionen bei Neurosyphilis (Malaria, WAGNER-JAUREGG; Rückfallfieber, PLAUT und STEINER; Sodoku, KIHN; Leptospira pomona, DURAND) hat uns viele neue Beobachtungen in den Wechselbeziehungen zweier verschiedener Infektionen, einer natürlichen und einer aufgelagerten künstlichen Infektion vermittelt.

Der *natürliche Immunitätsgrad* des Wirtes einer Infektion ist ein nicht zu vernachlässigendes Moment. Es ist hier jedoch nicht am Platz, sich Spekulationen über eine angeborene, ererbte oder erworbene Immunitätsschwäche des Polysklerotikers oder ihr Gegenteil hinzugeben. Wir stehen hier ja noch *vor* Beginn einer Tatsachenforschung. Die Möglichkeit von Komplementbindungsreaktionen, wie sie zuerst von SACHS und *mir* gezeigt wurde, wird aber unseren Aktionsradius erweitern, wie auch die von ICHELSON inaugurierte intradermal verabreichte ($^{1}/_{100}$ cm^{3}) Einspritzung polyvalenter Ultrafiltrate ihrer Spirochätenkulturen.

Die Frage, wie und inwieweit der menschliche und tierische Organismus trotz der ungeheuren Möglichkeiten der Berührung mit lebenden Mikroben es fertig bringt, sich verhältnismäßig keimfrei zu erhalten, ist immer noch viel zu wenig erforscht. Wir beherbergen zwar normalerweise eine große Zahl von harmlosen Mikroben auf der äußeren und inneren Oberfläche (Mundhöhle, Magendarmkanal) unseres Körpers. Der Eigenschutz des menschlichen *Gehirns* und *Rückenmarks* gegen solche lebende Eindringlinge ist ein Sonderfall eines allgemeinen Schutzprinzips. Wir wissen noch sehr wenig darüber.

Künstlich in die Spinalflussigkeit gebrachte für den Menschen harmlose Bakterien erscheinen sehr bald in der peripheren Blutzirkulation (BILLING). Meine Untersuchung von 60 zentralnervösen normalen Gewebsstücken des Gehirns und Rückenmarks ergab die Abwesenheit von Spirochäten oder Bakterien. Die Gewebe wurden unmittelbar nach ihrer operativen Entfernung in 10%, Formol gebracht und mit der Spirochätenversilberungsmethode, die auch auf Bakterien und Pilze anwendbar ist, untersucht. Über die *Spinalflüssigkeit* wissen wir mehr in Anbetracht ihrer großen, nicht zu schätzenden Anzahl von regelmäßigen bakteriologischen Kulturversuchen in allen Laboratorien der Welt. Danach ist daran festzuhalten, daß die Spinalflüssigkeit des normalen Menschen *keine* Spirochäten oder Bakterien enthält. Frühere Berichte über das Vorkommen säurefester und anderer Bakterien in der Spinalflüssigkeit von Polysklerotikern sind auf Verunreinigungen durch unsauberes Arbeiten zurückzuführen (S. 56). Auch die später zu erwähnenden Bakterienkulturen in der Cerebrospinalflüssigkeit, über die MARTIN berichtet, haben ihre Entstehung sicher Verunreinigungen zu verdanken (S. 56). Wer mit Spinalflüssigkeit bakteriologisch arbeiten will, sollte wenn irgend möglich bei der Entnahme der Flüssigkeit selbst zugegen sein, für die strengste Asepsis während der Entnahme und für die unbedingte Sterilität der verwendeten Kulturröhrchen Sorge tragen. Sonst sind Verunreinigungen sehr leicht möglich.

Die *Ursache* einer Krankheit ist ein scharf und eng definierter Begriff. Ursache duldet keinen anderen ätiologischen Nebenbuhler, wenigstens nicht in den allermeisten Fällen. Für die Anerkennung der endgültigen ursächlichen Bedeutung eines mikrobischen Keimes ist jedoch eine große Reihe von Bestätigungen durch andere Forscher, oft unter Anwendung neuer Methoden, erforderlich. Je mehr Kontrollen eingeschaltet werden, um so besser. Je größer die Zahl *negativer* Kontrollen wird, desto höher wird die Sicherheit der ätiologischen Bedeutung eines Keimes. Dabei ist darauf hinzuweisen, daß in *chronischen* Infektionskrankheiten die Suche nach einem bestimmten Krankheitskeim in einer größeren Häufigkeit negativ verlaufen kann, *ohne* daß die *Beweiskraft* der positiven Resultate hierdurch erschüttert werden könnte. Verlangt muß dabei werden, daß die positiven Ausfälle *exklusiv* und *spezifisch* für die bestimmte Krankheit sind. Ein weiterer Hinweis auf die ursächliche Bedeutung eines Krankheitskeimes einer chronischen Infektion dürfte in einem eigentümlichen Gleichlauf gesehen werden. Es entspricht nämlich der allgemeinen Erfahrung des Pathologen, daß der Erregernachweis in *akuten* Schüben der Krankheit viel leichter gelingt, als in ihren inaktiven chronischen Phasen. Die Schärfe des Erregernachweises nimmt mit der Akuität des Krankheitsprozesses zu, mit seiner inaktiven Phase ab. Dies ist auch der Grund, weshalb wir oft anstelle eines direkten Erregernachweises mit indirekten Methoden des Nachweises einer Antikörpererhöhung uns begnügen müssen, z. B. in Leptospirenkrankheiten und vielen anderen Infektionskrankheiten.

Unsere Methoden für den Nachweis von mikrobischen Ursachen sind im Falle einer geringen Zahl dieser Erreger noch sehr unzulänglich trotz aller Konzentrationsversuche, wie Zentrifugierung, Sedimentierung, Filtration usw.

III. Die pathologische Anatomie der m. S.

Seit den Zeiten CRUVEILHIERS ist die anscheinend regellose Aussaat der Entmarkungsherde, seit den Zeiten CHARCOTS die relative Unversehrtheit der Achsencylinder der Nervenfasern in den Herden des polysklerotischen Zentralnervensystems wohl bekannt. Eine große Anzahl hervorragender Schilderungen der pathologischen Anatomie der m. S. ist vorhanden. Ich nenne aus früheren Zeiten nur die Namen MARBURG, DAWSON, SIEMERLING und RAECKE, LHERMITTE, HALLERVORDEN, SPATZ, WOHLWILL, aus neueren Zeiten ADAMS und KUBIK, PETERS, GREENFIELD.

In diesem Abschnitt III soll die pathologische Anatomie der m. S. möglichst *rein beschreibend* behandelt werden. Die pathogenetischen und ätiologischen Fragen werden in späteren Abschnitten für sich erörtert werden (Abschnitte V, VI, VII und VIII).

Folgende *anatomisch-pathologische Besonderheiten* der m. S. seien hervorgehoben: 1. Die große Anzahl von fast immer haarscharf umschriebenen Entmarkungsherden im Gehirn *und* Rückenmark. 2. Die Unregelmäßigkeit der Verteilung dieser Entmarkungsherde in weißer und grauer Substanz. 3. Die Systemlosigkeit der Entmarkung, die sich *nicht* an die geweblichen Grenzen *funktioneller* Systeme hält: Im Rückenmark sind graue Vorderhörner und anliegende Fasersysteme, im Gehirn Kerne der grauen Substanz oder das Rindengrau mit anliegenden Faserbahnen des Markweisses kontinuierlich in *einem* Herd entmarkt. 4. Die enorme Vielfältigkeit in Größe, Gestalt, Farbe und zahlenmäßiger Verteilung der Entmarkungsherde (MARBURGS „Gesetzlosigkeit" der Entmarkung). 5. Schwankungen in der *Schwere* der einzelnen Entmarkungsherde, von Markschattenherden, oder markschattenartigen peripheren Rändern eines Entmarkungsherdes bis zu erhaltenen normal aussehenden Markscheideninseln im Innern eines völlig entmarkten Herdes. Die Abbildungen 1, 2 und 3 sollen diese Verhältnisse veranschaulichen. 6. Schwankungen in den histologischen Stadien der

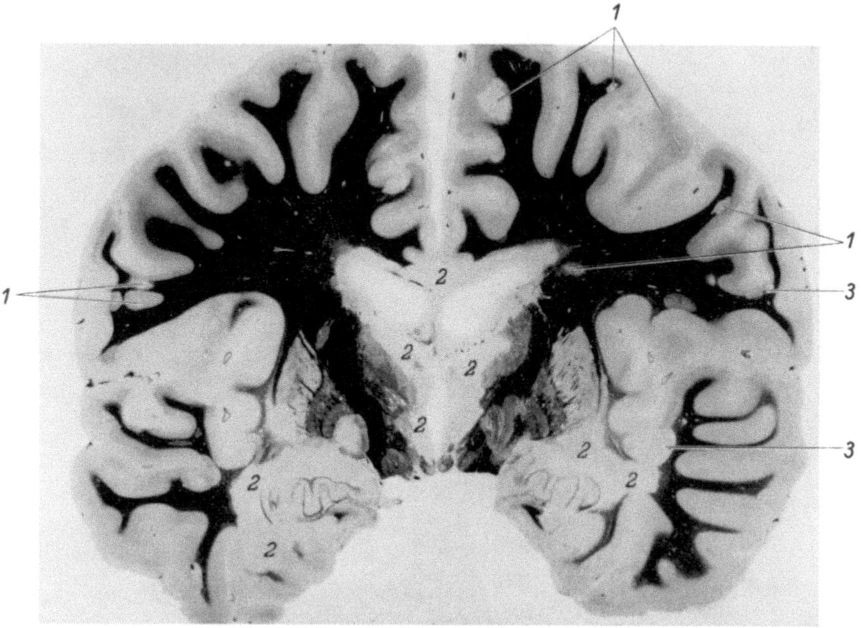

Abb. 1. Aus HALLERVORDENS Arbeit, 1955. Großhirn. Frontalschnitt. Markscheidenpräparat. Natürl. Gr. 1. Herde im Inneren der Hirnsubstanz, 2. Herde an der inneren Oberfläche (Ventrikelwand), 3. Herde an der äußeren Oberfläche. Beachte besonders die mantelförmige Entmarkung entlang der inneren Oberfläche und die kleineren Entmarkungsherdchen im Markweiß der Hemisphäre

Entmarkung im einzelnen Fall. Hier finden sich fließende Übergänge zwischen *außerhalb* von Zellen liegenden Schollen und Trümmern von Markscheiden, die zum Teil noch nicht sudanophil sind und eine graue Farbe zeigen, über voll sudanophile extracelluläre Zerfallstoffe bis zu nur *innerhalb* von Makrophagen sich findende sudanophile Markscheidentrümmer und Verwandlung des ganzen Herdes in eine kompakte lipoidstoffbeladene Makrophagenmasse (zum Unterschied von der Erweichung ist der Gewebszusammenhang aber erhalten!). Endlich sehen wir in den ältesten Stadien Abwesenheit von sudanpositiven Stoffen mit Ausnahme weniger beladener Makrophagen in den Adventitialräumen von Blutgefäßen. 7. Lymphocytäre und plasmacelluläre Infiltrationen der vasculären Adventitialräume. Solche entzündlichen Infiltrate verschiedenen Grades wurden in jedem der 72 untersuchten polysklerotischen Fälle gefunden. Große Gefrierschnitte machten die Durchsicht eines größeren Materials leichter, doch wurden auch in Paraffin eingebettete kleinere

Gewebsblöcke verwendet. Ein deutlicher Gleichlauf zwischen der Akuität des klinischen Zustandes und der Schwere und Ausdehnung der Infiltrate wurde beobachtet. Desgleichen wurde festgestellt, daß der adventitielle Raum meistens venöser Blutgefäße innerhalb frischerer Herde und im benachbarten noch intakten Hirngewebe

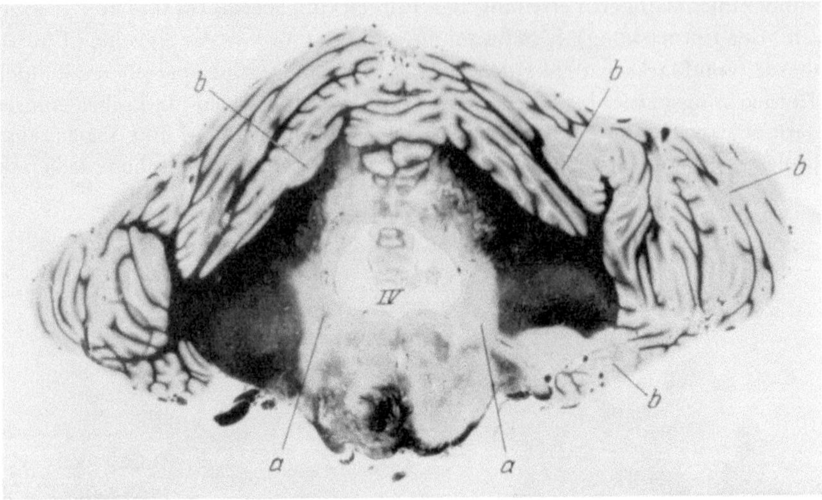

Abb. 2. Aus Hallervordens Arbeit 1955. Kleinhirn mit Brücke. Frontalschnitt. Markscheidenpräparat. Natürl. Größe. a) „Mantelherd" um den 4. Ventrikel, b) Herde in den Kleinhirnläppchen

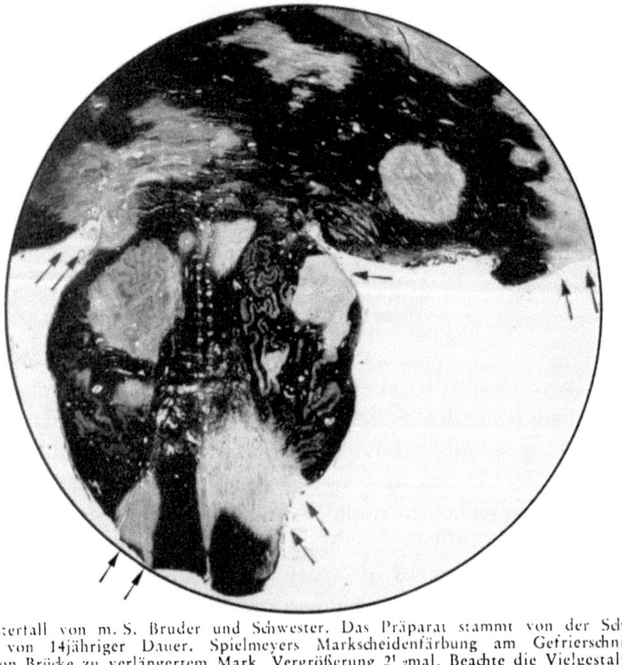

Abb. 3. Geschwisterfall von m. S. Bruder und Schwester. Das Präparat stammt von der Schwester. Klinisch klassischer Fall von 14jähriger Dauer. Spielmeyers Markscheidenfärbung am Gefrierschnitt, Dicke 60 μ. Übergangszone von Brücke zu verlängertem Mark. Vergrößerung $2\frac{1}{2}$mal. Beachte die Vielgestaltigkeit der Herdbegrenzungen und den keilförmigen Herd an der unteren Peripherie der linken Seite (Medulla). Die Farbkontraste von hellerer zu dunklerer Tönung veranschaulichen völlige bis unvollständige Entmarkung. Nahe der Mittellinie und am oberen Rand des verlängerten Marks ist ein kleiner rundlich-ovaler Herd um ein zentrales Blutgefäß zwischen 2 größeren Entmarkungsherden sichtbar. Die Abbildung illustriert die ungeheure Vielgestaltigkeit in Form, Farbe, Größe der Herde und im Grad der Entmarkung. Die Pfeile sollen das mutmaßliche Eindringen des Erregers veranschaulichen

lymphocytäre Infiltrate zeigte. Gelegentlich und nur in akuten Phasen des Krankheitsprozesses waren auch die endothelialen Lagen der Blutgefäße mit Lymphocyten infiltriert. Etwas häufiger fand sich ein Durchbruch von Zellen, nämlich Lymphocyten und Plasmazellen nach der anderen Richtung in das Parenchym hinein. Dabei traten dann die Plasmazellen nur vereinzelt, nie in Ansammlungen im Gewebe auf, während sich die Lymphocyten in Form von losen perivasculären Knötchen darstellten. In den weichen Hirnhäuten fanden sich dieselben lymphocytären Zellenansammlungen entzündlicher Art. Im Rückenmark wurden in 34 untersuchten Fällen dieselben entzündlichen Erscheinungen festgestellt. Die harte Hirnhaut war frei von entzündlichen Infiltraten. 8. Die Astrocyten zeigten deutlich Vergrößerungen ihres Zelleibes mit Vermehrung und Vergrößerung ihrer plasmatischen Ausläufer. Gliafaserbildung konnte in akuten Herden nicht oder nur als seltene Erscheinung beobachtet werden, war jedoch häufig in älteren oder alten Herden. 9. *Erweiterung* des inneren (ventrikulären) *Höhlensystems* als Zeichen einer Gesamtatrophie des Gehirns mit deutlicher Herabsetzung des Gehirngewichts ist in vorgeschrittenen Fällen von m. S. fast immer nachweisbar. Der massive Schwund der Markscheidenmasse des Gehirns ist wohl hierfür verantwortlich zu machen. Als klinischer Ausdruck dieses Hirnschwundes könnte vielleicht die der m. S. eigentümliche euphorische Demenz angesehen werden. Damit wären zwei Hauptbefunde voneinander zu trennen, die herdförmige Entmarkung in vielfacher Verteilung und die wohl hiermit in Zusammenhang stehende allgemeine Atrophie mit Erweiterung des gesamten Ventrikelsystems als Spätfolge.

Wenn im Vorhergehenden von der *Gesetzlosigkeit* der Entmarkungsherdverteilung gesprochen wurde, so ist dies nicht ganz richtig. Beim Vergleich einer großen Reihe von Fällen, deren Gehirn und Rückenmark in großen Gefrierschnitten der Markscheidenfärbung unterzogen worden waren (das Rückenmark in Längsschnitten!), (Abb. 4), ließen sich trotz aller Unregelmäßigkeiten *vier* Regeln aufstellen: die Oberflächenregel, die Gipfelregel, die Meningealachsenregel und die perivasculäre Regel.

Als *Oberflächenregel* bezeichnen wir die Erscheinung, daß die Entmarkungsherde sich vorzugsweise an der inneren (ventrikulären) und an der äußeren Oberfläche des Gehirns und Rückenmarks finden. Es ist von vielen früheren Untersuchern betont worden, daß die ventrikelnahen Gegenden des Gehirns mit Vorliebe von der Entmarkung ergriffen werden. Die Umgebung der vorderen und hinteren Teile der Seitenventrikel, die Nachbarschaft des 3. und 4. Ventrikels und des sie verbindenden Aquaeducts stellen Vorzugsstellen der Entmarkung dar. Im Rückenmark ist eine Verbreitung der Entmarkung von der äußeren Peripherie, das ist vom subarachnoidealen Raum, unverkennbar. Aber auch im Gehirn sind Oberflächenherde d. h. solche die der Pia und damit dem subarachnoidealen Raum am nächsten liegen, nicht zu übersehen („Säume", PETERS).

Die *Gipfelregel* bringt zum Ausdruck die Erscheinung, daß die Entmarkungsherde in den ventrikelnahen Gebieten mit *breiterer* Basis der Ependymschicht anliegen, sich parenchymwärts verschmälern und oft mit einem mehr oder weniger runden oder spitzen Gipfel auf der dem Ventrikel abgekehrten Seite gegen die normale Umgebung abgegrenzt sind. Gelegentlich endet ein typischer periventrikulärer Gipfelherd nach dem Parenchym zu, nicht an allen Stellen der ventrikelfernen konvexen Peripherie gleichmäßig. Er ist vielmehr durch eine zungenartige Entmarkungsbrücke mit einem weiter vom Ventrikel entfernten zweiten Herd verbunden.

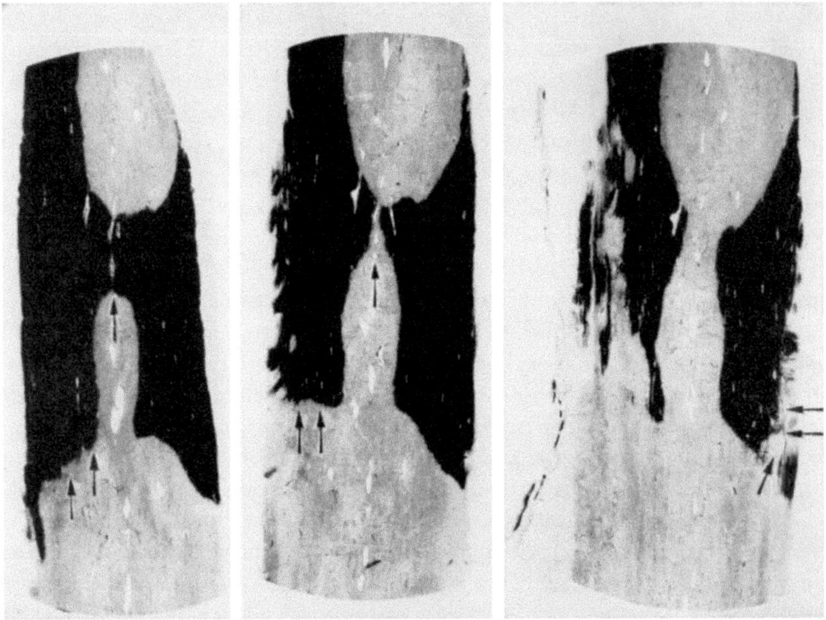

Abb. 4. Klinisch-klassischer Fall von m. S. Spirochäten-positiv, siehe Abb. 15, vor allem im Rückenmark. Spielmeyers Markscheidenfärbung am Gefrierschnitt. Vergrößerung $4^{1}/_{2}$mal. Rückenmarkslängsschnitte aus einer Serie des unteren dorsalen Marks, geschnitten von dorsal nach ventral, jeder 7. Schnitt gefärbt. In der rechtsstehenden Einzelabbildung wird die schließliche Vereinigung des oberen und unteren Herdes durch eine Entmarkungsbrücke, die von der Mittellinie, nämlich des hinteren medianen Septums, ausgeht, deutlich veranschaulicht. Auf dem breitesten Bild — Abb. rechts außen — sind kleinere irreguläre Entmarkungsherde links oben sichtbar. Dasselbe zeigt sich weiter unten an der rechten Peripherie des Schnittes (mit Pfeilen bezeichnet)

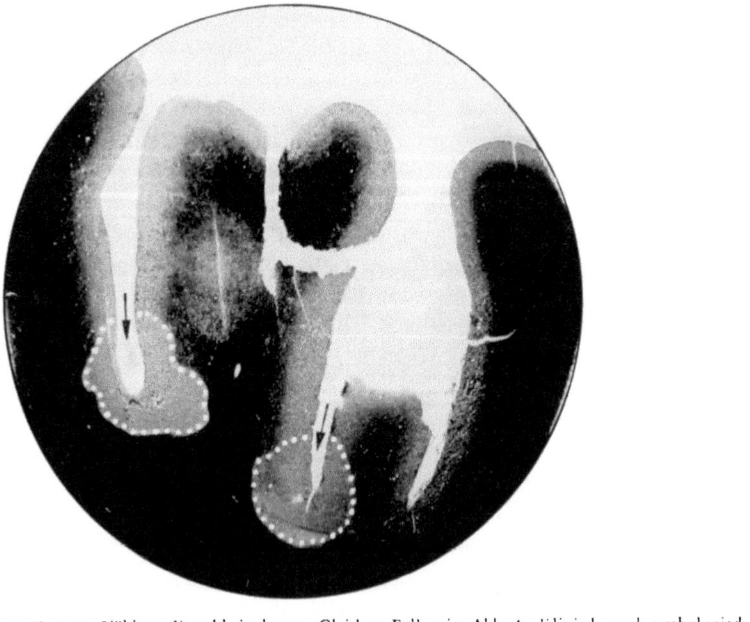

Abb. 5. Klassische m. S. von 5jähiger Krankheitsdauer. Gleicher Fall wie Abb. 4. Klinisch und pathologisch typische m. S. Spirochäten-positiv. Spielmeyers Markscheidenfärbung am Gefrierschnitt. Vergrößerung $2^{1}/_{2}$mal. Hirnrinde mit angrenzendem Mark. 2 meningeale Achsenherde in der Tiefe der Windung deutlich sichtbar (mit Pfeilen und einer punktierten Linie markiert). Entmarkungssaum an der Oberfläche einer Windung angedeutet

Die *Meningealachsenregel* (Abb. 5) kann an den Gehirn- *und* an den Rückenmarksoberflächen beobachtet werden. Die Mittelachse eines Entmarkungsherdes liegt in solchen Fällen in den Leptomeningen. Hierbei werden durch diese Achse zwei nahezu symmetrische Entmarkungshälften in zwei benachbarten Hirnwindungstälern ausgeschnitten. Auch die Entmarkungssäume oder Entmarkungshalbmonde an der Kuppe einer Hirnwindung finden ihre Erklärung als entstanden von einem im Meningealraum gelegenen Zentrum. Die bilaterale Symmetrie von Entmarkungsherden im Rückenmark ist gewöhnlich entlang der vorderen spinalen Fissur oder des hinteren medianen Septums zu sehen. Eine mediane zentrale meningeale Achse stellt wenigstens in der vorderen Fissur wiederum den Ausgangspunkt der bilateralen Symmetrie dar.

Die *perivasculäre* Regel ist gewöhnlich nur an kleineren Entmarkungsherden feststellbar (Abb. 6). Meistens, aber nicht immer, sind es kleine Venen, die einen wenn auch mathematisch nicht ganz exakten Mittelpunkt eines kleinen Entmarkungsherdes

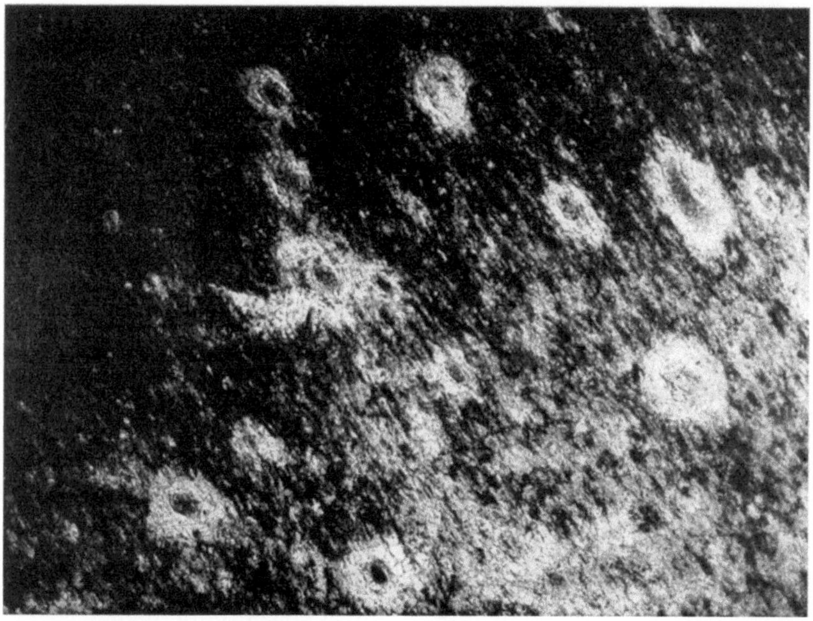

Abb. 6. M. S. im Schub. Spirochäten-positiv. Spielmeyers Markscheidenfärbung am Gefrierschnitt. Tiefes Markweiß des Gehirns. Vergrößerung 120mal. Pathologisch-anatomisch typische herdförmige Entmarkungen. Die Abbildung soll jedoch die perivasculäre Entstehung veranschaulichen. Hier finden sich eine große Zahl sehr schmaler, um kleine Blutgefäße angeordnete, sogenannte perivasculäre Entmarkungsherdchen mit einer gewissen Neigung zum Zusammenfluß, besonders in der rechten unteren Ecke des Bildes

darstellen. An solchen Stellen sind dann oft auch benachbarte Blutgefäße als unabhängige Mittelpunkte solcher kleiner Entmarkungsherde erkennbar. Hierdurch entsteht dann durch das Zusammenfließen mehrerer solcher kleiner Herde ein einziger größerer Entmarkungsherd, an dem diese Entstehungsweise nicht mehr erkennbar ist.

Einige wenige pathologisch-anatomische Beobachtungen seien hier noch erwähnt: *Schmälere* runde oder ovale *Entmarkungsherde*, die ich „Entmarkungsspritzerchen" nennen möchte, können nicht selten im tieferen Hemisphärenmark zwischen der periventrikulären Zone und der Hirnrinde gesehen werden. Meistens ist dann auch

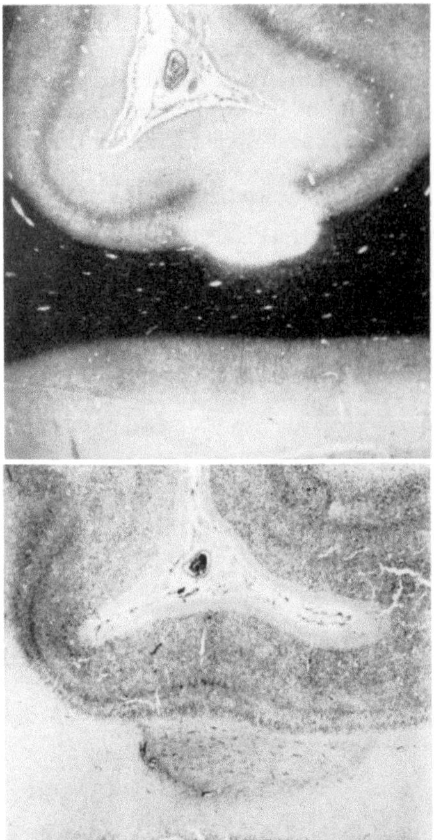

a b c

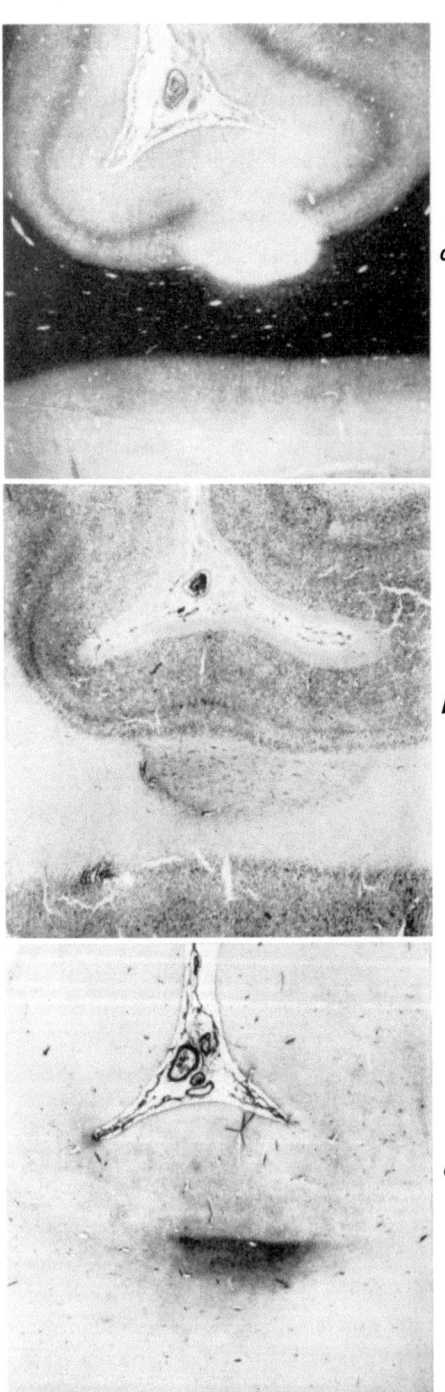

Abb. 7 a—c. Aus HALLERVORDENS Arbeit 1955. Entmarkungsherd aus der Sehrinde, übergreifend von der Rinde in das Mark. Vergrößerung 11mal. a) Markscheidenpräparat, b) Zellpräparat (Nissl), c) Gliafaserpräparat (Holzer)

hier ein zentrales Blutgefäß zu finden. Bezüglich der *Nervenzellen* mag gesagt werden, daß sie auffällig gut erhalten sind. Zelleinschlüsse wurden weder im Zelleib noch im Kern gefunden, auch wenn sie in einem Entmarkungsherd gelagert waren. An den Nervenzellen des grauen Vorderhorns des Rückenmarks, wenn sie in einen Entmarkungsherd eingeschlossen waren, ließen sich oft im Zellleib große Mengen sudanophiler Körnchen feststellen. Dasselbe traf ich in den Nervenzellen nahe der Umgebung eines Entmarkungsherdes. Die Tatsache, daß auch *lipophobe* Nervenzellen an dieser Sudanophilie teilnahmen, z. B. Purkinje-Zellen des Kleinhirns, mag vielleicht für eine Beteiligung des Nervzellenapparates am Abräumvorgang sprechen. Die Guiraudschen Körperchen in gliösen Astrocyten sollen später diskutiert werden.

Die vergleichende histologische Betrachtung von Serienschnitten ist von erheblichem Wert. Ich verdanke Herrn Kollegen HALLERVORDEN außerordentlich instruktive Bilder (Abb. 7a, b, c). Hier kann derselbe Entmarkungsherd im Markscheiden-, Zell- und Gliafaserpräparat verglichen werden. Die schon von SPIELMEYER zuerst festgestellte Tatsache einer stark verminderten oder fehlenden Gliafaserproduktion im Rindenanteil eines Hirnrinde und Markweiß gleichzeitig treffenden Herdes ist deutlich zu erkennen. In Abbildung 8a und b ist ein Vergleich derselben Herdstelle im Markscheiden- und Nisslpräparat wiedergegeben. Die „circumfokale Areolierung" kommt im Markscheidenpräparat deutlich zum Ausdruck, während das Zellpräparat die *ungemein starke Entzündung der Gefäßwand* mit Streuung der Entzündungszellen in das Parenchym hinein zeigt. In weit vorgeschrittenen Fällen von m. S. kann es zu einer starken Gesamtatrophie des Rückenmarks kommen (M. BIELSCHOWSKY 1903). Es ist dann überraschend zu sehen, wie die Wurzelnerven und die Nervenstränge der Cauda equina ihre Markscheidenumkleidung völlig unversehrt erhalten haben (Abb. 9). Über die Unversehrtheit des peripheren Nervensystems wird später berichtet.

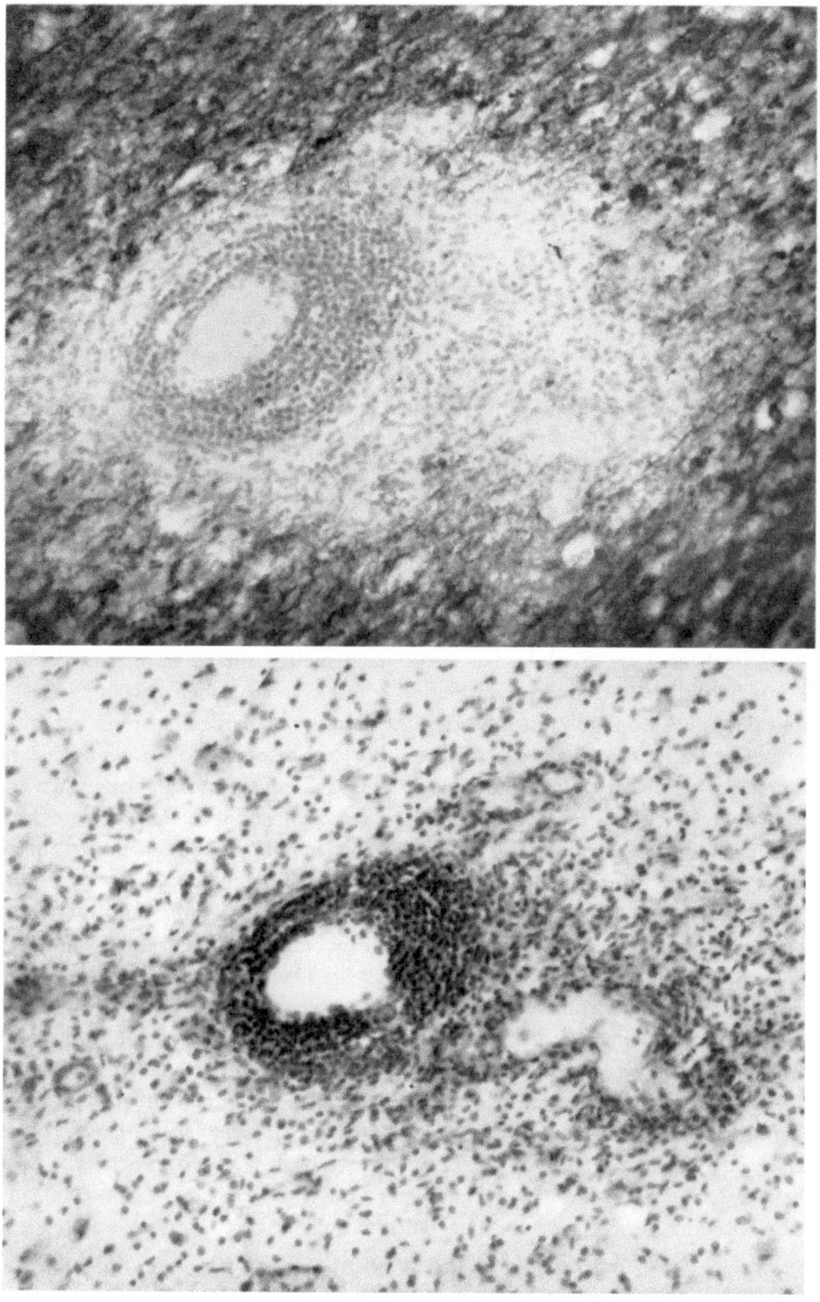

Abb. 8 a und b. Aus HALLERVORDENS Arbeit 1955. Frischer Herd mit ausgedehnten entzündlichen Infiltraten. Vergr. 200mal. a) Markscheidenpräparat, b) Zellpräparat (Nissl). Beachte die Vacuolisierung am peripheren Rand des Herdes und darüber hinaus

Die pathologisch-anatomischen Erscheinungen der m. S. lassen sich nicht anders deuten denn als die einer subakuten oder chronischen Entmarkungsgehirnrückenmarks-Entzündung. Ihre Pathologie ist spezifisch und am besten durch eine einheitliche und spezifische Ursache erklärt.

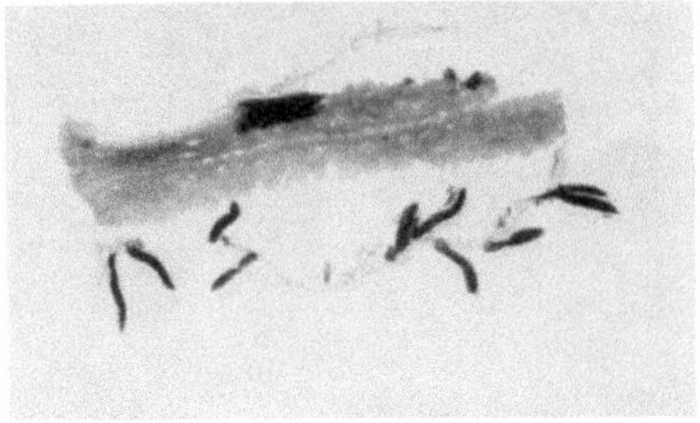

Abb. 9. Rückenmarkslängsschnitt einer hochgradigen Gesamtatrophie, die bei grober Betrachtung schon auffällig war. Spirochäten-negativ. Alter Fall mit völliger Tetraplegie und vieljähriger Dauer. Nahezu völlige Entmarkung bis auf einen kleinen Rest von erhaltenen Markscheiden (in der Mitte der oberen Seite des Schnittes sichtbar). Dagegen sind die Rückenmarkswurzeln nahezu intakt. Spielmeyers Markscheidenfärbung am Gefrierschnitt. Originalgröße

IV. Vergleichende Pathologie der m. S.

1954 habe ich versucht, in einer kleinen Arbeit *progressive Paralyse* und *m. S.* in ihren gemeinsamen und ihren trennenden Merkmalen darzustellen. Herdförmige Entmarkungen, Entzündungserscheinungen, die Veränderungen im Blutserum und in der Cerebrospinalflüssigkeit und schließlich die mikrobiologischen Verhältnisse wurden verglichen. Es erübrigt sich deshalb eine Aufzählung im einzelnen, jedoch sei hervorgehoben, daß etwa $^2/_3$ der tabellarisch zusammengefaßten Einzelheiten in beiden verglichenen Krankheiten einander sehr ähnlich oder identisch genannt werden können. Selbstversändlich sind beide Krankheiten völlig verschiedene nosologische Einheiten. Syphilis hat ätiologisch nichts mit m. S. zu tun und m. S. nichts mit Syphilis. Kombinationen beider können vorkommen (HAUPTMANN) und entsprechen dann der allgemeinen Verteilungshäufigkeit beider Erkrankungen. Eine vergleichende Pathologie hat hier noch andere chronische und auch akute Krankheiten einzuschließen. Einzelne Vergleichspunkte verdienen hervorgehoben zu werden. Unter den chronischen Infektionskrankheiten des Zentralnervensystems möchte ich die afrikanische Schlafkrankheit (Trypanosomiasis) nennen, die selten einmal auch umschriebene Entmarkungen im Zentralnervensystem erkennen läßt (I. BERTRAND). Ein wichtiges Merkmal aller Infektionskrankheiten ist, daß ihre *klinische* Manifestation *nicht* mit der Verweildauer lebender Krankheitskeime im befallenen menschlichen oder tierischen Körper identisch ist. Ich erinnere nur an die Dauerausscheider des *Eberthschen Bacillus* nach Abdominaltyphus oder an die Daueranwesenheit des *Herpes simplex- Virus* im menschlichen Körper mit den eigentümlichen periodischen Aktivierungen dieser Virusart. Auch von der *Syphilisspirochäte* dürfen wir annehmen, daß dieser die Spätsyphilis des Zentralnervensystems hervorrufende Erreger lange dort inaktiv ansässig ist, bevor er sich vermehrt und die Krankheitszeichen hervorruft. Das Protozoon *Toxoplasma* produziert eine schwere Encephalitis der Neugeborenen; die Mütter solcher Kinder sind in der Regel völlig frei von einer *klinischen* Manifestation der Infektion, obwohl sie Keime beherbergten und auf die Nachkommenschaft übertragen hatten.

Die Dauerausscheidung von *Leptospiren* im Rattenurin und auch im menschlichen Urin bei und *nach* durchgemachter Leptospirose ist bekannt. Für uns hier von besonderer Bedeutung ist das Verhalten vieler Spirochätenarten, sich während der Krankheit im Zentralnervensystem, einschließlich der Meningen, anzusiedeln und dort eine Zeitlang zu verweilen, oft ohne weitere Krankheitserscheinungen zu machen. Experimentelle Untersuchungen mit Rückfallfieberspirochäten (Borrelia) an Ratten haben mir gezeigt, daß das *einzige* Organ mit überimpfbaren lebenden Spirochäten noch lange (2—3 Monate) nach Abklingen der akuten Krankheit das *Gehirn*, ***Rückenmark*** und der *Sehnerv* dieser Tiere ist. ROSE-MARIE BENDER und VIETZE studierten die Leptospirenmeningitis tierexperimentell an Syrischen Goldhamstern bei intraperitonealer Einverleibung eines Canicolastammes. Sie unterscheiden ein tödlich verlaufendes Krankheitsbild (10—13 Tage nach der Inoculation) von einem chronischen Krankheitsverlauf mit Spontantod 4—5 Wochen nach der Infektion in der Mehrzahl der Fälle. Die Meningen waren in allen Fällen am Krankheitsprozeß beteiligt. Leptospiren fanden sich in den Leptomeningen zwischen dem 10. und 13. Tag nach der künstlichen Infektion. Der Leptospirennachweis in den Leptomeningen gelang auch noch zwischen der 4. und 12. Woche nach der Infektion. Auch beim künstlich mit Borrelia duttoni infizierten Paralytiker läßt sich die klinisch latente Persistenz dieser Krankheitserreger feststellen (STEINER 1931, S. 63—68). Diese letzte Persistenz der Krankheitskeime im Zentralnervensystem gibt zu denken. Sie hat oft ein klinisches Vorspiel in der häufigen, meistens in einer klinisch etwas späteren Phase einsetzenden Zeichen von Meningismus oder sogar Meningitis, z. B. im diphasischen zweiten Stadium bei Leptospirosen. Deutlich abgesetzte Remissionen und Schübe sind für die Namensgebung verantwortliche Zeichen des Rückfallfiebers, hervorgerufen von Arten der Borrelia-Spirochäte. Diese Schübe stehen in deutlicher Abhängigkeit von der Reproduktionsaktivität der Erreger. In der vortherapeutischen Zeit der progressiven Paralyse waren vor allem im Anfang der Krankheit Remissionen keine Seltenheit. Unsere Annahme, daß auch hier der zeitweilige Verlust der Reproduktionsaktivität des Treponema pallidum bzw. das Wiederaufflackern dieser Aktivität verantwortlich zu machen war, ist wohl begründet.

Wir sehen hier ein Kommen und Gehen der Krankheitszeichen in deutlicher Abhängigkeit von der Plus- oder Minus-Skala der Reproduktionsaktivität der Erreger. Könnte es bei m. S. sich nicht auch ähnlich verhalten?

Wenn Spirochäten Hindernissen ihrer Fortbewegung in den befallenen Wirtsgeweben ausgesetzt sind und ihre Anzahl sehr groß ist, muß dieses Hindernis sich morphologisch äußern. Dies geschieht tatsächlich im paralytischen Gehirn, nämlich in Form einer *Wall*bildung (Stauung oder Anschoppung). Wir finden solche Spirochätenwälle im Hirn der Paralytiker an der Grenze zwischen Rindengrau und Markweiß, an den Blutgefäßwänden und an der Oberfläche zentraler Nervenzellen (STEINER 1931, S. 40—45). Bei m. S. konnte ich bisher nichts gleiches oder ähnliches beobachten.

Das Problem der *zentral-nervösen Persistenz* der Erreger ist nicht viel studiert worden, obwohl seine Lösung für die *Behandlung* vieler Infektionen des Zentralnervensystems von überragender Wichtigkeit wäre. Die letzte Zuflucht mancher Erreger zum Zentralnervensystem könnte durch den Schutz dieser Keime gegen die im Blut kreisenden Antikörper bedingt sein. Es ist äußerst augenfällig bei der Untersuchung von im akuten Schub verstorbenen Paralysefällen, daß trotz massenhafter Ansammlung von Syphilistreponemen in den Blutgefäß*wänden* und im *Parenchym* der Hirnrinde *nicht eine einzige Spirochäte* im *Blutgefäßlumen* angetroffen wird. Die *Blutbahn ist den Spirochäten verschlossen*. Ihr Wanderungszug geht von der Blutgefäßwand weg in das Parenchym hinein. Warum? Wir wissen es nicht. *Eine* Beobachtung verdient aber hervorgehoben zu werden: Bei der Untersuchung von Gehirnen mit Rückfallfieberspirochäten geimpfter Paralytiker sahen wir die Borrelien immer nur vereinzelt im Parenchym, nie in der Blutgefäßbahn selbst. Sie finden sich in den obersten Rindenschichten, d. h. im oberflächlichen Gliarandsaum, oft parallel zur Oberfläche gelagert, als ob sie kurz nach ihrer Einwanderung vom Liquorsubarachnoidalraum gefaßt worden wären. Die Annahme einer zeitlichen Wanderungsfolge: Blutbahn zum Liquorraum zum Hirnparenchym ließe sich demnach mit guten Gründen für *eine* Phase der Spirochätenwanderung verteten. Auch JAHNEL hat diese Bevorzugung festgestellt und die Einwanderung der Spirochäten vom Liquorraum als wahrscheinlich angesehen. Warum der Liquorraum von den Spirochäten verlassen wird, ist unbekannt. Das Auffinden von Borreliaspirochäten tief im Hirnparenchym spricht gegen die Annahme, daß der *einzige* Zutrittsweg der Spirochäten ins Parenchym vom Liquor aus erfolgt. Ein Eindringen könnte auch zusätzlich von den im Gehirn selbst liegenden Blutcapillaren aus erfolgen. Ein weiteres experimentelles Studium etwa hier vorliegender Gesetzmäßigkeiten wäre von Wichtigkeit. Es hat aber keinen Zweck sich Spekulationen hinzugeben, bis weiteres Tatsachenmaterial vorliegt, wenn es je dazu kommen sollte.

Erwähnenswert ist, daß die Schübe im Rückfallfieber mit einer Änderung der Antigenstruktur der Spirochäten einhergehen, was auf eine große Anpassungsfähigkeit der Erregergenerationen an ihre Umgebung und einen Schutz dieser Keime gegen die Verteidigungsmaßnahmen des befallenen menschlichen und tierischen Körpers darstellt. Zum Unterschied von den Borrelien zeigen die Leptospiren eine verhältnismäßige Konstanz ihrer Antigenstruktur, was ja die Unterscheidung in Serotypen und damit die Identifizierung von spezifischen Krankheitserregern möglich gemacht hat. Bei den Syphilis-Treponemen steht der Mangel eines bakteriologischen Kulturverfahrens dem Studium der Antigenstruktur sehr hinderlich im Wege.

Für die vergleichende Pathologie der m. S. mögen die hier erörterten Tatsachen und Probleme künftig einmal bedeutungsvoll sein. Zur Zeit sind sie es nicht.

Es wäre reizvoll, die vergleichende Pathologie einzelner Symptome der m. S. zu besprechen. So wäre das Lhermittesche Zeichen oder das von BRICKNER zuerst hervorgehobene Phänomen der vorübergehenden Muskelschwäche im Anschluß an orale Wärmereize und manche andere Beobachtungen einer vergleichenden Analyse wert. Es würde uns aber zu weit von dem eigentlichen Zweck unserer Ausführungen abführen. Der vergleichende Hauptwert ist auf die Erscheinungsweise in *Schüben* und *Remissionen* zu legen.

Meine Ausführungen über die vergleichende Pathologie wären nicht vollständig ohne die Erwähnung der oft der m. S. als „verwandt" bezeichneten Krankheiten wie der diffusen Sklerose, der konzentrischen Sklerose und der Devicschen Krankheit (Neuromyelitis optica). Die diffuse Sklerose ist ein Sammelbegriff. Aus diesem nehmen wir nur die Schildersche diffuse Entmarkungs*entzündung* des Hemisphäremarkes heraus, die gewisse Ähnlichkeiten mit der m. S. hat. Man hat die Verwandtschaft oft so ausgedrückt, daß die Schildersche Krankheit die m. S. des Kindesalters sei. Dies ist unrichtig, insofern als auch im erwachsenen Alter Schilders Krankheit vorkommt. Es besteht kein Zweifel, daß in dieser Krankheit außer den diffusen Entmarkungsherden solche vom Typus der polysklerotischen Herde *in isolierter Form* vorkommen. Für die konzentrische Sklerose (Balósche Krankheit) gilt dasselbe. Sie ist ohne Zweifel eine Entzündungskrankheit. HALLERVORDEN hat den interessanten Vergleich zwischen der Entstehung der Ringspotkrankheiten der Pflanzen und der eigenartigen konzentrischen, ringartigen Entmarkung in Balós Krankheit gezogen. Diese Analogie war für ihn der Anlaß, die Frage einer Virusätiologie der multiplen Sklerose als heuristisches Prinzip zur Diskussion zu stellen. Solange wir den oder die Erreger dieser Entmarkungsencephalitiden nicht ausreichend oder gar nicht kennen, erübrigt sich hier eine weitere eingehende vergleichend-pathologisch-anatomische Schilderung, obwohl manche Verschiedenheiten in der Häufigkeit des Vorkommens, der klinischen Erscheinungsweise und der pathologischen Anatomie anzuführen wären. Das letzte Wort hat die ätiologische Erforschung all dieser Krankheiten.

Immerhin scheinen mir pathogenetische Ausführungen über die Eigenart der polysklerotischen herdförmigen Entmarkungen am Platze. Ich verweise diesbezüglich auf meine späteren Bemerkungen.

So bleibt die Devicsche Krankheit übrig. Sie ist am weitesten vom Typus der m. S. entfernt. Ihre pathologischen Veränderungen sind auf das Rückenmark und auf den Nervus opticus mit Aussparung des Gehirns beschränkt. Sie ist eine seltene Krankheit und ihre Histopathologie mit der Neigung zu total nekrotisierenden Prozessen im Rückenmark ist der m. S. fremd.

Über die *experimentelle* „isoallergische“ Encephalomyelitis der großen und kleinen Säugetiere, soweit sie im Laboratorium Verwendung finden, haben wir schon gesprochen (S. 6). Sie ist *keine chronisch-fortschreitende* Krankheit. Außer der „allergischen“ experimentellen Encephalomyelitis sind die postexanthematischen Encephalomyelitiden nach Masern, Windpocken, Rubeolen usw. als der m. S. vergleichbar, ähnlich oder gar identisch bezeichnet worden. Es besteht aber heute wohl Übereinstimmung unter den Sachverständigen, daß das pathologisch-anatomische Bild der perivenösen postexanthematischen spontanen Encephalomyelitiden deutlich von dem der m. S. abweicht und keine Schwierigkeit in der histopathologischen und klinischen Abgrenzung besteht.

Auch die „allergische“ experimentelle Encephalomyelitis ist von der m. S. anatomisch-pathologisch und histopathologisch leicht zu trennen. In einer neueren Arbeit hat J. Hennaux (1959) die unitarische Anschauung betreffs der genannten Encephalomyelitiden und m. S. erörtert. Trotz der pathologisch-anatomischen Verschiedenheiten, die die m. S. und die experimentelle Encephalomyelitis trennen, könnte die *Hypothese* eines allergischen Mechanismus für die experimentelle Encephalomyelitis angenommen werden. Bei m. S. sprächen aber schwere Gründe gegen die allergische Hypothese. M. S. behalte ihre Autonomie gegenüber der postinfektiösen perivenösen Encephalomyelitis bei.

Neuerdings scheint durch die Befunde von Uchimura und Shiraki wieder eine größere Neigung zur Identifizierung zwischen der Encephalomyelitis nach Tollwutvaccinebehandlung und der m. S. vorzuherrschen.

Wer sich hierfür interessiert, möge das Buch „Allergic Encephalomyelitis, Proceedings of a symposium: Experimental allergic encephalomyelitis and its relation to other diseases of man and animals“, herausgegeben von M. W. Kies und E. C. Alvord Jr., Charles C. Thomas Verlag, 1959, studieren. In diesem Buch finden sich zahlreiche einschlägige Abhandlungen einzelner Autoren. Ich möchte die Reichhaltigkeit der Diskussion hervorheben, an der hervorragende Sachverständige wie Adams, Ferraro, J. G. Greenfield, Haymaker, Hurst, Abner Wolf, H. Zimmermann und andere teilnahmen. In Shirakis Beitrag findet sich ein ausführliches Verzeichnis des sonst schwer zugänglichen japanischen Schrifttums. Auf die geomedizinische Bedeutung der japanischen Arbeiten wird in unserem Abschnitt X eingegangen werden. *Einen* Punkt möchte ich aber hier nicht unerwähnt lassen. Nach SHIRAKI besteht ein bedeutungsvoller Unterschied zwischen postvaccinaler Encephalomyelitis und m. S. In typisch-chronischer m. S. seien nämlich *frische und alte* Herde im selben Fall zu finden, während die Herde der postvaccinalen Encephalomyelitis sich im selben Fall gleichartig und gleichaltrig — SHIRAKI nennt dies monophasisch — zeigten. Ich werde im Abschnitt VIII/5 auf die Erscheinung der *Heterophasie* bei m. S. zurückkommen.

Der erste, der die Möglichkeit einer allergischen Entstehung der m. S. zur Diskussion gestellt hat, war VAN BOGAERT. In seinem Artikel in der *Revue neurologique 1932* bringt er diese Eventualität klar zum Ausdruck. Er fragt, ob die klassische m. S. nicht als banale hyperallergische Reaktion aber nichtsdestoweniger als ein Spezialtypus mit phasischer Entwicklung betrachtet werden könne. Schon vorher, 1927, hatte GLANZMANN für die Encephalomyelitis nach kindlichen infektiösen Exanthemen ihre allergische Natur wahrscheinlich gemacht. Trotz großer Gegnerschaft (THYGESEN 1949, VAN BOGAERT 1950, MILLER und EVANS 1953) haben dann FERRARO und ihm folgend PETTE in übereifrigen Vereinheitlichungsbestrebungen die unbekannte Ursache der m. S. und die ebenfalls noch nicht klare Ätiologie der postexanthematischen Encephalomyelitis in einen gemeinsamen Topf mit der experimentellen „allergischen" Encephalomyelitis geworfen und damit die vorher schon verworrene Lage noch verworrener gemacht.

Die spontane disseminierte Encephalomyelitis ist zugegebenermaßen ein ätiologisch unklarer Begriff. Von den in der Literatur beschriebenen 75 Fällen zeigten über eine lange Zeitperiode 42 keinen neurologischen Rückfall. Die anderen mußten zum größten Teil der m. S. zugerechnet werden. Es besteht somit kein Zweifel, daß ein Drittel oder mehr der initial als disseminierte Encephalomyelitis diagnostizierten Fälle sich als m. S. entpuppten.

In ihrer Arbeit haben MILLER und SCHAPIRA ihre Ansichten über die nosologische Stellung der m. S. dargelegt. Die neuesten bakteriologischen Ergebnisse von ICHELSON, MYERSON und Mitarbeiter, NEWMAN und Mitarbeiter sowie die direkten Nachweisverfahren von SIMONS und AHRENS und MUSCHNER sind ebensowenig berücksichtigt wie die spezifischen Komplementbindungen (SACHS und STEINER, FRICK, SCHRADER, RASKIN). MILLER und SCHAPIRA erwähnen den häufig zu findenden erhöhten γ-Globulingehalt der polysklerotischen Spinalflüssigkeit. Sie ziehen hieraus den Schluß, daß diese Erhöhung zu Gunsten einer gewissen „Instabilität der Immunitätsmaschinerie" spräche, was sie mit Allergie, aber nicht mit Infektion in Zusammenhang gebracht wissen wollen. Sie übergehen hierbei die Tatsache, daß mit jeder Infektionskrankheit Überempfindlichkeitsreaktionen sich einstellen. Diese Reaktionen sind immunologischer oder infektionsallergischer Natur. Auch MILLER und SCHAPIRA weisen auf die verwirrte Lage der Abgrenzung zwischen spontaner akuter disseminierter, postexanthematischer, postvaccinaler und tierexperimenteller „allergischer" Encephalomyelitis einerseits und m. S. andererseits hin. Sie nehmen die Vereinheitlichungsbestrebungen von PETTE, FERRARO u. a. nicht oder nur mit großer Zurückhaltung an. In dem Kommentar des Schriftleiters zur Arbeit MILLERS und SCHAPIRAS kommt diese Skepsis deutlich zum Ausdruck. Selbst unter Annahme der *allergischen* Hypothese wäre, — so meint er — die Aufklärung der verschiedenen Allergene, ihrer Wirkungsweise und der konstitutionellen Umstände für die Bereitschaft zu solchen Wirkungsweisen zu fordern.

Unter den *Spontankrankheiten* der *Säugetiere* gibt es nur *eine*, die der m. S. nahekommt. Es ist die von SCHERER sogenannte *akute m. S. der Hunde*. Ich konnte einen solchen Fall eines jungen Hundes, der übrigens aus der *nächsten Umgebung einer weiblichen m. S.-Kranken* stammte, beobachten und histologisch beschreiben. Bezeichnend war, daß klinisch bei diesem Hund zwei Schübe zu finden waren, die durch eine völlige Remission von halbjähriger Dauer getrennt waren. Die umschriebenen Entmarkungsherde waren im Gehirn *und* im Rückenmark nachweisbar. Sie waren aber von kleinerem Umfang als bei der menschlichen m. S. Der Hund war nicht spontan verendet, sondern in der zweiten Attacke getötet worden.

Ich wage es nicht, diese sporadischen Beobachtungen mit der menschlichen m. S. zu identifizieren, umsomehr, als ich in früheren tierexperimentellen Inoculationsversuchen mit Material von m. S. niemals ähnliche Befunde am Zentralnervensystem der Versuchstiere beobachten konnte. Ganz neuerdings hat zwar ICHELSON mitgeteilt, daß es ihr mit ihren Spirochätenkulturen gelungen ist, nervöse Ausfallserscheinungen an ihren Versuchstieren zu erzeugen. 39 Kaninchen wurden intraperitoneal und intraspinal geimpft. 15 zeigten Lähmungen und Blindheit $4^1/_2$ bis $5^1/_2$ Monate nach der Einimpfung. Über die pathologisch-anatomische Untersuchung des Zentralnervensystems dieser Tiere soll später von ihr berichtet werden. Über die Herauszüchtung der Spirochäten aus Material von den kranken Tieren, wie Spinalflüssigkeit, Gewebe des Zentralnervensystems und anderer Organe, wird nichts berichtet (1958).

Ein letztes Wort über die Encephalomyelitis disseminata und ihre Beziehung zur m. S.! Es unterliegt keinem Zweifel, daß manche Fälle dieser Art einen ersten akuten oder subakuten Schub einer m. S. darstellen. Einige wenige Fälle mögen ursächlich auf ein bekanntes Virus zurückzuführen sein. Andere mögen ihren Ursprung von einem noch nicht identifizierten Virus herleiten. Mit Erweiterung unserer Kenntnisse der encephalitogenen Erreger und der von ihnen hervorgerufenen Entzündungen des Zentralnervensystems einerseits und serologischer Reaktionen bei m. S. andererseits wird die Zukunft mehr Klarheit bringen.

Zum Gebiet der vergleichenden Pathologie gehören schließlich auch die jüngsten Forschungen von MURRAY B. BORNSTEIN über die Anwendung der Gewebskultur auf das Studium der Ummarkung und Entmarkung im Zentralnervensystem der Säugetiere. Es ist dies eine Forschung, die sich bereits über vier Jahre erstreckt und die viele interessante und wichtige Einzelheiten geliefert hat. BORNSTEIN ist äußerst vorsichtig in der Anerkennung von Astrocyten oder Oligodendrogliazellen als Markscheidensubstanzbildner. Es lag auch nahe, die Technik der spezifischen Gewebskultur auf das Studium der Entmarkung in der *experimentellen allergischen Encephalomyelitis* anzuwenden. Mit Kaninchenserum von Tieren mit experimenteller Encephalomyelitis gelang es in den Gewebskulturen Entmarkungen und nach Entfernung des pathologischen Kaninchenserums und Ersatz durch normales Serum Wiederummarkungen zu erzielen. BORNSTEIN äußert sich dahin, daß er bereits Verschiedenheiten in den Mustern der Entmarkung zu erkennen in der Lage sei. Von besonderem Interesse war, daß entzündliche Reaktionen in den Gewebskulturen trotz Entmarkung vermißt wurden.

So interessant und wichtig die gewebskulturelle Erfassung der Ummarkung und der Entmarkung auch ist, ihre Anwendung auf Pathologie und Pathogenese der m. S. ist nur mit äußerster Vorsicht gestattet. Es ist besser, auf Spekulationen zu verzichten, bis mehr Tatsachenmaterial, insbesondere der Beeinflussung von *Markreifung* oder *Entmarkung* durch polysklerotisches Serum oder Cerebrospinalflüssigkeit, erhältlich ist.

Was für die Methode der Gewebskultur gilt, ist auch auf eine Reihe anderer neuer Instrumentationen, meistens auf dem Gebiet der molekularen Biologie und Neurohistochemie, auf dem der biochemischen Genetik, der Papierchromatographie, der Fluorescenz- und Elektronenmikroskopie usw. anwendbar. Wir wissen heute mehr über den Prozeß der Markscheidenreifung um den Achsencylinder. Er ist eng an die Schwannsche Zelle gebunden (G. CAUSEY 1960). Die Reifung der Nisslsubstanz im Nervenzelleib und die Ablagerung von Myelin um den zugehörigen peripheren Nervenfortsatz sind einander begleitende Vorgänge.

Die neuen Kenntnisse von der Feinstruktur der *peripheren* markhaltigen und marklosen Nervenfaser sind für unsere Auffassung des Stoffwechseltransports von größter Bedeutung. Solche Einzelheiten wie das Axolemma, das Mesaxon, die spiralige Schichtung der Markscheidenlamellen, die dominierende, nicht-syncytiale Umhüllung des Achsencylinders durch das Cytoplasma der Schwannschen Zelle lassen hoffen, daß wir auch für den feineren Bau der *zentralen* Nervenfaser eine Erweiterung unserer Kenntnisse erwarten dürfen. Damit wird eine Vertiefung unseres Wissens um die Degeneration und Regeneration der Markscheiden im zentralen Nervensystem in Aussicht gestellt. Der Entmarkungsprozeß in m. S. ist in seinen physikalisch-chemischen Bedingungen so gut wie unbekannt. Die Beziehungen zwischen Neuroglia (Oligodendroglia und Astroglia) einerseits und der herdförmigen Entmarkung andererseits bedürfen weiteren Studiums. Der Anteil der Mikroglia am Abräumungsprozeß des Markscheidenzerfalls benötigt weiterer Forschung, besonders mit modernen elektronenoptischen und biochemischen Methoden.

Die Bedeutung der Schwannschen Zelle für die Erzeugung der Markscheidensubstanz (Myelin) ist wieder in den Vordergrund getreten. Ist doch damit ein Bestandteil der peripheren markhaltigen Nervenfaser als *lokal* produziert anzusehen. Freilich ist die alte Schwannsche Lehre, daß auch der Achsencylinder der Nervenfaser einen peripheren lokalen Ursprung aus der Schwannschen Zelle hat, nicht mehr zutreffend. Die moderne Gewebskultur hat unwiderlegbar erwiesen, daß der Achsencylinder in seiner ganzen Länge ein Bestandteil der Nervenzelle und nicht der Schwannschen Zelle ist. Es bleibt aber als Tatsache bestehen, daß das Myelin der peripheren markhaltigen Nervenfaser von der Schwannschen Zelle erzeugt wird. Wie die Verhältnisse bei der Ummarkung der *zentralen* Nervenfaser sich gestalten und welche Zelle und Zellart hier die Rolle der Schwannschen Zelle übernimmt, ist nicht klar. Hier liegt noch viel Forschungsarbeit vor uns. Eine solche hat nicht nur theoretische Bedeutung, sondern verspricht auch ein besseres Verständnis der großen und wichtigen Gruppe der zentralen Entmarkungskrankheiten.

Wie weit diese neuen Erkenntnisse für die Pathologie der m. S. von Wert sind, muß die Zukunft lehren.

V. Die Ätiologie der m. S.

Eigentlich gehören auch die später folgenden Abschnitte VI und VII, die die Spirochätenätiologie im allgemeinen und die der m. S. im besonderen behandeln, zum Kapitel „Ätiologie". Zwecks besserer Übersichtlichkeit wurde aber die Aufteilung in getrennte Abschnitte vorgenommen.

1. Ätiologie und Pathogenese im allgemeinen

Die Begriffe der Ätiologie und der Pathogenese sind voneinander *grundsätzlich* verschieden. Bei Infektionskrankheiten bedeutet der lebende Krankheitskeim *die Ursache*. *Ätiologie* ist die Lehre der Krankheitsursachen. Alle Maßnahmen des menschlichen oder tierischen Körpers gegen den lebenden Eindringling gehören zur Lehre der *Pathogenese*. Selbst wenn die Ätiologie einer Krankheit bekannt ist, mag eine kleinere oder größere Zahl von pathogenetischen Fragen oft noch unbeantwortet bleiben. Wenn einige pathogenetische Teilprobleme gelöst sind, bedeutet dies noch keineswegs die Klärung der Verursachung. Bei manchen menschlichen und tierischen Infektionskrankheiten lebt der ursächliche Erreger frei und in großer Zahl *außerhalb* des menschlichen und tierischen Wirtskörpers, im Boden, im Wasser, in der Luft, in anderen organischen oder anorganischen Stoffen. Er findet sich auch in anderen tierischen kleineren Lebewesen, z. B. in Insekten, die wir dann Zwischenwirte und Überträger nennen. *Außerhalb* des infizierten krankheitsbedrohten und erkrankten Körpers gibt es *kein* pathogenetisches Problem. Die *Fortsetzung* der Ursache *innerhalb* des Körpers der befallenen Menschen oder Tiere schafft erst die pathogenetischen Probleme. So mag es manchmal im Einzelfall schwierig erscheinen, ob wir es mit einem ätiologischen oder einem pathogenetischen Problem zu tun haben. Wenn wir jedoch alle die Reaktionen des erkrankten Körpers gegen die Krankheit, ihre subjektiven und objektiven Zeichen, ihre Entwicklung, ihren Verlauf und ihr schließliches Ende als pathogenetische Fragen betrachten, dürften unsere begrifflichen Schwierigkeiten der Trennung zwischen Ätiologie und Pathogenese gering sein. Die Eingriffe des lebenden Erregers in die biologischen Mechanismen des Wirtskörpers und dessen Verteidigungsmaßnahmen und sonstige Reaktionen gehören nicht zur Ätiologie, sondern zur Pathogenese. Dasselbe gilt für die Beeinflussung des Erregers durch den kranken Wirtskörper. Hier haben wir es mit einem wechselseitigen, oft recht komplizierten Zwischenspiel zu tun. Die Vielfältigkeit der Erregertätigkeit und der Gegentätigkeit des befallenen Wirtes setzt einer Analyse große Schwierigkeiten entgegen, die in jedem Fall einer Infektionskrankheit für sich erforscht werden muß. Jedoch sollte immer eine scharfe Trennung zwischen Ätiologie und Pathogenese aufrecht erhalten bleiben. Das neuerdings eingeführte Wort „Ätiopathogenese" hat keine Berechtigung. Es ist unangebracht, weil es nur zur Verwirrung und zur unlogischen Vermischung scharf zu trennender Begriffsbestimmungen führt.

2. Kritische Bewertung bisheriger ätiologischer Theorien der m. S.

Es wurde früher schon (siehe Seite 4) auf zwei diametrale Auffassungen hingewiesen: m. S. als polyätiologisches Syndrom gegen die einer ätiologisch-spezifischen Krankheitseinheit. Es erscheint uns äußerst unwahrscheinlich, daß m. S. ein polyätiologisches Syndrom darstellt. Selbst wenn wir die vielfache Verursachung des polysklerotischen Syndroms anerkennen wollten, was wir nicht tun, wäre gar nichts gewonnen. Wir hätten nur statt einer einzigen unbekannten Ursache, eine große Zahl anderer ebenso unbekannter Ursachen eingetauscht. Wir beschränken uns deshalb hier auch ausschließlich auf Theorien, die sich auf eine *einzige* vermutliche Ursache berufen. Es ist höchst bedauernswert, daß viele dieser Theorien sich nicht mit der theoretischen Aufstellung einer Ursache begnügten, sondern gleichzeitig eine therapeutische Schlußfolgerung darauf aufbauten.

Vor etwas über zwei Jahrzehnten machte ein bedeutender amerikanischer Neurologe den Vorschlag, die m. S. mit einem blutgerinnungshemmenden Stoff (Dicumarol) zu behandeln. Eine solche Behandlung gründete sich auf die irrtümliche Annahme, daß einer der fundamentalen pathogenetischen Vorgänge bei m. S. eine Thrombose der Blutgefäße im Hirn sei. Diese Behandlung ist allgemein aufgegeben. Daß die Hypothese der embolischen oder thrombotischen Verursachung der m. S. neuerdings wieder aufgetaucht ist, allerdings in noch unannehmbarerer Fassung, darf uns nicht wundern. So hat C. B. Courville in oberflächlicher Analogie, die *traumatischen* kleinen cerebralen Fettembolien als Ursache der herdförmigen Entmarkung bei der m. S. angeschuldigt. — Ein anderer prominenter amerikanischer Neurologe riet dazu, den Polysklerotikern des Nordens der Vereinigten Staaten, wenn möglich, eine Übersiedlung in den Süden zu empfehlen, da doch die Häufigkeit der m. S. im Süden viel geringer sei. In der später angeführten englischen Endemie der m. S. unter Swayback-Forschern kamen diese selbst auf die Idee, eine Behandlung ihrer m. S. mit Kupfersalzen zu versuchen. Es hatte sich nämlich ergeben, daß die Swayback-Erkrankung der neugeborenen Lämmer durch Kupferdarreichung an die werdenden Mütter vermieden werden konnte. — Die Tatsache, daß in Norwegen die Bevölkerung der Küstenstriche einen geringeren Verteilungsgrad von m. S. aufweist als die meist im landwirtschaftlichen Beruf tätige Inlandbevölkerung, veranlaßte einen kanadischen Neurologen, die Fettarmut der Nahrung für die geringe Häufigkeit der m. S. verantwortlich zu machen, und den m. S.-Opfern eine möglichst fettarme Ernährung anzuraten. Wogegen schon vor vielen Jahren ein um die Erforschung der m. S. verdienter anderer amerikanischer Neurologe den m. S.-Opfern empfahl, möglichst viel Butter zu essen.

Alle toxischen (chronische Bleivergiftungen), metabolischen oder enzymatischen (Lipasevermehrung) ursächlichen Theorien sind nicht imstande, die weit verstreute Vielheit der *herdförmigen* Entmarkung im Hirn und Rückenmark der Polysklerotiker mit ihrer gewöhnlich scharfen Begrenzung befriedigend zu erklären. Nur Putnams Theorie der multiplen Venenthrombosen cerebraler Gefäße könnte hinreichend die vielfache, herdförmige Ausstreuung der Entmarkung erklären. Diese Annahme scheitert aber an den Tatsachen, daß cerebrale und spinale Gefäßthrombosen eine große Seltenheit im Krankheitsgeschehen der m. S. darstellen und daß das histologische Bild nicht dem entspricht, wie wir es sonst nach Gefäßthrombose im Gehirn sehen. Oft zeigen auch die Theorien keine scharfe Trennung in auslösende, begleitende oder sekundäre durch die Krankheit selbst schon ausgelöste Umstände, die streng genommen nicht als verursachende Momente angesehen werden können. So ist es z. B. eine allgemeine Erfahrung, daß infektiöse akute Krankheiten mit Fieber die schon bestehende m. S. oft verschlimmern. *Vererbung* wurde als kausaler Faktor in Anspruch genommen, vor allem von Curtius, Douglas McAlpine, Mackay. Dabei wurde auf das gehäufte Vorkommen der m. S. in der nächsten und entfernteren Verwandtschaft hingewiesen. Die Ergebnisse der Zwillingsforschung wurden für den hereditären Ursprung der m. S. ins Feld geführt. Ich stehe aber mit Thums entgegen Curtius auf dem Standpunkt, daß die statistischen und genetischen Resultate der *Zwillingsforschung*, vor allem bei eineiigen Zwillingen, viel mehr *gegen* als *für* ein *vererbliches* kausales Moment sprechen. Neuerdings haben Mackay und Myrianthopoulos die Zwillingsforschung benutzt, um das Problem der Erbgenetik der m. S. zu lösen. In mehrjähriger Arbeit konnten sie 54 Zwillingspaare (29 mono-, 25 dizygotische) sammeln, in denen zum mindesten ein Mitglied jedes solchen Paares an m. S. erkrankt war. Eine Entscheidung, ob m. S. häufiger in monozygotischen als in dizygotischen Zwillingen vorkommt, konnte an Hand des verfügbaren Materials nicht getroffen werden. Die beiden Autoren drücken sich in der Zusammenfassung ihrer erbgenetischen Studien der m. S. bei Zwillingen und ihren Verwandten recht gewunden aus: es erscheine vernunftgemäß anzunehmen, daß genetische Umstände von beträchtlicher Größe in der Verursachung der m. S. wirksam seien — sehr wahrscheinlich ein

Paar von autosomatischen recessiven Genen. Aber diese seien mächtigen Einflüssen aus der Umgebung unterworfen, die tatsächlich die Oberhand hätten. Es könnte sein, daß in wärmeren Klimaten ein hemmender Einfluß für die genetische Penetranz bestehe. Das gesammelte Material sei jedoch zu gering für eine Beweisführung dieser Hypothese.

Ich vermisse in den Studien dieser beiden Forscher Vergleiche mit der Häufigkeit der m. S. bei *nicht*-blutsverwandten *Verschwägerten* der untersuchten Familien, da solche Statistiken einen sicheren Anhaltspunkt für den Einfluß nicht-heredogenetischer Umweltfaktoren gegeben hätten. (s. S. 100).

Der kurz dargestellte, von Miller und Schapira beschriebene Fall eines weiblichen Zwillingspaares bedarf hier der Erwähnung (Fall 493). Dieses 1912 geborene Zwillingspaar hatte 5 andere nicht an m. S. erkrankte Geschwister, darunter ein anderes Paar heterozygotischer Zwillinge. Nur der eine Partner des 1912 geborenen Paares litt an m. S., dagegen war eine 1918 geborene Schwester an m. S. erkrankt. Eine ältere, 1901 geborene Schwester, konnte nicht als authentischer Fall von m. S. anerkannt werden, da sie 1936 eine einseitige akute retrobulbäre Neuritis durchmachte, seitdem aber von Krankheitszeichen frei blieb (s. auch S. 87). In der weiteren Familie fand sich ein „cousin" (Vetter oder Kusine?) des Vaters, geboren 1901, mit einem anfänglichen paraplegischen Syndrom, das aber 1958 als typische m. S. diagnostiziert werden mußte. Mir scheint diese interessante Beobachtung viel weniger für einen genetischen Faktor als für eine umweltliche Ursache zu sprechen. Leider wird nichts über ökologische Studien berichtet.

Verschiedene *infektiöse Keime* wurden kausal angeschuldigt, darunter Streptokokken, Brucella-Erreger, säurefeste Bacillen und andere mehr. Sie hielten einer sachlichen Kritik nicht stand. 1931 glaubten Purves-Stewart und Kathleen Chevassut einen der Pleuropneumoniegruppe ähnlichen Erreger als die Ursache der m. S. entdeckt zu haben und sie bauten hierauf eine Vaccinebehandlung auf. Es wurde aber festgestellt, daß es sich bei dem angeblichen Mikroorganismus um ein nichtspezifisches, proteinähnliches Gerinsel handelte. Shubladze u. Mitarb. isolierten ein Virus aus Fällen von disseminierter Encephalomyelitis und produzierten eine Vaccine zur therapeutischen Anwendung gegen m. S. Es stellte sich aber bald heraus, daß dieses isolierte Virus dem der Rabies gleich oder nächst verwandt ist (Dick), was von den Entdeckern auch schließlich selbst zugegeben werden mußte. Hier haben wir ein Beispiel dafür, wie eine vorschnelle kausale Schlußfolgerung auf die Therapie Schaden verursachen kann (Broman). Sabin hat das Virus des Herpes simplex für die Verursachung der m. S. angeschuldigt, nach meiner Ansicht mit unzureichender Beweisführung. Hallervorden hat ausgehend von der konzentrischen Entmarkung bei der Balóschen Krankheit und in Analogie mit den „Ringspot"-Krankheiten mancher Pflanzen die interessante heuristische These der Verursachung der m. S. durch ein Virus erneut zur Diskussion gestellt.

Die Verursachung der m. S. durch ein noch unbekanntes Virus ist nicht außerhalb des Bereichs der Möglichkeit, obwohl vieles gegen sie spricht. Mindestens würde die Annahme eines kausalen Virus dem gegenwärtigen Zeitgeist sehr entgegenkommen. Unsere Neigung, ein noch nicht identifiziertes Virus anzunehmen, wenn alle Versuche, einen Erreger mit den nicht-elektronen-optischen Verfahren darzustellen, versagt haben, kann nicht gutgeheißen werden, da sie sich auf eine negative Beweisführung stützt und auf unserer Unfähigkeit, ausreichende Untersuchungsmöglichkeiten anzuwenden, aufgebaut ist. SCHALTENBRANDS Versuche in der Richtung eines möglichen Virus als Ursache der m. S. verliefen ergebnislos. INNES und KURLAND haben die Möglichkeit einer viralen Ursache der m. S. diskutiert. Zwei Gründe scheinen mir von vornherein gegen die Annahme der viralen Ursache der m. S. zu sprechen. 1. Viruskrankheiten zeigen meistens einen akuten oder wenigstens keinen chronisch-progressiven Verlaufstypus, m. S. ist dagegen in den meisten Fällen eine chronisch-progressive Krankheit. 2. Celluläre Einschlußkörperchen im Nervenzellkern oder Nervenzelleib fehlen bei der m. S. Sie sind auch nicht in Gliazellen zu finden. Die Nervenzellen sind kaum am Krankheitsprozeß der m. S. beteiligt. Diese Gründe beweisen freilich nicht *unbedingt* die Unrichtigkeit einer Virus-Verursachung, machen sie aber doch wenig wahrscheinlich.

M. S. wurde gelegentlich als *indirekte* Folge einer Infektionskrankheit angeschuldigt. Das Beispiel der Paralyse und Tabes als „metasyphilitische“ Erkrankungen sollte als Warnung dienen. So wurde die m. S. als „Metatuberkulosis“ (AHRINGSMANN, DATTNER) aufgefaßt. Diese Theorie konnte nicht bestätigt werden. Die histologischen Befunde im Zentralnervensystem der Polysklerotiker sprechen ebenfalls gegen die auf ungenügende Beweisführung gestützte Theorie der m. S. als einer Metatuberkulose.

AHRINGSMANN hat in einer neuesten Arbeit (1960) seine Hypothese aufrecht erhalten, daß die m. S. eine Sonderform der Tuberkulose des Zentralnervensystems im Sinne einer „Metatuberkulose“ sei.

Er erwähnt die unspezifische Eigenschaft des Besredkaschen Tuberkelbacillenextrakts im Gegensatz zur mehr spezifischen Natur des Extraktes von WITEBSKY, KUHN und KLINGENSTEIN. Er nennt DATTNER als den ersten, der in 68% von polysklerotischen Seren positive Reaktionen mit dem Witebskyschen Tuberkelbacillenextrakt nachwies. AHRINGSMAN wendet sich gegen die Fricksche Annahme, daß eine Antigengemeinschaft zwischen alkoholischen m. S.-Gehirnextrakten und dem Tuberkuloseantigen bestehe. Er könne nicht zugeben, daß dies ein „entscheidender Einwand gegen die tuberkulöse Genese der m. S.“ sei. AHRINGSMANN läßt vollkommen unerwähnt, daß der Hauptzweck der Frickschen Untersuchungen die Aufweisung einer spezifischen Komplementbindungsreaktion polysklerotischen Serums nach der von SACHS und *mir* 1934 gegebenen Methode war. Er läßt vollkommen außer acht, daß m. S. möglicherweise durch einen noch unbekannten mikrobischen Krankheitskeim verursacht sein könnte, der mit dem der Tuberkulose gar nichts zu tun hat. Es widerspricht auch den Tatsachen, daß zur Erzeugung der experimentellen isoallergischen Encephalomyelitis abgetötete Tuberkulosebacillen *nötig* sind: die Tuberkelbacillen im Freundschen Gemisch können durch andere Mykobakterien voll ersetzt werden. Ich kann mich daher trotz der neuesten Ausführungen von AHRINGSMANN nicht davon überzeugen, daß „die m. S. eine Sonderform der Tuberkulose des Zentralnervensystems ist“ und daß hierfür „die erste feste Basis in Gestalt eines serologischen Beweises“ gefunden worden ist.

Eine konstitutionell bedingte Anlage zur Erkrankung an m. S. wäre auch auf der Grundlage eines infektiösen Geschehens *denkbar*. Eine solche Anlage wäre auf einen Vererbungsfaktor aufzubauen, der eine größere Empfänglichkeit oder Verletzlichkeit des an m. S. Erkrankenden voraussetzt. Dies ist jedoch völlig hypothetisch. Keinerlei Tatsachen sind bekannt, die eine vererbte Anlage zur m. S. stützen könnten. Die größere Häufigkeit der m. S. bei nächsten Familienmitgliedern und im Kreis der nichtblutsverwandten Verschwägerten (siehe S. 100) spricht mehr für den vermehrten Kontakt mit der Quelle der spezifischen Infektion in der Außenwelt.

Es ist schwer, sich in dem Chaos der ätiologischen Erklärungsversuche der m. S. zurechtzufinden. Die bisherigen Theorien sind unzureichend.

3. Geschichtliche Beispiele zur Erfassung und Beurteilung eines mikrobischen Krankheitserregers

Die Geschichte der Entdeckung von Spirochäten als Krankheitserreger zeigt uns manche interessante Einzelheit in Erfolgen und Mißerfolgen.

Ein klinisch-diagnostischer Irrtum war verantwortlich für NOGUCHIS Anspruch als Erreger des Gelbfiebers eine Spirochäte isoliert zu haben, die er „Leptospira icteroides" nannte. Die Kranken waren tatsächlich mit Weilscher Krankheit behaftet und die Icteroides-Spirochäte war identisch mit der Leptospira icterohaemorrhagiae. NOGUCHI verdient unsere Bewunderung für viele wertvolle Beiträge zur Spirochätologie, wie z. B. die Klassifikation einer besonderen Spirochätenklasse, der Leptospiren (1919), die Entdeckung des Treponema pallidum in den Gehirnen der Paralytiker (1913), und seine Erfolge bei der künstlichen Züchtung von Spirochäten. Sein tragischer Tod (1928) an Gelbfieber, das er sich gelegentlich einer Forschungsreise im tropischen Afrika zugezogen hatte, war die Folge seines unermüdlichen Eifers auf der Suche nach der Ursache des Gelbfiebers und seiner Versuche der Bestätigung der Leptospira icteroides als Erreger des Gelbfiebers.

Bereits 1907 war derselbe klinisch-diagnostische Irrtum vorgekommen, der aber die Veranlassung der *ersten* Entdeckung der Spirochäte der Weilschen Krankheit war. Dies geschah 8 Jahre bevor INADA und IDO, UHLENHUTH und FROMME, HÜBNER und REITER die Leptospira icterohaemorrhagiae als den Erreger der Weilschen Krankheit erkannt hatten. Der Pathologe STIMSON hatte gelegentlich einer Gelbfieberepidemie in New Orleans die Idee, innere Organe von angeblich an Gelbfieber verstorbenen Kranken mit der neuen Levaditischen Versilberungsmethode zu untersuchen. Er fand mit diesem Verfahren in der Niere der Verstorbenen Spirochäten, die er wegen ihrer an beiden Enden abgebogenen Endstücke mit der Figur eines Fragezeichens verglich und deshalb Spirochaeta *interrogans* nannte. Es ist dies überdies die gleiche morphologische Eigentümlichkeit, die später WOLBACH und BÜNGER bei der Auffindung der ersten freilebenden nicht-pathogenen Leptospira veranlaßten, dieser das Beiwort „biflexa" zu geben.

Besonderen Nachdruck möchte ich auf STIMSONS Erfolg deshalb legen, weil hier ein Fall vorliegt, wo eine *histologische Gewebsschnittuntersuchung* zur *erstmaligen Entdeckung eines Krankheitserregers* führte. Leider hatte hier die klinische Identifizierung der Krankheit versagt.

STIMSONS Entdeckung einer pathogenen Spirochäte war vollkommen in Vergessenheit geraten, bis SELLARDS 1940 Mikrophotographien von *Originalpräparaten* STIMSONS machte, veröffentlichte und die Priorität STIMSONS als des *ersten* Entdeckers der Leptospira icterohaemorrhagiae betonte.

OTTO OBERMEIER war der erste, dem die Entdeckung einer pathogenen Spirochäte gelang, die Spirochaeta Obermeieri, neuerdings Borrelia recurrentis benannt.

Als äußerst sorgfältiger Forscher zeigte er seine Entdeckung seinem Lehrer und Chef Professor VIRCHOW. Dieser war skeptisch, weil „so winzige Mikroorganismen doch wohl kaum fähig sein könnten, eine Krankheit hervorzurufen". Er verlangte von OBERMEIER die Erzeugung der Krankheit im Tierversuch mit keimhaltigem Blut von Rückfallfieber-Kranken. Dies geschah Winter 1867/1868. Jedoch die Rückfallfieber-Epidemie brach ab und erschien erst wieder 5 Jahre später, um die Weihnachtszeit 1872. Diese neue Epidemie verschaffte OBERMEIER die Möglichkeit zu neuem Studium seiner früheren Entdeckung, zur Bestätigung der Ansammlung der Erreger im Blut während der

Fieberanfälle und ihrer Abwesenheit während der fieberfreien Zwischenzeit. Blutkontrollen von normalen Individuen und von andersartig erkrankten Personen waren frei von diesen Erregern. Er veröffentlichte seine Entdeckung 1873 in drei Vorträgen vor der Berliner Medizinischen Gesellschaft. OBERMEIER hatte auch schon die Fortpflanzungsweise dieser Mikroben, die er als Spirochäten klassifizierte, durch *Querteilung* beobachtet. Er studierte die Überlebensperiode seiner Spirochäten außerhalb des menschlichen Körpers und fand eine maximale Dauer von 8—10 Tagen. Er machte seine Tierversuche nicht mit Mäusen oder Ratten, sondern mit Hunden, Kaninchen und Meerschweinchen, Tierarten, die nicht oder wenig empfänglich für diesen Krankheitskeim sind. Er überimpfte 5 cm^3 Blut eines Rückfallfieberkranken intramuskulär in seinen linken Vorderarm, ohne krank zu werden. Leider! Denn wenn dieser Selbstversuch OBERMEIERS erfolgreich gewesen wäre, hätte er ihn vielleicht nicht mit Blut eines Cholerakranken wiederholt. Er starb, 30 Jahre alt, an dieser experimentell übertragenen *Cholera*, den 20. August 1873. ROBERT KOCH und RUDOLF VIRCHOW waren an seinem Totenbett.

OBERMEIERS Entdeckung fällt in die Zeit des Endes der vorbakteriologischen Ära. Als Zeichen dieser Epoche erkennen wir den gedanklichen Kampf OBERMEIERS zwischen der Erklärungsmöglichkeit eines lebenden mikrobischen Eindringlings einerseits und eines eigenartigen körpereigenen Stoffes andererseits. Diese letztere Ansicht entsprach mehr der Tradition. Er brach mit ihr, nachdem er mit der Unterstützung eines Botanikers den Erreger als eine Spirochäte, ähnlich der von COHN 1872 beschriebenen Spirochaeta plicatilis, erkennen konnte.

Als Eintrittspforte der Spirochäte in den menschlichen Körper vermutete OBERMEIER irrtümlich den Magendarmkanal durch Trinken verunreinigter Flüssigkeiten. Die Übertragung durch Läuse, der diese beiden Berliner Epidemien im November 1867 und um die Weihnachtszeit 1872 aller Wahrscheinlichkeit nach zuzuschreiben waren, blieb ihm noch verschlossen, was wahrlich keine Schmälerung seiner wissenschaftlichen Verdienste bedeutet.

Der Mikrobiologe SCHAUDINN entdeckte 1905 den Erreger der Syphilis. Er nannte ihn Spirochaeta pallida, die blasse Spirochäte, wegen ihrer Schwierigkeit sie färbend sichtbar zu machen.

Die Geschichte der Entdeckung des Syphiliserregers ist vom Mitentdecker der Syphilisspirochäte, ERICH HOFFMANN, dramatisch geschildert worden. Im ersten Band seiner Autobiographie (1948) beschreibt er SCHAUDINNS und seinen Kampf um die Anerkennung der ursächlichen Bedeutung der „blassen“ und „zarten“ Spirochäte. Er erwähnt die Vorläufer von mehr als 20 „Fehlentdeckungen“, darunter die zur selben Zeit erscheinende Irrlehre des „Cytorrhyctes“. Er verweist auf die unsachlichen Einwände von Gegnern und die Mißdeutung der entdeckten Spirochäten als Kunst- oder Verunreinigungsprodukte. Er betont die Wichtigkeit der Ausschaltung von Fehlerquellen, z. B. des normalen Vorkommens anderer gröberer Spirochäten als harmlose Schmarotzer auf menschlicher Haut und Schleimhaut. Er führt die fälschliche Auslegung feinster schraubenzieherförmiger Nervenfäserchen als Spirochäten an und erinnert an die ironische Prägung des Wortes „Silberspirochäte“ als eines Kunstproduktes oder gewebseigenen Bestandteils. HOFFMANN äußert bittere Worte über die „Leichtgläubigkeit der Ärzte“ und „leider auch erfahrener Professoren“ und auch über die Betörung „durch fanatische Schwätzer“, anstatt daß sie sich in eigenen Versuchen im zuverlässigen Laboratorium von der wirklichen Sachlage überzeugt hätten. HOFFMANN und SCHAUDINN fühlten sich schwer verletzt, wenn der Leiter der beiden Berliner Sitzungen vom 17. und 24. Mai 1905, der Chirurg ERNST VON BERGMANN trotz Warnung durch seine Fakultätskollegen KRAUS und ORTH bissig bemerkte: „Damit ist die Diskussion geschlossen, bis wieder ein anderer

Syphiliserreger gefunden wird". Anschuldigungen, daß Auskünfte in der Tagespresse *vor* einer Veröffentlichung in Fachblättern gegeben worden seien, blieben auch nicht aus. HOFFMANN erwähnt eine „Hetze" gegen SCHAUDINN. Dieser überlebte seine Entdeckung nur um etwa mehr als ein Jahr. Er starb als Opfer seiner Protozoenforschung, am 22. Juni 1906 an den Folgen eines radikalen chirurgischen Eingriffs, der wegen einer Mastdarmfistel und Absceßbildung bis tief in die Gesäßmuskulatur hinein nötig geworden war. HOFFMANN berichtet, daß die Krankheit SCHAUDINNS wohl durch Selbstinfektion mit Ruhramöben in einem gefährlichen Experiment erzeugt worden sei.

Die Namen von OBERMEIER, SCHAUDINN, PROWAZEK, GONDER, NOGUCHI beweisen die berufliche Selbstgefährdung und Selbstaufopferung zielbewußten unermüdlichen Forschertums. Die Mikroskopierkunst SCHAUDINNS, wie überdies auch die OBERMEIERS, ist bewundernswert, die beide ihre Entdeckungen am Mikroskop an *ungefärbten* Präparaten gemacht haben. Jedoch war sich SCHAUDINN der Notwendigkeit bewußt, den neuentdeckten Kleinkeim auch in gefärbter Form zur Ansicht zu bringen. Hier tauchte eine neue Schwierigkeit auf: in ungefärbten wie in mit herkömmlichen Methoden gefärbten *Gewebs*schnitten waren die Spirochäten, wie überdies auch viele pathogene Bakterien, nicht darzustellen. Die Affinität der Farbstoffe für die fixierten körpereigenen Gewebselemente und die Unempfindlichkeit der Kleinlebewesen für viele Farbstoffe, verhinderte ihre Sichtbarmachung in Gewebsschnitten. Keine elektive Methode war verfügbar. Ein spezielles Silbersalzreduktionsverfahren wurde zuerst von VOLPINO und BERTARELLI in Turin ausgearbeitet, um die Syphilisspirochäten in schwarzer silberspiegelglanz-ähnlicher Weise leicht in den Geweben sichtbar zu machen. Dies geschah noch 1905 im Jahre der Entdeckung der Syphilisspirochäte. Fast gleichzeitig, aber kurz nach VOLPINO und BERTARELLI, hatte LEVADITI sein bald nachher in der ganzen Welt angewandtes Silbersalzreduktionsverfahren für die Darstellung der Spirochäten in Gewebsschnitten erfunden. Er erwähnt in seiner Veröffentlichung, daß er diese Anregung einem Verfahren RAMON Y CAJALS für Elemente des Nervensystems zu verdanken hätte. Die obenerwähnte Episode der *ersten* Darstellung der Spirochäte der Weilschen Krankheit in irrtümlich als Gelbfieber aufgefaßten menschlichen Krankheitsfällen, macht die große Überlegenheit dieser Darstellungsmethode für Erreger der Spirochätenklasse deutlich. Es ist historisch interessant, daß bald nach Bekanntwerden dieser Silbermethode überkritische Zweifler die Spirochätennatur ablehnten und statt ihrer die Gebilde als Retikulinfasern erklärten.

Bald nach der Entdeckung des Treponema pallidum wurde die Anwesenheit dieses Erregers in den pathologisch veränderten Geweben dieser Krankheit, in primären und sekundären Haut- und Schleimhaut-Läsionen regelmäßig gefunden. Schwieriger und lange nicht so häufig gestaltete sich ihr Nachweis in den tertiären, gummösen Geweben. Er versagte in der spätsyphilitischen Nervensyphilis, der progressiven Paralyse und der Tabes dorsalis. Sollte die Theorie der *Metasyphilis* doch richtig sein, daß diese beiden Krankheiten nicht die Folgen direkter Pallidaanwesenheit wären, sondern als indirekte, freilich ganz unklare *Nach*wirkungen einer früheren Erregeranwesenheit zu betrachten seien? Diese Theorie der heute völlig verlassenen *Metasyphilis* herrschte noch 8 Jahre lang nach der Entdeckung der Syphilisspirochäte, bis NOGUCHI im Jahre 1913 die Anwesenheit der Pallida in den zentralnervösen Geweben bei progressiver Paralyse und Tabes dorsalis offensichtlich machte. Warum dauerte es acht *Jahre*, bis trotz unserer ausreichenden Kenntnis der Morphologie der Spirochäten und trotz des Wissens um ihre eventuellen Fundorte diese Keime schließlich doch, und zwar in großer Zahl, wenigstens bei akuten Paralysen, gefunden wurden? *Ein* Grund ist der forschungshemmende Einfluß der Metasyphilistheorie. Wichtiger war ein *zweiter* Grund für die Unmöglichkeit der Sichtbarmachung der Syphiliserreger im Zentralnervensystem dieser spätsyphilitischen Nervenkrankheiten. Die Bertarelli-Volpinosche oder Levaditische Silbertechnik ist nämlich auf das Zentralnervensystem zur Auffindung von Spirochäten nicht anwendbar. Diese Methode geht mit einer Silberimprägnation der Neurofibrillen und Achsencylinder einher und macht infolge dieser Anreicherung der verfügbaren chemischen Substanzen an diesen gewebseigenen Elementen die Spirochäten im Levaditipräparat unsichtbar.

NOGUCHI hatte seine eigene Färbemethode zur Vermeidung dieses Umstandes zu entwickeln. Es ist aber das Verdienst JAHNELS eine ausreichende Methode zur Unterdrückung der Silberanfärbbarkeit der Neurofibrillen, Achsencylinder und Gefäßbindegewebs- oder Retikulinfasern entwickelt zu haben. Er ging hierbei von RAMON Y CAJALS Erfahrung aus, daß *Uransalze* eine Abschwächung der Silberanfärbbarkeit der körpereigenen Gewebselemente mit sich bringen. Wenn Spirochäten mehr Widerstand gegen diese Abschwächung aufbringen, als die ebengenannten körpereigenen Gewebselemente, dann müßte eine mehr oder weniger elektive Darstellung der Spirochäten im Gewebe gelingen. Dies war tatsächlich der Fall. So war es möglich, die Spirochäten in Geweben, besonders auch des Zentralnervensystems, in einer schwarzen, silberspiegelähnlichen Bekleidung erscheinen zu lassen. Es war damit auch möglich geworden, sie leicht aufzufinden und sie sicher von faserigen und fadenähnlichen Gebilden des menschlichen und tierischen Zentralnervensystems zu unterscheiden. Zu langes Verweilen spirochätenhaltiger Gehirngewebsschnitte in Urannitratlösungen schädigt aber auch die Silberaffinität der Spirochäten. Zum Beweis der Unbrauchbarkeit der Levaditischen Methode für den Nachweis von Spirochäten in den Geweben des Nervensystems machte ich spirochätenhaltige Gewebsblöcke paralytischer Gehirne, die mit JAHNELS Verfahren massenhaft Spirochäten enthielten, silberfrei und behandelte diese selben Gewebsblöcke nach LEVADITIS Verfahren. Es wurde äußerst schwierig oder unmöglich, Spirochäten wiederaufzufinden. Als eine Folgerung dieser Erfahrung müssen wir das *Levaditische Verfahren* von der Anwendung für nervöses Gewebe *ausschließen*. Bei Tabes dorsalis spielt ein weiterer Umstand eine Rolle, nämlich die relative Seltenheit der Erreger in den Geweben und ihre besondere regionale Lokalisation in den hinteren Wurzeln (RICHTER) oder in den Hintersträngen des Rückenmarks (NOGUCHI). Solche Massen von Spirochäten, wie sie in der Hirnrinde bei akuten Fällen von progressiver Paralyse oder bei kongenitaler Syphilis vorkommen, sind bei Tabes dorsalis nicht zu finden. Bei dieser letztgenanntenKrankheit ist viel Zeit und Ausdauer im mikroskopischen Suchen erforderlich, wie auch die Kenntnis der bevorzugten Fundorte.

Die große Bedeutung der verhältnismäßig jungen *Virusforschung* hat die Spirochätologie in den Hintergrund gedrängt. Manche ausgezeichneten Forscher waren und sind von diesem neuen vielversprechenden Gebiet der Mikrobiologie angezogen. Die Wissenschaft der Virologie mit all ihren neuesten Verzweigungen in Biochemie und Genetik, die Bakteriophagen, die bakteriellen Mutationen und ihre experimentelle Erzeugung, die Transformierung und Transduktion, sind alles höchstinteressante Forschungsgebiete und als solche anziehend für junge Forschernaturen, die begierig nach rasch zu erreichenden Ergebnissen sind. Nicht-biologisch geschulte Kliniker waren und sind geneigt, ein Virus als Ursache einer Infektionskrankheit anzunehmen, wenn alle Versuche scheiterten, einen lichtmikroskopisch sichtbar zu machenden Keim zu finden. Auf dem Gebiet der Spirochätologie können nicht weniger als *drei einschlägige Beispiele* angeführt werden. Alle drei gehören in das Feld der *verkannten Leptospirenätiologie*. 1936 entdeckten DURAND und seine Mitarbeiter — dies ist das erste Beispiel — die Übertragbarkeit der sogenannten Schweinehirtenkrankheit von Mensch zu Mensch und auf das Tier ohne fähig zu sein, einen lichtmikroskopisch sichtbaren Krankheitskeim zu isolieren. Sie nahmen deshalb ein *Virus* als Krankheitsursache an. Erst acht Jahre später (1944) gelang es Gsell den ursächlichen Erreger als die Leptospira pomona nachzuweisen, über die schon 1937 in New Queensland in Australien zuerst berichtet worden war und die Schüffner als spezifischen Leptospirentypus erkannt hatte. Wie schwierig es ist, einmal begangene Irrtümer zu korrigieren, selbst wenn sie in der allgemein zugänglichen Literatur richtiggestellt sind, beweist der Umstand, daß elf Jahre nach Gsells Richtigstellung der Schweinehüterkrankheit als Leptospirose in einem 1955 erschienenen Lehrbuch der Neurologie (Merritt) diese Krankheit immer noch als Virus-verursacht behandelt wird.

Das *zweite* Beispiel ist das des prätibialen oder Fort-Bragg-Fiebers. Tatlock gelang es, den Erreger dieser Krankheit auf bebrütete Hühnereier sowie auf Laboratoriumstiere zu übertragen. Mit Material von der 104. experimentellen Passage konnte er die Krankheit bei menschlichen Freiwilligen erzeugen. Die Möglichkeit, daß der Erreger eine Leptospire sein könnte, wurde verschiedentlich untersucht, jedoch ergab diese Untersuchung mit den damals angewandten Methoden nur negative Resultate. Der Erreger wurde unter dem Namen „Virus des Fort-Bragg-Fiebers“ lebend gehalten. Er wurde Freiwilligen eingeimpft und sie entwickelten hohen Antikörpergehalt gegen die Leptospira autumnalis. Schließlich enthüllte künstliche Züchtung im Kulturverfahren von der 259. Passage an die lange versteckte Leptospire.

Das *dritte* und letzte Beispiel einer übersehenen leptospiralen Ursache einer Krankheit und statt dessen die Annahme eines kausalen Virus betrifft eine Epidemie unter amerikanischen Soldaten auf Okinawa. Klinisch war die Diagnose Encephalitis unbekannter Ursache gestellt worden, nachdem Laboratoriumsproben für eine Anzahl bekannter Viren negativ ausgefallen waren. Lange Zeit nach dem Erscheinen dieser Epidemie kam die *erste* Vermutung einer Leptospirose als Ursache dieser epidemischen Fälle durch eine Prüfung eines Rekonvaleszenten-Serums und andere folgten. Der hohe Antikörper-Gehalt war gegen Leptospira hebdomadis B gerichtet. Gauld und seine Mitarbeiter betonen, wie leicht leptospirale Infektionen des Zentralnervensystems übersehen werden können.

Ich hoffe im Vorhergehenden gezeigt zu haben, wie groß die Fehlerquellen bei der Suche nach etwaigen Spirochäten als Krankheitserregern sind und wieviel Zeit, Geduld und Erfahrung auf diesem Forschungsgebiet notwendig sind. Ich unterlasse es, hier auf die mehrfach in der Literatur niedergelegten Verkennungen von Pseudospirochäten und anderen Artefakten als Krankheitserreger einzugehen, weil sie eigentlich nur dem Anfänger in der Dunkelfeldmikroskopie vorkommen sollten. Wenn *Nicht*sachverständige eine wohl begründete Spirochätenätiologie ablehnen, sollten sie vorsichtiger sein. Einzig und allein auf der Grundlage einer Analogie mit anderen Fällen, in denen diese Verkennung durch Verwechslung mit künstlichen Gebilden oder körpereigenen Bestandteilen erfolgt war, die Spirochätenätiologie abzulehnen, zeugt von geringem kritischem Verständnis und von ungenügender aktiver Beteiligung an dieser besonderen Art der Forschung.

4. Methodisches zur Erfassung und Beurteilung eines mikrobischen Krankheitserregers

a) Zur Verfügung stehen eine Reihe von Suchverfahren, *direkte* und *indirekte*. *Direkte* Nachweismethoden sind mikroskopischer Art: im gewöhnlichen Mikroskop, im Dunkelfeld oder Beleuchtung im Phasen-Kontrastverfahren, kaum im Elektronenmikroskop, das zum Suchen nicht geeignet ist. Dagegen stellt das Simonssche Verfahren eine wesentliche Bereicherung unserer Suchverfahren dar. Diese Methode hat zwei Vorteile: erstens ermöglicht sie ein größeres Durchsuchungsfeld, da mit niedrigeren Vergrößerungen gearbeitet werden kann; zweitens gibt sie im Dunkelfeldverfahren einen Farbkontrast der mikroskopischen Erreger, die rot aufleuchten und dadurch sich leicht von anderen Strukturen unterscheiden lassen.

Die zu untersuchenden Stoffe im Simonsschen Verfahren sind Spinalflüssigkeit und nach einem speziellen Verfahren verflüssigtes Gehirnrückenmarkgewebe. Selbstverständlich können auch andere Stoffe wie Blut, Sekrete und Exkrete, Gewebsbrei von anderen Organen gegebenenfalls nach Konzentrierung mittels der Zentrifuge mit den Simonsschen Methoden untersucht werden.

Man mag darüber streiten, welche der direkten mikroskopischen Methoden den Vorrang verdient: die histologische oder die mit Zertrümmerung des Gewebszusammenhangs. Es ist jedenfalls eine historische Tatsache, daß histologische Gewebsuntersuchungen *zur ersten Entdeckung* einer Spirochäte als Krankheitserreger geführt haben (Stimson 1907, S. 27, Noguchi 1913, S. 27). Für Körperflüssigkeiten könnte eine der Gewebsuntersuchung angenäherte histologische Technik verwendet werden, indem unter Zentrifugierung, Beigabe von gelöstem lyophilisiertem Eiereiweiß und Wärmegerinnung ein festes, Gewebsblock-ähnliches Gebilde erzeugt wird.

Indirekte Methoden sind künstliche Züchtung und Weiterzüchtung des Erregers im bakteriologischen Kulturverfahren, im bebrüteten Hühnerei und in der Gewebskultur. Weitere indirekte Methoden sind serologisch-immunologischer Art, wie Komplementbindungs-, Agglutinations-, Neutralisations- und andere Proben. Hier ist insbesondere auf die Wichtigkeit eines Antikörpergehalt*anstieges* während des Verlaufs einer Krankheit hinzuweisen. Neuerdings haben auch Immobilisierungsproben (Aufhebungen der Eigenbeweglichkeit von Erregern) an Bedeutung gewonnen.

b) Die *Beweiskraft der einzelnen Methoden* für die Spezifität des Erregers ist ungleichwertig. *Mikroskopische Nachweismethoden in den erkrankten Organen* stehen obenan, der Tierversuch auf letzter Stufe. An zweite Stelle möchte ich die bakteriologische *Züchtung* und Weiterzüchtung setzen. Die Beweiskraft *immunologischer* Methoden ist nicht unbedingt, da sie biologische Reaktionen mit großer unspezifischer und gruppenspezifischer Streuung (Paragglutinationen, Reaktionen auf Mitläufer der eigentlichen Krankheitserreger) darstellen. Auch variiert die immunologische Reaktionsbereitschaft der menschlichen Individuen äußerst stark. Überdies setzen manche dieser Reaktionen eine regelmäßige Kultivierungsfähigkeit der Antigene voraus.

c) Bei der Aufstellung einer *neuen* Species eines Krankheitserregers ist größte Vorsicht am Platze. Es kann sich in der vorliegenden Krankheit nicht um *einen*, sondern um mehrere ätiologisch bedeutsame Erreger handeln, oder um einen ursächlich mehr oder weniger bedeutungslosen Mitläufer des eigentlich infizierenden Keimes.

Die Kochschen Postulate und Thomas Rivers' Modifikation dieser Postulate (1890 und 1937) sind immer noch gültig. Rivers wies darauf hin, daß Jakob Henle schon 1840 die Bedingungen für die Annahme eines *ursächlichen* Agens in der Entstehung einer Krankheitseinheit aufgestellt hatte. Rivers wie später auch Simons (1958) betonen, daß Koch die Erfüllung nur von zwei hauptsächlichen Bedingungen für eine „vollgültige" Beweisführung hinreichend angesehen hat. Diese *zwei* Bedingungen sind das „regelmäßige und ausschließliche Vorkommen der Parasiten" bei einer bestimmten Infektionskrankheit. Nach Koch ist *Infektion* von *Versuchstieren*, seine dritte Forderung, für die Beweisführung mehr oder weniger erläßlich. Wir werden ja z. B. in Fällen von progressiver Paralyse und Tabes dorsalis trotz des Fehlens von positiven Tierversuchen und bakteriologischen Kulturen an der ätiologischen Bedeutung des Treponema pallidum für diese beiden Krankheiten nicht im geringsten zweifeln.

Die *Variabilität* der Erregerformen innerhalb einer Art mag Anlaß zu einer irrtümlichen Klassifizierung geben. Die Fachausdrücke „Holotypus, Allotypus, Paratypus" zeigen die Schwierigkeiten einer auf rein morphologischem Boden aufgebauten Einteilung und Sonderung an. Gerade in der Spirochätologie ist die *morphologische* Identität der Erreger *verschiedener* Krankheiten bemerkenswert. Eine *morphologische* Differenzierung solcher Erreger wie der Weilschen Krankheit und der Krankheit der jungen Schweinehirten, oder der Syphilis und der Frambösie ist nicht möglich.

Die Krankheit mag keinerlei ursächliche Beziehung zu dem entdeckten Kleinlebewesen haben; es kann sich um einen bisher noch nicht bekannten Symbionten handeln.

d) *Methodisches zur zahlenmäßigen Bewertung der Ergebnisse.*

Exklusivität und *Spezifität* der Funde ist von überragender Wichtigkeit. *Regularität* steht an zweiter Stelle.

Exklusivität bedeutet das Auffinden des Erregers ausschließlich in den Organen des mit der Krankheit behafteten Menschen, und niemals in Kontrollen.

Spezifität bedeutet die Konstanz der Form und übrigen Erscheinungsweise des Erregers in identischer Art und Weise im mit der bestimmten Krankheit behafteten Menschen oder Tier.

Regularität bedeutet das Auffinden des spezifischen Krankheitskeimes in einer statistisch bedeutsamen Häufigkeit. Jedoch sind negative Befunde *niemals ein genügender Gegenbeweis* gegen die ätiologische Bedeutung des Erregers. Eine 100%ige Positivität ist nicht zu erwarten, vor allem nicht bei langdauernden chronischen Krankheiten. Unsere Nachweismethoden sind viel zu grob, unsere wissenschaftliche Geschicklichkeit und menschliche Ausdauer viel zu gering, die Streuung der einzelnen Fälle einer Krankheit mit außerordentlich vielen, weniger zahlreichen und seltenen Erregern in menschlichen Geweben viel zu häufig, um in *jedem* Einzelfall einen Erregernachweis erwarten oder gar verlangen zu dürfen.

Einzig und allein die Exklusivität, die Spezifität und die regelmäßige Wiederkehr der positiven Befunde ist beweisend.

Natürlich wird mit der Auffindung mehrerer verschiedener Nachweismethoden und der Erzielung *identischer* Resultate mit den verschiedenen Verfahren die Beweiskraft der erhaltenen Ergebnisse stark erhöht.

e) *Lokale Parallelität.* In der Aufzählung der kausalen Begründung eines mikrobischen Krankheitskeimes ist *ein* Punkt unerwähnt geblieben: die *lokale Parallelität* des Vorkommens des Erregers und der pathologischen Veränderung im erkrankten menschlichen Körper. Hierbei sind zwei Momente zu berücksichtigen: erstens, die pathologischen Veränderungen hinken der Erregeranwesenheit nach und, zweitens, sie dauern an, wenn die Erreger schon wieder verschwunden sind. Ohne die Annahme einer gegenwärtigen oder früheren Anwesenheit des Erregers an Ort und Stelle des pathologisch veränderten Gewebes muß aber eine Deutung des vorliegenden Gewebsbefundes unmöglich sein. Ich bin mir wohl bewußt, daß zur Entstehung eines infektiösen Krankheitsprozesses die lokale Anwesenheit des Erregers nicht unbedingt notwendig ist. Dies ist speziell dann der Fall, wenn der Erreger Toxine (Exotoxine) bildet, die im Kreislauf an alle möglichen Orte des menschlichen Körpers gelangen und dort krankhafte Veränderungen hervorrufen können, ohne daß die Keime selbst anwesend sein müssen. Bei *Spirochätenkrankheiten* ist jedoch eine solche Möglichkeit recht unwahrscheinlich. Im Falle toxischer Überschwemmung des Körpers wäre die Variabilität und an vielen Stellen lokalisierte Erscheinungsweise der Veränderungen nicht oder äußerst schwer erklärbar. Die Verschiedenheit der pathologischen Stadien in einem und demselben Fall (Heterophasie) spricht *gegen* die Entstehung der Gewebsveränderungen durch eine ein- oder mehrmalige Überschwemmung mit einem gelösten flüssigen Stoff.

Im allgemeinen läßt sich sagen, daß bei *akuten* Infektionskrankheiten der Übergang aus der Latenzperiode (Inkubationszeit) in das Stadium schwerer und ausgedehnter Krankheitserscheinungen die beste Zeit für den Erregernachweis darstellt. Bei *chronischen* Infektionskrankheiten sind es die akuten und subakuten Schübe, die einen Erfolg der Suche nach dem Erreger versprechen. Hierbei wird uns bei den chronischen Infektionskrankheiten besonders des Zentralnervensystems die klinische Symptomatologie der Krankheit leiten können. Bei Hirnabscessen, bei tuberkulösen Granulomen des Zentralnervensystems, bei der ausgedehnten Entzündung der Vorderhirnrinde in der progressiven Paralyse, laufen klinisch-symptomatische und damit topographisch lokalisierbare Krankheitsprozesse parallel. Sie dienen so als Anhaltspunkte für eine Entscheidung, an welchen Stellen wir in erster Linie nach dem Erreger suchen sollten. Wir werden später von einem solchen Beispiel auch aus der m. S.-Forschung hören.

f) *Methodisches zum Tierversuch.* Die Methode des *Tierversuchs*, soweit es sich um die Übertragung einer menschlichen Infektionskrankheit auf das Tier handelt, ist mit großen Gefahren der *Auslegung* verbunden. Das Versuchstier mag schon vor der Impfung Träger der verschiedensten Keime gewesen sein, die durch die Einimpfung aktiviert worden sein könnten und so eine Erregerhaltigkeit des Impfstoffes vortäuschen, die tatsächlich nicht existiert. Auch ist die Suche nach überimpften und krankheitserzeugenden Erregern im Tierkörper gewöhnlich nicht leichter und erfolgversprechender als im Körper des menschlichen Opfers der Krankheit. Gemeint sind hier als Versuchstiere die gewöhnlichen kleinen Laboratoriumstiere: Mäuse, Ratten, Meerschweinchen, Kaninchen usw.

Wenn ich so auch den Tierversuch in ätiologischer Hinsicht für nicht sehr wertvoll halte, so bin ich andererseits fest davon überzeugt, daß für das Studium des Krankheitsgeschehens einer *ursächlich* völlig klargestellten Infektionskrankheit der Tierversuch *unerläßlich* ist. Ich brauche hier nur auf das Beispiel des Meerschweinchens in der Tuberkuloseforschung hinzuweisen, des niederen Affen in der Poliomyelitisforschung oder auf das Beispiel der ganz jungen Mäuse in der Erforschung mancher Virus-Encephalitiden.

g) *Der persönliche Faktor.* In Fällen der Erprobung eines neuen Suchverfahrens nach einem bisher unbekannten mikroskopischen Krankheitserreger verfallen wir nur zu leicht in einen Fehler. Es ist die Versuchung, negative Ergebnisse mit der Untauglichkeit des Suchverfahrens oder mit dem *Nichtvorhandensein* des neuen Keimes zu erklären. Wir *überschätzen* unsere eigene Geschicklichkeit, Ausdauer und Urteilsfähigkeit. Wir verlegen damit das Versagen unserer Bestrebungen nach außen in von uns völlig unabhängige Umstände. Eine Selbstkritik unseres Versagens sollte wissenschaftsmethodisch zuerst vorgenommen werden.

Zusammenfassend läßt sich sagen, daß mit der Wahrung dieser methodischen Prinzipien eine ätiologische Sicherstellung der Erregernatur eines Kleinlebewesens in die Nähe gerückt werden kann. Wir werden später im Spezialfall der m. S. nochmals hierauf zurückkommen.

VI. Schwierigkeiten der Spirochätenforschung

In Abschnitt V finden sich eine Reihe historischer Beispiele verzeichnet, die Schwierigkeiten der Spirochäten*forschung* und Irrläufe des Spirochäten*forschers* gut illustrieren. Hier mag noch auf einige besondere Punkte hingewiesen werden.

1. Unsere Kenntnisse in der allgemeinen *Biologie*, *Biochemie* und unser Wissen von den *Stoffwechselvorgängen* der pathogenen Spirochäten sind noch äußerst lückenhaft.

Interessanterweise wurden bei Experimenten am menschlichen Paralytiker Borreliaüberimpfungen zum Zweck besserer Identifizierung dieser Recurrensspirochäten vorgenommen (Baltazard 1948, Borrelia microti und merionesi, Sparrow 1954, Borrelia hispanica).

2. Manche Einzelheiten der *morphologischen* Erscheinungsweise der Spirochäten sind noch umstritten.

3. Kultivierung der Spirochäten in *künstlichen Nährböden* ist schwierig und in einzelnen Fällen wie z. B. bei der Syphilisspirochäte überhaupt noch nicht in Reinkultur geglückt. Selbst erfolgreiche Kulturen erfordern die Verwendung tierischen Blutserums. Rein synthetische Nährflüssigkeiten genügen nicht. Oft ist in den Kulturen die Spirochätenvermehrung *langsam* und *spärlich*, so daß die mikroskopische Kontrolle der Kulturen lange Zeit erfordert. Kulturen auf festen Nährböden sind bis jetzt nur selten geglückt (Cox). Dies macht die Ernte dieser Mikroben komplizierter als die von Bakterien, die an der Oberfläche *fester* Nährböden wachsen. Ein so erfahrener Bakteriologe wie Malcolm Soule äußerte sich noch 1942 dahin, daß während der vergangenen Dekaden Versuche, die Spirochätenkultivierungsverfahren von Noguchis zu bestätigen, negativ verlaufen seien. Soule betont die großen Schwierigkeiten der Spirochätenkultivierung. Es sei fast unmöglich, die Kulturen in Passagen fortzuführen. Er geht sogar so weit zu sagen, daß die Mehrheit der berichteten Kultivierungserfolge nur Äußerungen der Novyschen Pseudomultiplikation seien. Dies ist nun sicher nicht richtig. Ich selbst konnte in meinem Heidelberger Laboratorium nach dem Ungermannschen Verfahren Borrelien des Rückfallfiebers in Passagen züchten und weiß, daß auch Jahnel in München Rückfallfieberspirochäten regelmäßig kultivierte. In Detroit konnte ich auch Kulturen der Leptospira ictero-haemorrhagiae und canicola in vielen Passagen weiterzüchten.

Turner und Hollander (1957) betonen in ihrem Buch über Treponema-Krankheiten, daß die künstliche Züchtung pathogener Treponemen noch immer eine zukünftige Forderung der experimentellen Bakteriologie sei. Keine Züchtungsmethode sei berichtet, die erfolgreich von erfahrenen Bakteriologen wiederholt werden könne.

Nach unseren Erfahrungen hängt sehr viel von der Verwendung eines geeigneten Kaninchenserums ab. Immerhin bleibt die Spirochätenkultivierung ein empfindlich delikates Verfahren.

4. Wie schon erwähnt, ist bei der mikroskopischen Untersuchung, besonders im Dunkelfeld, Erfahrung notwendig bei der Unterscheidung echter von Pseudospirochäten. (KATHE und ENGELHARDT 1951, J. W. WOLFF 1954, H. C. R. SIMONS 1955.)

5. Ein Verfahren der elektiven Darstellung von Spirochäten in Geweben ist nur in *den Silbersalzreduktionsmethoden* gegeben. Der Versuch von ROBERT KOCH, 1881, mit braunen Anilinfarben Rückfallfieberspirochäten in Gewebsschnitten darzustellen, blieb erfolglos. So ist es auch heute noch. Die Silbernitratreduktionsmethode von LEVADITI ist für das Nervensystem nicht anwendbar (S. 30), da sie körpereigene Bestandteile zu stark anfärbt. So bleibt nur das Noguchische oder besser, das Jahnelsche Versilberungsverfahren unter Verwendung von Urannitrat oder *meine Methode* übrig.

6. Selbstverständlich sind in Anbetracht der unklaren ätiologischen Sachlage Versuche mit allen zur Verfügung stehenden Nachweismethoden erwünscht. Wenn eine Spirochäte bei der m. S. ätiologisch bedeutungsvoll ist, werden natürlich Gewebskulturen und Zellzüchtungsmethoden nicht zum Erfolg führen können. Die negativen Seidenschen Versuche, ein Virus der m. S. aus Blut und Liquor von Polysklerotikern in Gewebskultur zu züchten, sind nicht beweiskräftig gegen die Spirochätenätiologie. Überdies hat SEIDEN seinem Zellkulturmedium Penicillin, Streptomycin und Mycostatin zugesetzt.

Der Schwierigkeiten sind genug. Sie erklären die Entdeckung von Spirochäten als Krankheitserreger in verhältnismäßig späten Zeiten der bakteriologischen Ära und die häufige klinische Verkennung von Spirochätenkrankheiten als solche.

VII. Die Spirochaeta myelophthora

A. Beschreibender Teil

1. Morphologie. (Abb. 10.) Zur Schilderung der Gestalt der Myelophthora-Spirochäten stehen die Beschreibungen von 6 verschiedenen Autoren zur Verfügung. Außer mir haben SIMONS, sowie AHRENS-MUSCHNER im direkten Färbeverfahren, ICHELSON, MYERSON u. Mitarb., NEWMAN u. Mitarb. Beschreibungen von kulturell gewonnenen Spirochäten gegeben. Ich bringe die Schilderung der Gestalt in tabellarischer Form (Tabelle 1, s. S. 38).

Aus dieser ergibt ein Vergleich der Angaben der sechs Autoren eine weitgehende Übereinstimmung. Mit Ausnahme NEWMANS gebrauchen alle die Bezeichnung *Spirochaeta myelophthora*. AHRENS hat den Keim in das Genus *Borrelia* eingeordnet. Ich habe 1954 mit der nötigen Zurückhaltung in Anbetracht des Mangels einer Kultur und unserer ausstehenden Kenntnis der Antigenstruktur betont, daß der Keim zum Genus Borrelia der Treponemataceae-Familie gehören dürfte. Vor allem ist die unbedingte *Abwesenheit* von *Geißeln* ein charakteristisches morphologisches Zeichen, wenn auch NEWMAN meint, daß einige wenige Keime ähnlich aussähen, wie ein gekrümmtes Stäbchen mit 2 Geißeln (offenbar polar an jedem Ende?). Es ist wohl verständlich, daß die allmähliche Zuspitzung der Spirochäten gegen die polaren Endspitzen einen gewellten Geißelfaden vorzutäuschen vermag. Geißeln sind aber weder von ICHELSON noch von *mir* und niemals von SIMONS oder AHRENS-MUSCHNER beobachtet worden. Geißeln sind häufig spiralig gewunden, was sie dem Nichtsachverständigen oft als Spirochäten erscheinen lassen könnte.

Ein *besonderer* Umstand ist noch zu erwähnen. In frühen Stadien der Kultur erscheinen die Spirochäten als kurze plumpe, oft leicht gewellte Stäbchen, was ihre Identifizierung mit Spirochäten oft sehr schwer oder unmöglich macht. Überdies sind

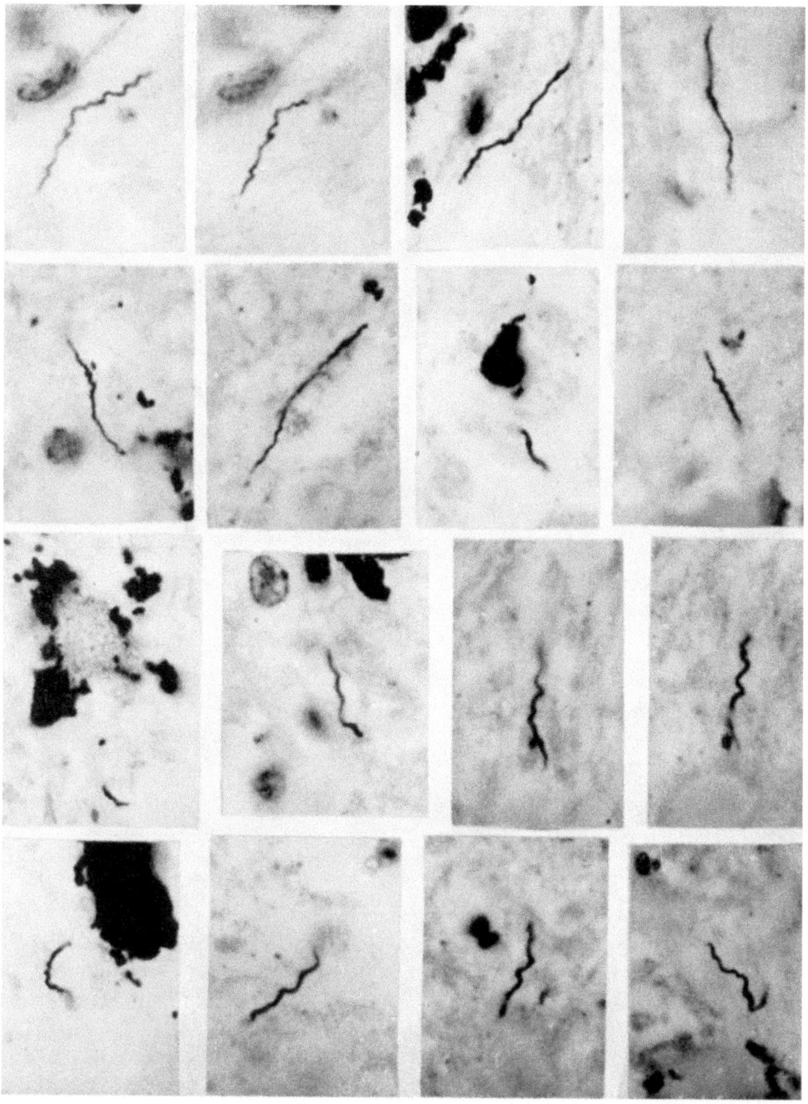

Abb. 10. Typische Formen der Spirochäten bei multipler Sklerose. Vergrößerung 950mal. Steiners Versilberungsmethode am Paraffinblockschnitt. Typischer subakuter Fall von m. S.-Herd im Markweiß des Mittelhirns. Man beachte die verschiedene Länge und Dicke der einzelnen Spirochäten. Die beiden linksstehenden Bilder der obersten Reihe stellen 2 verschiedene optische Ebenen derselben Spirochäte dar. Dasselbe gilt für die beiden rechtsstehenden Photogramme in der 3. horizontalen Reihe. Das erste linksstehende Photogramm in der 3. Reihe stellt einen mit Trümmern beladenen Astrocyten dar. Am unteren Rande ist eine kurze Spirochäte erfaßt worden

in den Teilungsfiguren, die ich in den Geweben gesehen habe, aus einer längeren Spirochäte 2 kurze geworden, ein Hinweis mehr, daß wir in den kurzen Exemplaren der Kultur junge unreife Formen zu sehen haben. Die Diagnose einer positiven

Kultur kann aber niemals auf das Vorkommen von kurzen Keimen aufgebaut werden, typische korkzieherartige Formen werden sich ja in einer solchen Kultur entwickeln (Ichelson, Myerson). Infolgedessen ist Zeit erforderlich und bis auf weiteres ist die Kultivierung zur praktischen Anwendung für die Diagnose nicht geeignet (Myerson).

Tabelle 1. *Erscheinungsweise der Spirochaeta myelophthora*

Name des Autors	Technik	Gehirn (G) Liquor (L)	Länge in μ	Dicke in μ	Windungs-anzahl	Windungs-form	Morphologische Schwankung
Steiner	Gewebs-schnitt Silber	G	4—18	ca. 1 oder weniger	3—6	flach, rund ausnahmsweise steil	typisch spiralige, kurze, geradlinige u. nadelförmige Formen
Simons	Thedan-blau	GL	5—14,5	weniger als 1	3—6	flach, rund	typisch spiralige, atypisch gerade gestreckte Formen
Ahrens	Thedan-blau	GL	6—11	0,35	3—5	flach	typisch spiralige Formen
Ichelson	Kultur	Kultur aus L	10—20	1	Angaben fehlen	„weite Spiralen"	im Beginn kurze Formen
Myerson	Kultur	Kultur aus L	7 im Durchschnitt	Angaben fehlen	Angaben fehlen	gewöhnliche Form v. Spiralen	unreife, kurze u. reife längere Formen
Newman	Kultur	Kultur aus L	3—10	0,7—0,9	Angaben fehlen	„nicht ungleich denen in früheren Berichten"	

Nach meiner Erfahrung sind die *hervorstechendsten morphologischen Merkmale* die folgenden: die an beiden Enden gleichmäßige und allmähliche Verschmälerung zu einem *spitzen* Endstück, die flachen aber deutlichen, gleichmäßigen Windungen, die sanften, rundlichen Übergänge an Windungstälern und Kuppen. Gelegentlich ist die eine der Endwindungen etwas größer und erscheint dann in Form eines größeren bogenförmigen Hakens (Abb. 11). Auch eine Bajonettform kann in längeren Exemplaren auftreten, wobei die Anfangs- und Enddrittel der Spirochäte mehr oder weniger parallel verlaufen und durch ein Mittelstück ununterbrochen verbunden sind.

Die *Zahl* der Windungen der einzelnen Exemplare wechselt nach der individuellen Länge. Die von mir gezählte Windungszahl in den längsten Exemplaren beträgt 8 oder mehr, die kürzesten Spirochäten können nur aus einer bis zwei Windungen bestehen.

Es versteht sich von selbst, daß alle anwendbaren Nachweisverfahren, so verschieden sie auch sein mögen, benutzt werden müssen.

Mit der morphologischen Identität der Gebilde in *verschiedenen* Verfahren wird die Möglichkeit einer Verkennung stark eingeengt oder ganz ausgeschlossen.

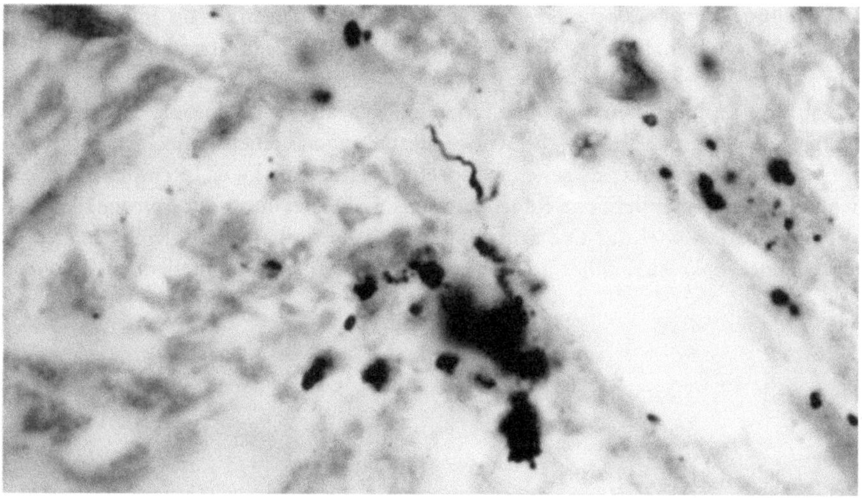

Abb. 11. Photomechanisch vergrößerte Wiedergabe der in der untersten Reihe links in der Abb. 10 gebrachten Spirochäte. Beachte das hakenförmig gekrümmte eine Ende dieser Spirochäte

2. Schwankungsbreite der Morphologie. Abgesehen von den typisch gewundenen gibt es auch langgestreckte, windungslose Individuen, wie bei den meisten Spirochätenarten. Die Variationen sind aber begrenzt und es wird nicht schwer sein, typisch gewundene Spirochäten aufzufinden. Die Diagnose sollte nur auf der typisch gewundenen Form aufgebaut werden. Nicht ungewöhnlich sind ringförmige oder sonstwie verschlungene Formen.

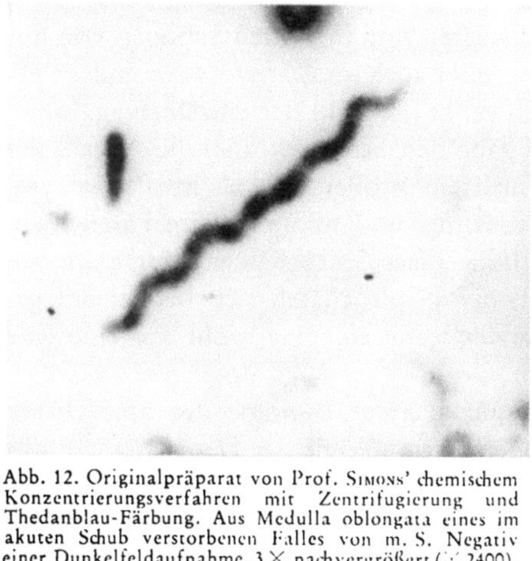

Abb. 12. Originalpräparat von Prof. SIMONS' chemischem Konzentrierungsverfahren mit Zentrifugierung und Thedanblau-Färbung. Aus Medulla oblongata eines im akuten Schub verstorbenen Falles von m. S. Negativ einer Dunkelfeldaufnahme, 3 × nachvergrößert (× 2400). Man beachte die Verschmälerung zu spitzen Enden und die flachen rundlichen Windungen

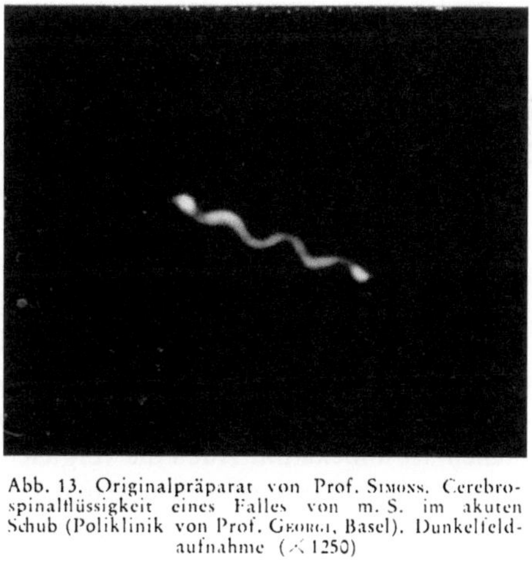

Abb. 13. Originalpräparat von Prof. SIMONS. Cerebrospinalflüssigkeit eines Falles von m. S. im akuten Schub (Poliklinik von Prof. GEORGI, Basel). Dunkelfeldaufnahme (× 1250)

Die Schwankungsbreite der Spirochätengestalt findet sich in gleicher Weise mit allen verschiedenen Darstellungsverfahren. Man möge hier die mir von Herrn Prof. H. C. R. SIMONS überlassenen Bilder (Abb. 12 und 13) seiner Thedanblau-Originalpräparate mit meiner Abb. 10 (Silbernitratreduktionsverfahren II) vergleichen.

3. **Teilungsformen** kommen vor. Sie sind zum ersten Mal von mir gesehen und beschrieben worden. SIMONS hat sie mit seinem Verfahren ebenfalls nachgewiesen (SIMONS 1958). Der Teilungsprozeß ist unzweifelhaft der der *Querteilung* (Abb. 14). Dies stimmt vollkommen mit dem überein, was aus der Biologie anderer Spirochätenarten bekannt ist. Mehrfache Querteilungen einer einzelnen Spirochäte habe ich nie beobachtet; es scheint also eine Teilung in zwei Exemplare die überwiegende oder ausschließliche Regel zu sein. Die Querteilung der Spirochäten ist für die Klassifikation wichtig. Die Spirochäten müssen deshalb den gleichermaßen sich querteilenden Bakterien näher gestellt werden, als den sich längsteilenden Protozoen.

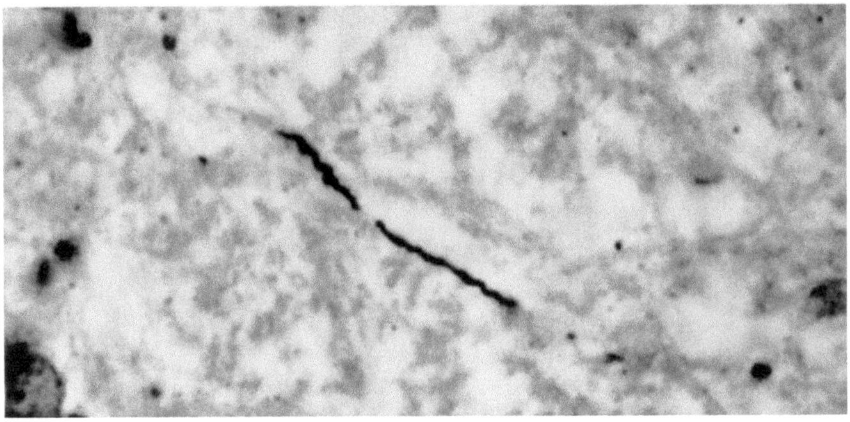

Abb. 14. Gleicher Herd und gleiches Verfahren wie in Abb. 11. Vergrößerung wie in Abb. 11. Deutliche Teilungsfigur einer langen Spirochäte in 2 kürzere. In der Abbildung sind auch Spirochätentrümmer sichtbar

4. **Agglomerationen** von mehreren Spirochäten sind in akuten Schüben von mir beobachtet worden. Ich habe sie im *Parenchym*, aber auch im *Blutgefäßwand*bindegewebe gesehen. Soviel ich feststellen konnte, schwankt die Zahl der einzelnen agglomerierten Spirochäten zwischen 4 und 20. Ich habe den Eindruck, daß die Anzahl der verklebten Spirochäten in der Gefäßwand meistens größer war, als im Parenchym, von maximal 20 in der Gefäßwand bis zu maximal und minimal 4 im Parenchym. SIMONS hat mit seiner Desintegrationsmethode diese Spirochätenagglomerationen auch gesehen und beschrieben (1958). Daß diese Spirochäten sich bei seinem gewebsauflösenden Verfahren nicht voneinander trennten, mag wohl auf eine *zähe* Verklebung in der Agglomeration hinweisen.

In welcher Beziehung die Agglomerationen zu der Biologie der Spirochäten stehen, ist unbekannt. Auch die vergleichende Mikrobiologie der *Spirochäten* läßt uns hier im Stich. Wir wissen zwar, daß das *Ende* der Spirochätenvermehrung im *Blut* der infizierten Rückfallfieberkranken Menschen und Tiere sich durch massenhafte Agglomerationen anzeigt und daß dasselbe auch für die Spirochaeta gallinarum gilt. Andererseits stellen sich auch im *frühen* Stadium der Spirochätenvermehrung im *Gewebe* starke Spirochätenkonglomerate ein. Sie mögen als Zentren der Vermehrung oder als Kolonien bezeichnet werden. Ich habe sie bei kongenitaler Syphilis in inneren Organen, auch im Gehirn, in der Hypophyse, in der Niere Leptospiren-infizierter Ratten, auch einmal bei Wachstum auf festem künstlichem Nährboden beobachtet (STEINER 1940). *Ich* kam zu einem, vielleicht zu voreiligen Schluß, daß zum mindesten *eine*

Form der Spirochäten*vermehrung* im Wirtsgewebe oder Blut sich durch eine Massenagglomeration der Erreger anzeigt. Bei dieser Form finden wir dann eine strahlenförmige Verteilung der Erreger von diesem Zentrum aus. Die Oberfläche der Spirochäten könnte sich im Sinne größerer Klebrigkeit verändert haben oder es könnte sich um die Abscheidung einer Klebesubstanz in die Umgebung hinein handeln. Eine solche für die Verklebung verantwortliche chemisch identifizierte *Substanz* kennen wir jedoch nicht. Wir dürfen vielleicht annehmen, daß sie von den Spirochäten selbst gebildet wird. Ein anderer oft zu beobachtender Vorgang ist die eigentümliche Verflüssigungszone im unmittelbar der Spirochäte benachbarten Gewebe. Wir haben diese Erscheinung „*Mikrovacuolisierung*" genannt, die mit der Bildung eines gewebsfreien Hofes in der unmittelbaren Umgebung der einzelnen Spirochäte einhergeht.

Ich kann meine Ausführungen über die Spirochätenagglomerationen nicht schließen ohne auf eine *auffallende Analogie* hinzuweisen, nämlich auf die bei manchen pflanzen-pathogenen Bakterien (Agrobakterien) beschriebenen *Sternbildungen*.

Es wundert mich, daß weder von Phytopathologen noch von Spirochätologen auf diese Ähnlichkeit der biologischen Erscheinungsweise aufmerksam gemacht worden ist, die bei Agrobakterien (A. tumefaciens, radiobacter, Rhizobium pisi, R. trifolii, Agrobacterium stellulatum) vorkommt. Die eigentümliche Stern- oder Rosettenbildung, auch Agglomeration oder Aggregation genannt, kommt dadurch zustande, daß drei oder mehr bis zu einigen hundert Einzelorganismen dicht zusammenrücken, miteinander verkleben und einen dichten Knäuel bilden. Bei Spirochätenkrankheiten können diese Knäuel sowohl in der Kultur wie in den befallenen Geweben (Blut-Rückfallfieber, Organe — angeborene Syphilis, Rattenniere — Leptospirosen) beobachtet werden. Nach der ursprünglichen Beobachtung von Stapp und Bortels (1931) an Agrobakterien und später von Stapp und Knösel ist in dieser Sternbildung ein wirklicher Kopulationsprozeß zu sehen, ohne Mitose aber mit Differenzierung der Kernsubstanz in drei Körnchen, die nach Zunahme in Masse sich in 6 Körperchen teilen. 3 dieser Körperchen nähern sich, vereinigen sich und bilden später die Tochterkerne. Regelmäßig zu beobachten war eine Vereinigung der einzelnen Bakterien im Zentrum des Sternes gefolgt von einer Vereinigung der kernartigen Teilchen zu einem einzelnen zentralen Kern. Nach Teilung dieses zentralen kernartigen Gebildes teilen sich die Zellen und bilden kurze, peripher zum Stern gelagerte Schwarmzellen. Braun und Elrod konnten einigemale im Zentrum dieser sternartigen Ansammlungen eine Vereinigung des Feulgen-positiven Stoffes beobachten. Die Aufklärung der biologischen Bedeutung dieser Erscheinungsweise ist demnach bei den Agrobakterien weiter vorgeschritten als bei den Spirochäten.

Die Agglomeration der Agrobakterien ist mit größter Wahrscheinlichkeit als *Sexualvorgang primitiver Art* aufzufassen. Der Schluß scheint erlaubt, daß wir auch bei der Agglomeration der Spirochäten mit etwas Ähnlichem zu tun haben könnten. Die Nuclealfärbung der Agrobakterien (Feulgen) bei solchen Stadien der Sternbildung zeigt, daß es hier zu einer vorübergehenden Verschmelzung der einzelnen kernartigen Gebilde aller am Aufbau des Sternes beteiligten Glieder zu einem *einzigen* zentralen kernähnlichen Gebilde kommt. „Beim Zerfall des Sternes bekommt dann jedes Einzelstäbchen wieder einen Kern mit, nach dessen weiterer Teilung erst die Unterteilung dieser Glieder in kurze Schwarmstäbchen erfolgt" (Stapp 1942). Braun und Elrod zeigten 1946, daß in den Sternen die Rosettenbildung durch eine sehr zähe Verklebung der Einzelindividuen zustande kommt. Sie versuchten wiederholt diese Sternchen zu isolieren, dann in steriler Nährflüssigkeit zu waschen und mit einer Mikromanipulatornadel die Einzelindividuen voneinander zu trennen. Trotz stärkster Trennungsversuche behielten die Sternchen ihre charakteristische Gestalt und nur bei fortgesetzter Anstrengung war eine Auflösung der Sternform möglich. Die beiden Autoren betonen weiterhin, daß das Feulgen-positive Material in den Bakterien nach den dem Zentrum des Sternchens nächstliegenden Ende der bakteriellen Einzelindividuen wandert. Sie sind etwas zurückhaltend in der Erklärung der Fusion des Chromatin-Materials als sexuale Konjugation. Sie betrachten aber die Sternbildung als höchstwahrscheinliche Form einer Sexualität in diesen Bakterien.

Eine andere Beobachtung von Braun und Elrod ist erwähnenswert: die gleichzeitige Erscheinung der sternartigen Zusammenballung und einer zarten schleimigen Substanz nahe der Oberfläche der Kulturflüssigkeit. Die sternförmigen Zusammenballungen sind in einer schleimigen Grundsubstanz eingebettet. Daß diese schleimige Substanz etwas mit der Zusammenballung und Verklebung der Einzelorganismen zu tun hat, darf füglich vermutet werden. Bei den *Spirochäten* ist die Agglomeration oft mit einer Änderung der Färbbarkeit verknüpft: so sehen wir bei den Silbersalzreduktionsverfahren sehr häufig, daß die inneren Schichten der massierten Spirochäten regelmäßig der Silberglanzschwärzung entbehren und als braune fast homogene Masse erscheinen, während sie in den äußeren Schichten allmählich die gewöhnliche silberglanzähnliche Beschaffenheit zeigen.

Kernartige Gebilde in Spirochäten sind verschiedentlich beschrieben worden; SCHLOSSBERGER (1950) hat mit FEULGENS Verfahren nucleäre Substanzen in Leptospiren nachgewiesen. GENGEL und THEMANN (1956) fanden körnchenartige Gebilde, die den Bakteriennucleiden gleichzusetzen seien, besonders in *Leptospiren-Agglomerationen*, in denen zwei oder mehr Leptospiren miteinander verklebt waren. Nach diesen beiden Autoren liegt hier ein geschlechtlicher Vorgang mit einem Austausch von nuclearer Substanz vor. Auch BABUDIERI findet diese Hypothese sehr überzeugend. Sie verdiene eine gewissenhafte Nachprüfung. Die genannten Beobachtungen gewinnen in Analogie zu den Agglomerationen der Agrobakterien erhöhte Bedeutung. Hier liegen noch viele ungelöste Probleme vor uns. Könnte die Sternbildung der Spirochäten, die Fusion des Feulgen-positiven Materials und die Produktion junger einzelner Individuen zu einer genetischen Neukombination geführt haben, die mit einer Änderung der Antigenstruktur einhergeht?

Die Spirochätenagglomerationen haben unbezweifelbare Ähnlichkeiten mit den Sternbildungen der Agrobakterien. Es ist aber bis auf weiteres unstatthaft, ohne Beibringung neuer Beobachtungen die Spirochätensternbildungen (Agglomeration) mit der Aggregation der Agrobakterien auf *denselben* biologischen Nenner zu bringen.

5. Mikrovacuolisierung. Ein anderer oft zu beobachtender Vorgang ist die eigentümliche Verflüssigungszone im unmittelbar der Spirochäte benachbarten Gewebe. Wir haben diese Erscheinung „*Mikrovacuolisierung*“ genannt, die mit der Bildung eines gewebsfreien Hofes in der unmittelbaren Umgebung der einzelnen Spirochäte einhergeht. Da so wenig von den biochemischen Stoffwechselvorgängen der Spirochätenzelle bekannt ist, erscheint eine Diskussion verfrüht. Eine Verflüssigungszone war auch in dem Falle der künstlichen *Kultur* auf festem Nährboden (STEINER 1940) zu sehen, was mindestens sehr für eine eigenständige Produktion eines lytischen Stoffes durch die Spirochäte selbst unabhängig von allen Wirtsgeweben spricht. Verflüssigungsvorgänge in der unmittelbaren *Gewebs*umgebung einer individuellen Spirochäte und Verflüssigungsvorgänge in der Umgebung einer Spirochätenkolonie müssen nicht unbedingt identischen Stoffwechselerzeugnissen der Spirochäten ihren Ursprung verdanken. Es wird nötig sein, in Zukunft unser Interesse an diesem völlig ungeklärten Prozeß der Vacuolisierung wach zu halten.

6. Spießförmige („aichmomorphe“) Umwandlung der Spirochäte. Ich habe sie schon 1931 beschrieben. Zuerst hatte ich sie in Fällen von progressiver Paralyse mit vielen Entmarkungsherden der Hirnrinde gefunden, zusammen mit einer eigenartigen runden, ovalen oder maulbeerförmigen *acellulären* Markscholle, die in ihren Farbreaktionen die volle Tönung der normalen Markscheiden bewahrt hatte und nicht im geringsten sudanophil war. Bei Spirochätenfärbung ergab sich, daß die Schollen in den meisten Fällen eine oder mehrere Spirochätennadeln enthielten (1931, S. 72—77). Ich nannte diese regulär geformten Gebilde Myelopholiden (Markschmutzkörnchen). Ich suchte dann nach diesen Myelopholiden in den Entmarkungsherden der Polysklerotiker, konnte sie aber niemals finden, dagegen ist es mir geglückt in vereinzelten Fällen von m. S. die *aichmomorphe* Umwandlung von Spirochäten anzutreffen. Ich verweise für die nadelförmigen Spirochätenumwandlungen bei Paralyse auf die Abb. 12 und 13 meiner Monographie des Jahres 1931 (S. 73). Der Vergleich dieser Nadeln mit den hier in Abb. 15 zum ersten Mal veröffentlichten Spirochätennadeln eines Falles von m. S. ergibt eine außerordentlich ähnliche Gestalt. Was diese nadelartige Umwandlung der Spirochäten bedeutet, wie und warum sie entsteht, in welches Endstadium sie übergeht, ist uns noch völlig verschlossen. Eine sichere Übergangsreihe von wohlerhaltenen, partiell erhaltenen und schließlich granulären Abbaustadien der polysklerotischen Spirochäten ist dagegen nicht schwer aufzufinden. Von diesen granulären Elementen soll im folgenden die Rede sein.

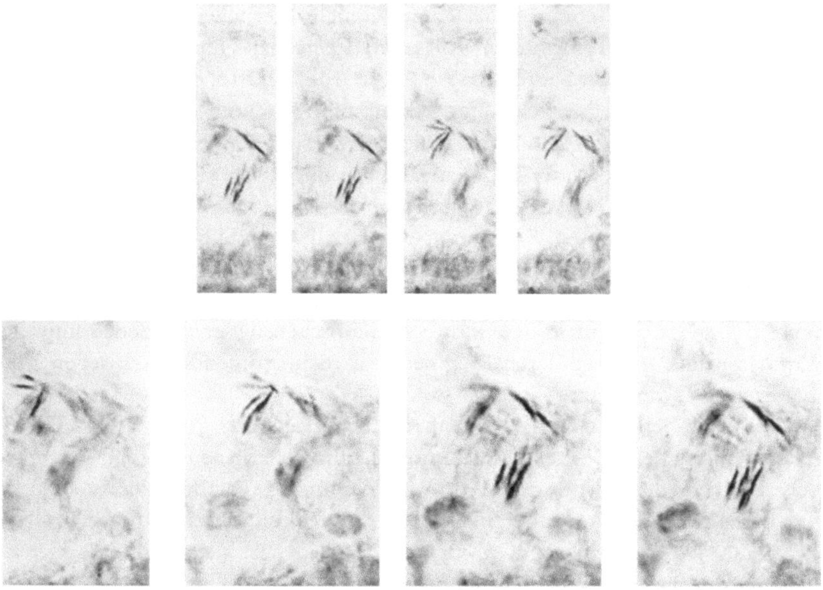

Abb. 15. Vom selben Fall wie Abb. 4. Rückenmarksgefrierschnitt, 60 μ. Gefärbt mit Steiners Gefrierschnittsilberreduktionsverfahren I. Die Abbildung zeigt 2 verschiedene Vergrößerungen: 750mal (obere Reihe) und 1210mal (untere Reihe) in je 4 verschiedenen optischen Ebenen desselben Gesichtsfeldes. Deutlich erkennbar ist die spießförmige (aichmomorphe) Umwandlung der Spirochätenform und die Agglomeration dieser nadelförmigen Einzelexemplare

7. **Körnchenformen** sind mit dem Silbersalzreduktionsverfahren leicht nachweisbar. Wir haben zu unterscheiden zwischen extra- und intracellulären Brocken.

Extracelluläre Trümmer: Sie müssen als Spirochätenfragmente aufgefaßt werden, haben eine unregelmäßige Gestalt und wechseln in ihrer Größe zwischen derjenigen eines Mastzellenkörnchens bis zur Größe eines schmalen Neurogliakernes. Extracelluläre Trümmer und trümmerhaltige Astrocyten waren oft gemischt in perivasculärer Anordnung im *Parenchym* zu sehen. Sie waren aber auch reichlich im Parenchym ohne klare Beziehung zum Blutgefäßverlauf zu beobachten. Weniger häufig fanden sie sich in den Blutgefäßwänden mit Einschluß des oft lymphocytär infiltrierten Adventitialgewebes (Abb. 4 meiner Arbeit 1952).

Intracelluläre Trümmer. Ich nenne sie „Trümmer“ und sehe bewußt von ihrer Bezeichnung als Einschlußkörper ab, weil eine solche Bezeichnung einem etwas mehr organisiert Lebendigen näher stehen würde. Es handelt sich hierbei sicher *nicht* um Einschlußkörperchen im Sinne der Virologie, sondern um etwas Totes. Sie waren

MARBURG schon 1906 aufgefallen. Sie finden sich in Astrocyten, selten in Mikrogliazellen, niemals in Nervenzellen. Innerhalb der Zelle sind sie meistens nicht in den inneren Regionen der Astrocyten sondern in ihren peripheren Teilen, das heißt in den Fortsätzen und im Zelleib nächst den Fortsätzen anzutreffen. Auch dies war schon MARBURG aufgefallen, wenn er von einer Verlagerung der anfänglich mehr peripheren Schollen nach dem Zentrum der Zelle sprach. Die intracellulären Trümmer sind in ihrer Form und Größe von denen der extracellulären verschieden. Sie erscheinen massiver und mehr ungleich in Form. Sie zeigen aber den gleichen silberspiegelähnlichen schwarzen und scheinenden Glanz, wie die Trümmer außerhalb der Zelle. Das Auftreten der Trümmer in den Astrocyten gibt diesen Zellen im Silberbild ein charakteristisches Gepräge. Gestalten ähnlich Sternchen, Flugzeug-ähnliche Figuren oder ein Vogelflug-ähnliches Aussehen der ganzen Neurogliazelle, durch die Ansammlung der Trümmer hervorgerufen (siehe Abb. 10, 10b, S. 355, STEINER 1952), sind nicht selten. Ganz unregelmäßige Ansammlungen von intracellulären Trümmern überwiegen. Die intracellulären Bruchstücke sind immer vielgestaltig in den Schnitten, die mit meiner oder anderen Versilberungsmethoden behandelt worden waren. Sie waren auch stärker ausgesprochen als in Hämatoxylin-, Toluidinblau- oder Kresylviolett-Präparaten. Entfernung des metallischen Silbers nach der Methode von RUBYE A. J. WILSON und Färbung desselben entsilberten Schnitten mit Hämatoxylin oder Anilinfarben zeigte die Bruchstücke, wenn auch in weit geringerer Ausdehnung und deshalb mehr in der Form von Körnchen. Über die Bedeutung dieser extracellulären und intracellulären Fragmente wird im folgenden kritischen Teil B dieses Abschnittes berichtet werden,

Die *granulären* Zelleinschlüsse. Die innerhalb des Zelleibes großer Astrocyten sich findenden Klümpchen, Körnchen und unregelmäßigen Formen werden von mir als Spirochätenfragmente in intracellulärer Verarbeitung aufgefaßt. Dies ist eine Auffassung, die von der der drei anderen Autoren, die sich mit dieser Frage befaßt haben, abweicht. LÜTHY, GUIRAUD und MARBURG haben in besonders darauf gerichteten Untersuchungen diese Gebilde gefunden. Sie vertreten aber verschiedene Auffassungen. LÜTHY (1930) fand in 5 Fällen von m. S. im Zelleib der Astrocyten Silber-färbbare Einschlüsse. Er gibt zu, daß diese Trümmer den von mir beschriebenen analog sind. Er geht sogar so weit mit mir übereinzustimmen, daß diese argyrophilen Abbaustoffe etwas spezifisches für die m. S. darstellen und eine gewisse Wahrscheinlichkeit dafür bieten, daß sich in ihnen eine Spur des krankheitserregenden Stoffes der m. S. anzeigen könnte. GUIRAUD (1931 und 1934) behauptet die Identität der von ihm gefundenen astrocytären Einschlüsse mit meinen Spirochätentrümmern und den Lüthyschen Formen. Er geht aber viel weiter, indem er die parasitäre Natur dieser Gebilde behauptet. Darüber hinaus spricht er ovale Gebilde, die er in oder an Achsencylindern gefunden hat, auch als parasitär an und redet sogar von einer parasitären Cyste und einer parasitären cyclischen Metamorphose. MARBURG hat schon 1906 geschwollene Astrocyten in Fällen von m. S. beobachtet. Er spricht auch von körnigen Inhalten dieser Zellen, die zuerst an der Peripherie und später mehr zum Mittelpunkt der Zelle hin gelagert waren. Er (1942) bezeichnet es als *zweifellos*, daß Spirochäten-ähnliche Formen in Gehirnmaterial von m. S., das mit meiner Methode oder irgendeiner anderen Spirochäten-Versilberungsmethode behandelt worden ist, vorkommen. Er fußt dabei auf eigenen Untersuchungen und denen von HELEN ROGERS (1932) in seinem Laboratorium in Wien. Jedoch bezeichnet er solche Funde als selten. MARBURG kommt zum Schluß, daß die intracellulären Trümmer eine Äußerung eines degenerativen Abbauprozesses und nicht ein lebendiges Virus sind. Ich habe nie behauptet, daß die Abbautrümmer der Spirochaeta myelophthora in Zellleibern von Astrocyten lebende Spirochäten darstellen und bin auch heute noch der Ansicht, daß es sich um abgestorbene und in intracellulärer Verdauung befindliche Spirochätentrümmer handelt. Ich wüßte auch nicht, wie ich den von MARBURG angenommenen intracellulären „degenerativen Abbauprozeß" der Makrogliazellen mit dem morphologischen Aussehen dieser voll aktiven Zellen vereinbaren könnte. Die Guiraudschen Anschauungen erscheinen mir zu spekulativ, um ihnen folgen zu können.

8. Klassifizierung der Spirochaeta myelophthora. Basierend auf dem Studium der Spirochätenmorphologie in 50 Fällen von m. S., von denen 5 *zahlreiche* wohlerhaltene Spirochäten enthielten, kam ich zu der Schlußfolgerung, daß diese Spirochäten der Borrelia-Art zugehörig waren. AHRENS hat Ende 1958 auf Grund eigener Befunde vorgeschlagen, den Erreger innerhalb der Ordnung Spirochaetales in das Genus Borrelia der Familie Treponemataceae mit der Spezialbezeichnung „myelophthora" einzureihen und Borrelia myelophthora (= Spirochaeta myelophthora, STEINER 1931) zu benennen. Ich möchte nicht so weit gehen, jetzt schon eine solche Untergruppierung vorzunehmen und lieber abwarten, bis eine bessere Kenntnis der Antigenstruktur und der etwaigen Gruppenspezifität vorliegt.

In neuester Zeit hat BABUDIERI (1958) in einer zusammenfassenden Darstellung unser morphologisches Wissen von den Spirochäten beschrieben. Er geht vor allem von der Anwendung des elektronen-optischen Verfahrens aus. Auf Grund seiner eigenen eingehenden Studien über die Achsenfäden, das Cytoplasma, die Periplastmembran, die Crista und vor allem über die Geißeln kommt er zum Schluß, daß die Geißel der Spirochäte nichts anderes bedeutet, als die freie Fortsetzung der Crista, „sie kann nicht einer Geißel der Schizomyceten gleichgesetzt werden und auch nicht denen der Spirillen". Mögen auch noch viele Einzelheiten der Spirochätenmorphologie strittig sein, so dürfen wir doch einem Forscher vom Range BABUDIERIS folgen, wenn er jede Form von echten Geißeln am Spirochätenleib ablehnt. Dies ist wichtig im Hinblick auf die später zu diskutierende Frage der Klassifizierung zwischen Spirochäten und Vibrionen.

9. Statistik des Vorkommens der Spirochaeta myelophthora im polysklerotischen Zentralnervensystem.

Meine Untersuchungen des Vorkommens der Spirochaeta myelophthora in *nicht*-nervösen Organen der Polysklerotiker verliefen gänzlich negativ. Auch im peripheren und sympathischen Nervensystem wurden keine Spirochäten gefunden. Lunge, Leber, Milz, Niere, Nebenniere, Knochenmark und Lymphknoten wurden untersucht mit durchaus negativem Ergebnis. Dies ist jedoch kein vollgültiger Beweis für die *Abwesenheit* der spezifischen Spirochäten in den genannten Organen der Polysklerotiker. Die gewebliche Masse der histologischen Gewebsuntersuchung dieser Organe ist ja äußerst gering. So könnte verborgenes Spirochätenvorkommen leicht übersehen worden sein, zumal nicht die geringsten histo*pathologischen* Anzeichen in diesen Organen vorlagen. Histologische Veränderungen in den nichtnervösen Organen der Polysklerotiker wurden, wenn keine Komplikationen vorhanden waren, weder von anderen Autoren noch von mir gefunden. In Analogie zu der isolierten

Spirochätenpersistenz im Zentralnervensystem in späteren Krankheitsperioden der Syphilis und des Rückfallfiebers ist es wenig wahrscheinlich, daß eine *extraneurale* Spirochätenpersistenz in der klinisch *manifesten* Phase der m. S. vorkommt.

Die statistischen Ergebnisse von 6 Untersuchern sind in der nachstehenden Tabelle zusammengefaßt.

Tabelle 2. *Übersicht und Statistik der bisher veröffentlichten spirochätenpositiven Befunde bei m. S.*

Name	Gehirn (G) Liquor (L)	Zahl und Prozentzahl der Fälle	Zahl der Kontrollfälle	Nachweismethode
G. Steiner	G	12 von 48 = 25% (2 von 2 Fällen ausgewählt = 100%)	250, alle negativ	Histol. Silbermethode
H. C. R. Simons	G. L.	4 von 5 = 80%	63 (L 53 — G 10) alle negativ	Chemische Konz. u. Thedanblau
Ahrens-Muschner	GL	3 von 3 = 100%	?	Chemische Konz. u. Thedanblau
Ichelson I	L	59 von 76 = 78%	28, alle negativ	Bakteriologische Kultur
Ichelson II	L	15 von 26 = 57,7%	3, alle negativ	Bakteriologische Kultur
Myerson u. Mitarb.	L	5 von 9 = 55,5% 3 von 5 mit eigenem Medium	28, alle negativ	Bakteriologische Kultur
Newman u. Mitarb.	L	5 von 27 = 18,5%	13, alle negativ	Bakteriologische Kultur
Gesamtsumme:		100 von 191 = 52,4%	Kontrollen, 385, alle negativ	

Die spirochätenpositiven gewebspathologischen Untersuchungen früherer Autoren (S. 50) sind hier nicht mit berechnet worden, da entweder keine Kontrolluntersuchungen gemacht wurden oder, wenn doch, dies anzuführen unterlassen worden ist.

Eine kritische Beurteilung der in dieser Tabelle wiedergegebenen Resultate wird im folgenden vorgenommen.

B. Kritischer Teil

Die ätiologische Bedeutung der Spirochaeta myelophthora für die m. S. und im allgemeinen die Auffassung über die m. S. als Infektionskrankheit wird von der Mehrzahl der neurologischen *Kliniker* abgelehnt. Von mildem Zweifel bis zu schroffer Zurückweisung sind alle Zwischenstufen zu verzeichnen. McAlpine bezeichnet die bakteriologische Theorie als eine Aufwärmung einer alten Lehre und betrachtet die Spirochätenätiologie noch unentschieden, „sub judice".

In einer der neuesten Monographien „M. S., prognosis and treatment" (1961) behaupten L. Alexander und seine Mitarbeiter, daß die Infektionstheorie der m. S.

einer hinreichenden Augenscheinlichkeit („adequate evidence") entbehre. ALEXANDER bekennt sich als Anhänger der vasculären Theorie oder einer enzymatischen Ursache. SWANK (1961) ist ebenfalls abgeneigt, der Infektionstheorie der m. S. und insbesondere der Spirochaeta myelophthora, die kausale Bedeutung zukommen zu lassen, die sie verdient. Niemand habe bis jetzt bewiesen, daß die Keime eine menschliche oder tierische Krankheit erzeugen würden. Angesichts der Tatsache, daß „die meisten Polysklerotiker an interkurrenten Infektionen sterben und oft Bakteriämien zeigen, sollte es nicht wunderlich sein, wenn wenige Mikroorganismen ihren Weg ins Gehirn durch ein geschädigtes Gehirnblutgefäßendothelium fänden. Das Vorkommen der *Spirochäten* im Liquor wird damit erklärt, daß Kontrolliquorproben annähernd gleich häufig die Anwesenheit von „Mikrobakterien" zeigten. Anscheinend wird zwischen Spirochäten und Bakterien nicht unterschieden. Die Ergebnisse von SIMONS und von AHRENS-MUSCHNER werden überhaupt nicht erwähnt.

Wir müssen E. NEUMAYER Recht geben, wenn er von der Myelophthora-Spirochäte sagt, daß sie fast überall in einer Außenseiterstellung betrachtet werde.

Mit der Mehrung spirochätenpositiver Befunde bei der m. S. — und nur bei der m. S. — und mit der Konvergenz der verschiedenen Nachweismethoden (histologische Gewebsuntersuchung, bakteriologische Züchtung, Konzentrations- und Farbkontrastmethode mit Thedanblau) in derselben Richtung, steigt die kausale Wahrscheinlichkeit.

In einem Aufsatz „Current research in m. S." („Gegenwärtige Forschung bei der m. S.") haben FIELD und MILLER ihre Skepsis gegen die „heterodoxe" Spirochätenätiologie der m. S. geäußert. Sie betonen die Wahrscheinlichkeit einer *Verwechslung* feinster Deckglassplitter (SCHALTENBRANDS „Glashobelspäne", S. 49) mit Spirochäten als plausible Erklärung. Die eindeutige Konvergenz der ebengenannten *verschiedenen* spirochätenpositiven Nachweismethoden wird von den beiden Autoren völlig unbeachtet gelassen. Die ihnen ketzerisch scheinende Spirochätenlehre wird zwar völlig abgelehnt, aber wegen größtenteils unvollendeter („good deal uncompleted") Forschungen durch nichts Eigenes, mit Ausnahme gänzlich negativ verlaufener Virusuntersuchungen, ersetzt.

Im September 1961 haben E. J. FIELD und D. S. RUSSEL ihre „Beobachtungen von Einschlußkörperchen in Gliazellen" angekündigt (4. International Congress of Neuropathology, Abstracts, Georg Thieme, Stuttgart 1961, S. 88). Diese intracytoplasmatischen Einschlußgebilde fanden sich in einem Fall akuter *m. S.* als stäbchenartige („rodlike") Formen in Vacuolen vergrößerter („enlarged") Gliazellen. Es dürfte sich hierbei wohl nicht um eine neue Entdeckung handeln, sondern um die von MARBURG, LÜTHY, GUIRAUD, SCHEINKER und mir selbst beschriebenen und von mir als Spirochätenfragmente in „Haptocyten" (proliferierte Astrocyten) identifzierten Gebilde.

Einer der eifrigsten Gegner der Infektionstheorie der m. S. ist FELIX GEORGI. In seiner letzten Veröffentlichung in der Schweizer medizinischen Wochenschrift (Dezember 1960) hat er einen scharfen Vorstoß gegen die Infektionstheorie der m. S. gemacht. Ich habe ihm in einer Entgegnung geantwortet, ihm Irrtümer und Unterlassungen nachgewiesen und ihn der Voreingenommenheit beschuldigt. Geht er doch als Verfechter der „Leberstütztherapie" der m. S. von einer keineswegs bewiesenen Leberfunktionsstörung bei der m. S. aus und kann somit nicht als vorurteilsfrei betrachtet werden.

Die Haupteinwände der Infektions- und Spirochätengegner beziehen sich auf die Annahme eines Kunstproduktes oder einer Verwechslung mit gewebseigenen Elementen.

1. Ist die Spirochaeta myelophthora ein *Kunstprodukt*, hervorgerufen durch die technische Behandlung der Gewebe und der Spinalflüssigkeit? So steht es in einem amerikanischen Lehrbuch der Neurologie (GRINKER und BUCY). Viele andere Kritiker folgen blindlings dieser Anschauung, ohne sich auch nur die Mühe zu geben, die Tatsachen selbst zu erforschen oder wenigstens die diesbezügliche Literatur kritisch zu studieren. Gewiß liegt im Silbersalzreduktionsverfahren, wenn unter Mißachtung von Vorschriften ausgeführt, die Gefahr von Silberniederschlägen in den Geweben näher als in anderen Färbungen. Jeder Histologe weiß aber, daß solche Versilberungsverfahren oft unerläßlich sind für die Darstellung von intercellulären Brücken, Reticulinfasern und Fäserchen, von cytoplasmatischen Fortsätzen, von Fibroblasten, von Achsencylindern und Neurofibrillen usw. Alle diese Strukturen als Kunstprodukte zu erklären, bloß weil sie im unbehandelten Schnitt nicht oder nicht ausreichend dargestellt werden können, wäre sinnlos. Es wäre genau so unrichtig, wie wenn wir alle elektronen-optisch gewonnenen Bilder als eines realen Substrats entbehrend annehmen würden oder wie wenn wir unsere modernen Erkenntnisse von Bau und Funktion der Teilelemente der Atome nicht anerkennen wollten. Um Spirochäten in Gewebsschnitten darzustellen verfügen wir, wie schon betont, nur über Silbersalzreduktionsverfahren. Andere Bakterien und Pilze können auch sehr klar mit diesen Silbermethoden, besonders mit der von mir ausgearbeiteten Mastix-Uraniumnitrat-Silbernitrat-Kombination dargestellt werden. Richtig ist, daß Silberniederschläge im *Blockverfahren*, und zwar in den äußeren Schichten eines Gewebsblockes leicht entstehen. Zwecks Vermeidung von solchen Niederschlägen in den Schnitten eines solchen Blockes wurde der Rat gegeben, die äußeren Schichten des Gewebsblockes zu entfernen oder sie nach dem Schneiden nicht weiter zu berücksichtigen. Der Gebrauch eines *Schutzkolloids* (Mastixharz) in meinem Schnittverfahren schützt gegen die Bildung eines Niederschlags von metallischem Silber. Kontrollschnitte von unzähligen Geweben, die zahlreiche Spirochäten enthielten, z. B. Blut und Milz in Rückfallfiebermäusen, Rattennieren mit Leptospira icterohaemorrhagiae, Lungen und Gehirne von Fällen angeborener Syphilis mit massenhaften Spirochäten, Hirnrinde von akuter progressiver Paralyse mit ebenfalls stärksten Erregermassen, perirenales Fettgewebe von Sodokumäusen stellen Spirochäten und Spirillen in elegantester elektiver Weise in einem schwarzen Silberspiegelkleid dar und sind damit leicht erkennbar und auffindbar. Solche Gewebsschnitte, meistens von Treponema pallidum enthaltendem Gewebe, wurden immer als Kontrollen meiner Silberfärbung mit den polysklerotischen Gewebsschnitten zu gleicher Zeit verarbeitet. Mich sollte es nicht wundern, wenn auf dieser Mitteilung fußend, ein *unsachverständiger Kritiker* behaupten wollte, die Spirochäten seien vielleicht auf irgendeinem Wege von den Kontrollschnitten in das polysklerotische Gewebe hinübergerutscht. Wer die Meinung vertritt, daß die dargestellten Spirochäten Kunsterzeugnisse sind, versteht nichts von der Technik der Darstellung von Spirochäten in Gewebsschnitten und von der Erscheinungsweise der Spirochäten in Schnitten. Andererseits hatten Sachverständige der Spirochätenmorphologie in *Gewebsschnitten* des Zentralnervensystems keinen Zweifel an der Spirochätennatur der ihnen in polysklerotischen Geweben des Zentralnervensystems demonstrierten Gebilde.

Um aber eine noch umfangreichere Kontrolle zu bilden, wurden zahlreiche Blöcke *normaler* Gehirne und Rückenmarke sowie aller möglichen *zentralnervösen Erkrankungen*, Erweichungen, Blutungen, Geschwülste, Heredoataxien, frisch fixiert oder für viele Stunden der Autolyse ausgesetzt. Sie wurden dann in Paraffin eingebettet, Schnitte angefertigt und in derselben Weise mit meinem Versilberungsverfahren behandelt. *Niemals* sind Strukturen, die den in m. S. gefundenen glichen oder auch nur ähnelten, gefunden worden.

Eine Tatsache verbleibt: die Fixierung der Gewebe in Formalin oder in anderen Fixierungsflüssigkeiten, die Entwässerung und die Einbettung verursachen Gerinnungs-, Entwässerungs- und Schrumpfungseffekte, die die morphologische Erscheinungsweise von Gewebselementen, verglichen mit der zu Lebzeiten, verändern können. Solche Vorgänge sind unvermeidbar und werden von jedem erfahrenen Histologen in Rechung gesetzt. Sie führen zur Bildung regelmäßiger Artefakte. Mit Ausschluß dieser Reserve gibt es aber keine anderen Artefakte in regelrecht versilberten Schnitten. Ein weiterer, schwerwiegender Beweis gegen die Annahme von Kunstprodukten ist die Tatsache, daß die Simonsschen Methoden *ohne* Verwendung jeglicher Silbersalzreduktionsverfahren zur Darstellung derselben Spirochäten geführt haben und daß schließlich auch die Kultivierung derselben Spirochäten aus Spinalflüssigkeit geglückt ist. Im übrigen sind es auch verschiedene Silbersalzreduktionsverfahren, die in m. S.-Hirnen und Rückenmarken morphologisch identische Erreger zur Anschauung gebracht haben, nämlich mein Gefrierschnittverfahren (Methode I) ohne Verwendung von Paraffineinbettung, meine Paraffineinbettungsmethode II, und schließlich die Dieterlesche Versilberungsmethode (Austregesilo).

Ganz neuerdings hat W. W. Ayres in einer Arbeit mit dem Titel (aus dem Englischen übersetzt) „Bildung von Myelinformen in Hirngeweben, Wirkung von oberflächen-aktiven Substanzen“ gemeint, die Bildung *spiraliger* Myelinformen sei von besonderem Interesse im Hinblick auf meine „spirochätenartigen Strukturen im Hirne von Polysklerotikern“.

Augenscheinlich ist Ayres sich nicht bewußt, daß seine Methoden, Hirngewebe zu behandeln jeder histologischen Technik fremd sind. Er verwendete nichtfixiertes Meerschweinchenhirn. Er zerstörte den Gewebszusammenhang durch Emulsifikation mit Aerosol OT. Eine kleine Menge des Gewebes wurde auf einen Objektträger gebracht, mit einem Deckglas bedeckt und gepreßt, bis eine dünne Schicht entstand. In einem Fall von m. S. benutzte er Gefrierschnitte von formalinfixiertem Hirngewebe. Bei Untersuchung mit dem Polarisationsmikroskop fand er in den entmarkten Herden „anisotropisches spherulitisches Myelin“ mit denselben optischen Eigenschaften wie die Myelinformen bei der Anwendung von Oberflächen-aktiven Substanzen. Er vertritt die Meinung, daß die Spirochaeta myelophthora ein Kunstprodukt sei und daß ich spiraliges Myelin irrtümlicherweise für Spirochäten gefärbt hätte. Es erübrigt sich auf diese Einwände einzugehen, da Ayres keiner vernunftsmäßigen histologischen Technik einschließlich des Färbeverfahrens gefolgt ist. Auch ist das anisotropische spherulitische Myelin nicht silber-affin.

In ihrer Arbeit „Kritische Nachprüfung der Spirochätenbefunde bei multipler Sklerose“ haben Hofmann und Schaltenbrand 1959 berichtet, daß es ihnen gelungen sei, spirochätenähnliche Gebilde künstlich „durch Kratzen mit Diamanten oder anderen scharfen Gegenständen“ zu erzeugen. Diesen Kunstprodukten wird „eine verblüffende Ähnlichkeit“ mit *anderen Kunstprodukten* zugeschrieben, die bei dem von Hofmann und Schaltenbrand gebrauchten Filtriersedimentierungsverfahren nach Sayk-Steger erhalten wurden.

In der Tat beim Vergleich der Abbildungen 4 und 5 der Arbeit dieser Autoren ist diese Ähnlichkeit unverkennbar. Der Schluß erscheint gerechtfertigt, daß es sich bei diesen Gebilden, den im Sayk-Stegerschen erzeugten wie auch in den durch Kratzen auf Glassachen hervorgerufenen um identische Gebilde handeln könnte. Unstatthaft aber ist die Annahme, daß auch *andere Autoren gleicherweise* solchen „Kunstprodukten zum Opfer gefallen sind". Meinen HOFMANN und SCHALTENBRAND damit vielleicht, daß die in langen Passagen gezüchteten Spirochäten in den Kulturen von ICHELSON, MYERSON u. Mitarb., NEWMAN u. Mitarb. Kunsterzeugnisse sind?

Wenn die histologisch von mir gefundenen Spirochäten Kunstprodukte wären, wie steht es dann mit den identischen lebenden selbstbeweglichen Gebilden in den Kulturen von ICHELSON, MYERSON und NEWMAN? Wie sind die Teilungsvorgänge zu beurteilen, die von *mir* und SIMONS beschrieben worden sind? Wie sind die positiven Befunde der Nachprüfer meines Darstellungsverfahrens am Gewebsschnitt (HELEN ROGERS, BLACKMAN, SCHEINKER u. a.) zu bewerten? Wie steht es mit den Befunden von SIMONS und AHRENS-MUSCHNER?

Den Darlegungen von HOFMANN und SCHALTENBRAND hat auch SIMONS entgegnet. Er hat selbst Versuche zur Erzeugung der Hofmann-Schaltenbrandschen „Glashobelspäne" unternommen und konnte, wie er mir mitteilte, gelegentlich solche „Hobelspäne" oder Glasfäden sehen. Diese Gebilde seien aber nur „mit Phantasie" echten Spirochäten vergleichbar. In SIMONSs Färbungen mit Thedanblau T 3 blieben die Artefakte ungefärbt oder blau, niemals *rot* wie die echten Spirochäten.

Ich habe in meiner Entgegnung zu HOFMANNS und SCHALTENBRANDS Ausführungen auf die Unterschiede in der Größenordnung echter Spirochäten und der „Glashobelspäne", auf den Mangel des Gebrauchs von Spirochätenfärbungen, auf die Unterlassung der Anwendung von Kontrollmethoden zur Feststellung der Nachweisschwelle von bekannten Mikroben im Sayk-Stegerschen Verfahren hingewiesen. Ich habe auch die Kritik SCHALTENBRANDS zurückgewiesen, der seine nicht veröffentlichten negativen histologischen Ergebnisse verallgemeinert und betont, daß die Unterlassung der Veröffentlichung wohl auch für andere „zahlreiche negativ verlaufene Nachprüfungen" meiner Befunde gelte. Warum setzt er die spirochäten*positiven* histologischen Ergebnisse anderer Forscher (AUSTREGESILO, BLACKMAN, ROGERS. SCHEINKER) ohne sie namentlich zu erwähnen herunter mit den Worten, sie hätten „keine einheitliche Auffassung" gebracht. Jede *neue* und die Tradition störende wissenschaftliche Tatsache ist unwillkommen. Sie ist der Kritik ausgesetzt und dies ist gut so. Damit ist es aber selbstverständlich, daß eine *Einheit* der *Auffassung* im positiven Sinne erst mit einer Überzahl von Bestätigungen erfolgen kann. Dies braucht Zeit und Mühe, besonders auf dem Gebiet der Spirochätenforschung. Es erfordert auch ein besonders geschultes Personal des Hauptes und der Glieder.

Die Kritik SCHALTENBRANDS an der Verursachung der m. S. durch die Spirochaeta myelophthora wird die Tatsache der histologischen Sichtbarmachung dieser Erreger im Gehirn und Rückenmark der Polysklerotiker durch mich zum ersten Mal im Jahre 1928 (nicht 1917, wie SCHALTENBRAND irrtümlich verzeichnet) nicht aus der Welt schaffen. Die gegensätzliche Stellungnahme SCHALTENBRANDS wird auch nichts an den Tatsachen der geglückten Farbkontrast-Darstellung dieser Spirochäten im Liquor und Zentralnervensystem der Polysklerotiker durch SIMONS, AHRENS und MUSCHNER ändern. Auch die positive Kultivierung der Spirochäten durch ICHELSON, bestätigt sowohl von MYERSON und seiner Gruppe als auch von NEWMAN, läßt sich nicht unterdrücken. Wenn SCHALTENBRAND bemängelt, daß ICHELSON entweder wesentliche Voraussetzungen für die Untersuchungen nicht mitpubliziert hat oder daß sie einer Täuschung erlegen ist, so muß es wunder nehmen, daß SCHALTENBRAND selbst die Vorschriften von ICHELSON nicht befolgt hat. Er hat nämlich vom 29. Liquor an, d. h. in den folgenden 179 Fällen auf die Überschichtung mit Paraffin und Vaseline verzichtet und statt dessen die Kulturröhrchen mit Metallkappen verschlossen.

Die Kritik von HOFMANN-SCHALTENBRAND an den Ichelsonschen bakteriologischen Kulturen erscheint mir äußerst unberechtigt, besonders beim Vergleich der *Suchdauer*. Vor allem aber auch, weil die Autoren in einem Teil der untersuchten Fälle die Ichelsonsche Technik nicht streng befolgt hatten.

Die Tatsache völlig negativer Kulturversuche anderer Untersucher mit ICHELSONS Nährflüssigkeit bedarf der Erwähnung. So haben NEEDHAM und Mitarbeiter an der Mayo-Klinik bakterielle Züchtungsversuche unternommen mit völlig negativem Resultat (1958). Sie haben aber die Vorschriften ICHELSONS nicht befolgt. Insbesondere haben sie den grundlegenden Fehler gemacht, ihre Nährflüssigkeit zum Zweck der Sterilisierung im Autoklaven mit Druck von 15 englichen Pfunden für 20 min zu behandeln, an Stelle des vorgeschriebenen Selasfilters. MAVOR, GALLAGHER und SCHUMACHER (1959) hatten ebenfalls keinen Erfolg mit der Kultivierung von Spinalflüssigkeiten der Polysklerotiker. Auch sie waren unfähig, genauestens die Vorschriften von ICHELSON zu befolgen, weil die 0,5%ige Agarkonzentration „rasch die feinen Poren des Filters verstopfte". Dieses negative Ergebnis wurde sogar mit einem Kommentar bedacht, in dem die Tatsache unerwähnt blieb, daß 4 Monate vor der Veröffentlichung dieses Kommentares zwei von einander unabhängige Berichte positiver kultureller Spirochätenfunde (MYERSON u. Mitarb., NEWMAN u. Mitarb.) erschienen waren. Auf SCHALTENBRANDS Abänderung der Ichselsonschen Technik wurde soeben hingewiesen. Bei Abänderung der ursprünglichen Technik besagt der negative Ausfall bakteriologischer Kulturen nicht das geringste. Selbst bei genauester Befolgung der Originalvorschriften kann ein hundertprozentig positives Ergebnis niemals erwartet werden.

In einer neuesten Arbeit (1960) haben DE LAMATER und seine Mitarbeiter ihre negativen Ergebnisse der Spirochätenzüchtung veröffentlicht. Der Ichelsonschen Technik folgend (mit Ausnahme der Verwendung des von ihnen selbst hergestellten destillierten Wassers) haben sie in 22 Fällen von m. S., 3 wahrscheinlichen Fällen von m. S. und 32 Kontrollfällen Cerebrospinalflüssigkeiten untersucht. Die Kulturen wurden mindestens 18 Monate lang kontrolliert. In *keinem* Fall wurden Spirochäten gezüchtet. DE LAMATER bezeichnet die später zu erwähnenden Untersuchungen MARTINS und seiner Mitarbeiter als sehr ausgedehnt („most extensive"). ICHELSONS Ansprüche hätten von MARTIN nicht bestätigt werden können. Er hätte sogar als Quelle der Verunreinigung einen anderen bakteriellen Keim, Vibrio tyrogenus, aus dem verwendeten kommerziellen destillierten Wasser stammend, feststellen können.

Es ist sicher kein Zufall, daß DE LAMATERS, wie auch MARTINS Ergebnisse negativ waren. Ein Hauptgrund ist der, daß sowohl DE LAMATER wie auch MARTIN keinerlei Erfahrung in bakteriologischer Spirochätenzüchtung hatten. DE LAMATER ist der Vorstand einer Abteilung für Cytologie und Genetik, MARTINS Laufbahn zeigt große Lücken in speziellen Erfahrungen mit Spirochäten, Spirochätenzüchtungen, Spirochätenmorphologie und ihrer Erscheinungsweise in tierischen Geweben.

DE LAMATER ist aber selbst auf seinem eigensten genetischen Forschungsgebiet schwerer Kritik ausgesetzt gewesen. Ich mache hier auf die Einwände des erfahrenen englischen bakteriologischen Genetikers K. A. BISSET (1952) gegen DE LAMATERS Behauptungen aufmerksam. BISSET macht DE LAMATER „trügerische Auslegung", „elementare Irrtümer" und „fadenscheinige" („exceptionally flimsy") Aufstellungen zum Vorwurf.

Warum unterlassen DE LAMATER und seine Mitarbeiter die Erwähnung der Arbeiten von SIMONS, sowie von AHRENS und MUSCHNER, die unabhängig voneinander zum Nachweis der spezifischen Spirochäten mit nichtbakteriologischen Methoden gelangt sind? Warum unterläßt es DE LAMATER, die einschlägige Arbeit des äußerst zuverlässigen, leider verstorbenen Bakteriologen NEWMAN zu nennen?

Die negative Arbeit DE LAMATERS wurde *finanziell* durch die Nationale m. S.-Gesellschaft in New York, wie neuerdings auch die MARTINS, unterstützt. Lehnt diese Gesellschaft Gelder denjenigen Forschern wie z. B. ICHELSON und SIMONS ab, weil sie spirochätenpositive Resultate aufzuweisen haben?

SCHALTENBRANDS Bemängelung des nur „gelegentlichen" Vorkommens der Spirochaeta myelophthora im Zentralnervensystem der Polysklerotiker ist leicht zu entkräften. Man werfe nur einen Blick auf die Tabelle 2 und frage sich: Fallen die 52% des positiven Vorkommens in die Kategorie des „Gelegentlichen"? Im Abschnitt VI, 6, bin ich ausführlich auf die Frage eingegangen, warum das Gelingen eines hundertprozentigen Spirochätennachweises in m. S. nicht verlangt und auch nicht erwartet werden kann.

Im kommenden Abschnitt VIII werde ich die pathogenetische Bedeutung der Verteilung und Ausbreitung der Erreger im Zentralnervensystem der Polysklerotiker behandeln. Ich betone, daß bei einer derartig chronischen Infektionskrankheit, wie es die m. S. ist, nicht in *jedem* Einzelfall der Nachweis der Spirochäten verlangt werden darf. Was gefordert werden muß, ist außer der *Exklusivität* und *Spezifität* des Spirochätenvorkommens seine *Regularität*, d. h. eine statistisch bedeutsame, das „Gelegentliche" weit übersteigende Zahl des Vorkommens. Diese Forderungen sind erfüllt.

Nur mit Hilfe gewagtester Gedankensprünge und unter Nichtachtung des vorhandenen Tatsachenstoffes kann die Myelophthoraspirochäte als ein Kunsterzeugnis erklärt werden.

2. Ist die Spirochaeta myelophthora möglicherweise vorgetäuscht durch *gewebseigene Elemente* des menschlichen Zentralnervensystems? Und wenn, welche Elemente könnten in Betracht kommen? Könnten Achsencylinder, Neurofibrillen, Gliafasern, Fäserchen des Blutgefäßbindegewebes verantwortlich gemacht werden? Da die Spirochäten in der Spinalflüssigkeit wie im Gehirn und Rückenmark in identischer Weise gefunden worden sind, müßten sie *Gewebselemente* in der Spinalflüssigkeit sein. Niemand hat bisher Achsencylinder, Gliafasern oder andere fixe Gewebselemente in der Spinalflüssigkeit gefunden. Sollte es bei m. S. anders sein? Abgesehen hiervon, kann durch technische Anwendung von Versilberungs-, Entsilberungsverfahren und nachherigem Gebrauch von beliebigen anderen Methoden für die Darstellung von Achsencylindern, Markscheiden, Gliafasern und Gefäßbindegewebsfasern dieselbe lokale Stelle des Schnittes mikroskopisch identifiziert werden. Dabei stellte sich mir heraus, daß genau an der Stelle der Spirochäten kein anderes faseriges gewebseigenes Element der genannten Art zu finden war. Hiermit erscheint es vollkommen ausgeschlossen, daß gewebseigene Fäserchen irrtümlich für Spirochäten gehalten wurden. An Stelle der Spirochäten war nirgends auch nur ein einziges der obengenannten Gewebselemente nachzuweisen.

Die Frage der selektiven ausschließlichen Darstellung von Spirochäten im Gewebe ist in unzähligen Kontrollen auf das Sorgfältigste von mir geprüft worden. Die *Melanin*körnchen z. B. in den Nervenzellen der Substantia nigra sind argyrophil, ihre intracelluläre Lagerung, ihre ziemlich einheitliche Größe, ihre mehr bräunliche, nicht silberglanzartig schwarze Färbung und vor allem ihre dunkelbraune Färbung im ungefärbten Schnitt unterscheiden diese Melaninkörnchen von den brocken- und schollenartigen intracellulären Spirochätenfragmenten. Die Körnchen der *Mastzellen* sind auch argyrophil, diese Zellen finden sich aber nicht im Parenchym des zentralen Nervensystems und die Kleinheit und Gestalt dieser Körnchen kann keinerlei Unterscheidungsschwierigkeit verursachen. *Formalinpigment* erscheint in ungefärbten Schnitten als kristallartige Form mit einer tiefbraunen Eigenfarbe, gewöhnlich außerhalb Zellen gelagert, gelegentlich einmal auch innerhalb von Nervenzellen. Eine Verwechslung mit Spirochäten oder Spirochätenfragmenten, die im Gegensatz zu Formalinpigment in ungefärbten Schnitten unsichtbar sind, kommt nicht in Frage. Einzig und allein die fadenartigen Gebilde meist im Rindengrau der Fälle von *seniler* und *praeseniler Demenz* zeigen eine oberfläche Ähnlichkeit mit Spirochätenstrukturen wegen ihrer Silberaffinität. Die bevorzugte Lagerung im Grau, die Abwesenheit von umschriebenen Markscheidenausfällen in Rinde, Mark und Rückenmark, wie auch das klinische Bild, unterscheidet die beiden Krankheiten der senilen und präsenilen Demenz unbedingt von der m. S. Die Alzheimersche Neurofibrillenveränderung ist bei m. S. unbekannt. Kombinationen der m. S. mit seniler oder präseniler Demenz sind äußerst selten. Ich habe keinen solchen Fall gesehen, Lüthy hat über einen Einzelfall berichtet, aus Marburgs Institut ist eine Arbeit über m. S. im Senium erschienen, aber Kombinationen seniler oder präseniler Demenz und m. S. sind hierin nicht mitgeteilt worden. Die Fasern der senilen und präsenilen Herdchen erscheinen immer in eigentümlichen Zusammenballungen. Eine Verwechslung mit Spirochäten ist nicht möglich.

Amyloidkörperchen färben sich in brauner Farbe mit den Silbersalzreduktionsmethoden, zeigen die typische runde Form und gleichmäßige Größe, die Bevorzugung der Lagerung an der Gehirnoberfläche und subependymär, oder an der an ein größeres Blutgefäß grenzenden Gliagrenzmembran. Sie liegen immer auf der parenchymalen Grenzseite, nie im mesodermalen Gebiet. Sie sind zu charakteristisch, leicht erkennbar und zu gleichmäßig in ihrer Größe und Gestalt, um für Spirochätenfragmente gehalten werden zu können.

Lipoide Abbaustoffe des Gewebes z. B. in Erweichungen sind vielfach auf ihre Silberaffinität von mir geprüft worden. Sie zeigen keinerlei Neigung zur Silberspiegelschwärzung wie die Spirochäten.

Alle Färbungen sind eindeutig: körpereigene Gewebselemente aus gesunden oder kranken Zentralnervensystemen können niemals mit Spirochäten oder ihren Zerfallströmmern verwechselt werden. Mit der Simonsschen Thedanblau-Ammoniakmethode ist eine klare Trennung zwischen Gewebstrümmern und Spirochäten möglich, denn — ich zitiere wörtlich — „hier wird das erkrankte Nervengewebe zertrümmert und die freigelegten strittigen gewebsfremden Gebilde erweisen sich unwiderlegbar als Spirochäten“.

Wenn ich mit diesen meinen Ausführungen eine pathologisch-histologische Differentialdiagnose zwischen Spirochäten bzw. ihren Fragmenten einerseits und gewebseigenen Gebilden andererseits versucht habe, so war ich mir der Notwendigkeit einer weiteren Analyse bewußt, die wir bei der Beschreibung der Form der extracellulären Trümmer und der intracellulären Einschlüsse noch aufgeschoben hatten.

3. *Die Spirochätentrümmer.* Was bedeuten die *extracellulären* und *intracellulären Fragmente* im Zentralnervensystem der Polysklerotiker? Eine morphologische Schilderung ist auf früheren Seiten (Abschn. VII A, Seite 43/44) gegeben worden. Sind sie Fragmente von Zell- oder Faserbestandteilen? Sind sie gar keine Fragmente von irgendwelchen vorher bestehenden körpereigenen festen Elementen, sondern Gerinnungen oder Ausfällungen von flüssigem Stoff? In welcher Beziehung stehen sie zu den akuten,

subakuten oder chronischen Stadien des polysklerotischen Krankheitsprozesses? Welche Beziehungen bestehen zwischen den Spirochäten und den Fragmenten?

Eine reiche Ansammlung dieser Trümmer in enger räumlicher Beziehung zu den polysklerotischen Entmarkungsherden besonders des akuten oder subakuten Typus ist keine Seltenheit. Deshalb sind sie auch vielfach gesehen und beschrieben worden (Austregesilo 1926, Steiner 1927, Guiraud 1931 und 1934, Rogers 1932, Austregesilo d. ä. und Fortes 1933, Scheinker 1938). Marburg, der sie 1906 zuerst gesehen und beschrieben hatte, hat sich 1942 wieder mit ihnen befaßt. Die Fragmente wurden verschieden erklärt. Alle diese Autoren, außer Guiraud, halten die argyrophilen Brocken entweder für Gewebsabbauprodukte oder für mikrobische Bruchstücke. Guiraud allein vertritt die Ansicht, daß sie die intakten Mikroben selbst darstellen.

Bei der m. S. können wir 3 *verschiedene* Formen der argyrophilen Trümmer unterscheiden: die in den Silberzellen (Steiner 1930, 1931), die extracellulären und die intracellulären. Die Silberzellen sind oft in Herdchen im erkrankten Gewebe sichtbar zu machen. Sie sind lymphocytäre Elemente. Ihr argyrophiler Inhalt ist fein, manchmal aber noch deutlich fädig. Die lymphocytären Einschlüsse sind nur in den *dicken* Gefrierschnitten (Methode I) sichtbar zu machen und nicht in den dünneren Paraffinschnitten (Methode II). Kopeloff und Blackman (1935), Blackman (1936), Blackman und Putnam (1938), Hassin und Diamond (1939) haben die Methode nachgeprüft und Silberzellen dargestellt. Putnam und Hassin haben ihre Spezifität für m. S. angezweifelt. Die extracellulären und intracellulären *gröberen* Gebilde sind mit meiner Methode I und II darstellbar. Wenn intracellulär, sind sie im astrocytären Zelleib und seinen cytoplasmatischen Fortsätzen zu finden, nie im Zellkern. Diese Zellen fallen leicht als vergrößerte und gewucherte Astrocyten ins Auge. Ich habe sie als *Haptocyten* (Greifzellen) bezeichnet wegen der ihnen zukommenden aktiven Rolle, die Spirochätentrümmer in sich aufzunehmen und vielleicht auch noch erhaltene Spirochäten anzugreifen und in sich einzuverleiben. Die beladenen Astrozyten sind von Guiraud mit der Tanninsilbermethode Achucarros (erste Modifikation von Rio-Hortega) dargestellt worden. Ich habe die intracellularen Bruchstücke mit anderen Färbemethoden, aber weniger hervorstechend, z. B. mit Thionin-, Toluidinblau-, Kresylviolett-, selbst mit Hämatoxylin-Eosinfärbungen gesehen, nicht aber die extracellulären. Mit Fettfärbungen kommen sie *nicht* zur Darstellung.

Von größerem Interesse ist die *Beziehung zwischen* den *Fragmenten* und den *Spirochäten.*

Nach Durchsicht einer großen Reihe von Schnitten kann eine sehr deutliche *Stufenleiter* zwischen wohlerhaltenen, extracellulär untergehenden, intracellulär einverleibten und verarbeiteten Spirochäten festgestellt werden. Die extracelluläre Stufenleiter geht von typischen Gestalten mit leichten Abweichungen in Form von Knöpfchen, Schlingen, Ösen, Ringen, partiellen Verdickungen und Verklumpungen aus. Dann folgen *halb* in Zellen eingeschlossene Formen bis zu vollkommen intracellulär liegenden stark verzerrten und schließlich klumpigen Spirochätentrümmern. Typisch wohlerhaltene Formen sind in Astrocyten *niemals* zu finden. Es ist dies ein Zeichen dafür, daß die Untergangserscheinungen der Spirochäten während ihrer extracellulären Lagerung beginnen und daß für ihre Einverleibung in die Zelle eine Herabsetzung der Vitalität der Keime vorauszusetzen ist. Von überragender Wichtigkeit ist aber, daß die Haptocyten uns als *Wegweiser* und *Signalposten* für die Auffindung wohlerhaltener Spirochäten dienen. Wo schwer mit Spirochätentrümmern beladene Greifzellen und wo gleichzeitig extracelluläre Spirochätenfragmente sich finden, ist die Wahrscheinlichkeit des Auffindens wohlerhaltener Spirochäten in den befallenen Geweben des polysklerotischen Zentralnervensystems viel größer als anderswo. Es besteht kein Zweifel, daß die Spirochätenuntergangsformen, die Spirochätenfragmente und schließlich die intracelluläre Verarbeitung dieser Fragmente in enger pathogenetischer Beziehung zueinander stehen.

Die Haptocyten sind außer mir von SCHEINKER gesehen und beschrieben worden.

Ich übergehe hier die Streitfrage, ob und inwiefern die beschriebenen Fragmente und Verklumpungsformen eine genetische Bedeutung im Lebenscyclus der Spirochäten haben oder aber absterbende und tote Gebilde darstellen. BALFOUR, HINDLE, HAMPP, LEISHMAN, LEVADITI, DE LAMATER sind stark für die Theorie eines germinativen Cyclus der bekannten Spirochäten eingetreten, ähnlich der, die MEIROWSKY schon 1914 für das Treponema pallidum aufgestellt hatte. Andere sind in Zweifel oder lehnen diese Entwicklungstheorie ganz ab (FANTHAM, AKATSU, WARTHIN und OLSEN). Ich selbst bin sicher, daß die beschriebenen argyrophilen Gebilde nekrobiotische oder nekrotische Überbleibsel sind und nichts mit germinativen Cyclen zu tun haben. Wer die Spirochätengebilde in ROSES und MORTONS Arbeit studiert, wird sich über den morphologischen Pleomophismus als natürlichen vitalen Ausdruck einer großen Flexibilität nicht wundern. Sehr kurze Formen, Ringformen und körnige Elemente werden als atypische Formen verzeichnet. Trotzdem lehnen die beiden Autoren diesen Formenreichtum als Zeichen eines Lebenscyclus völlig ab. Ich sehe auch nicht ein, warum, nachdem eine *Querteilung* der Spirochäten als unbedingt sicher angenommen werden kann, die Natur einen weiteren komplizierteren Fortpflanzungsvorgang hinzufügen sollte. Ich gebe eine solche Möglichkeit zu, wenn auch bis jetzt keinerlei Anhaltspunkte, geschweige denn Beweise, für sie vorliegen. Die einzige Ausnahme hiervon mag in den Agglomerationen zu finden sein. Die Eigentümlichkeit spirochätaler Agglomerationen könnte nämlich im Vergleich mit der der Agrobakterien als sexualer Kopulationsvorgang gedeutet werden.

Ich wüßte nicht, wie das Vorliegen der *argyrophilen Trümmer* außerhalb und innerhalb von Zellen erklärt werden könnte, ohne die Annahme ihrer Herkunft aus mit denselben färberischen Qualitäten erscheinenden Spirochäten. Eine bessere Erklärung ist bis jetzt von niemandem beigebracht worden. Immerhin stehen wir hier ganz am Anfang der Forschung und unerwartete Überraschungen sind ja in einem solchen frühen Forschungsstadium nicht ganz selten.

4. Die ursächliche Bedeutung der *Spirochaeta myelophthora*. Von einigen Kritikern wird zwar die *mikrobische* Natur der Spirochäten unbedingt anerkannt, ihre *ätiologische* Bedeutung für die m. S. aber abgelehnt oder wenigstens nicht für bewiesen erklärt. Ich gebe zu, daß die *unbedingte* Beweisführung der Erregernatur der Spirochaeta myelophthora für die m. S. noch der Mitarbeit *vieler* Forscher bedarf und auf der Entwicklung rascherer Nachweismethoden beruht. Wissenschaftliche Pionierarbeit kann ihrem Wesen nach nie vollkommen und bis in die kleinste Einzelheit hinein vollständig sein.

Wenn es sich bei der Spirochaeta myelophthora um einen im Zentralnervensystem des Polysklerotikers *lebenden* Mikroorganismus handelt, und dieser Keim *nicht* die Krankheit m. S. verursacht, könnte er vielleicht als harmloser Schmarotzer des zentralnervösen Gewebes angesehen werden? Oder als modifizierte Syphilisspirochäte, oder als Eindringling während der agonalen Phase oder kurz nach dem Ableben des

Kranken oder als von außen kommende Verunreinigung? So wurde von Mackay vermutet, daß mit dem in der Nährflüssigkeit verwendeten menschlichen und tierischen Blutserum die Keime eingeschleppt seien und daß auch Simons bei seinem Darstellungsverfahren einer Verunreinigung mit lebenden Keimen zum Opfer gefallen sei. *Schaltenbrand* betrachtet es als sehr fraglich, „ob Organismen, die bei verminderter Abwehrlage saprophytär den Organismus überschwemmen könnten, als *pathogene* Keime angesehen werden dürfen". Ich kann nur sagen, daß ich bei meinen zahlreichen Kontrolluntersuchungen niemals auf einen der Myelophthora ähnlichen oder gar identischen Keim gestoßen bin.

Ich muß hier auf die Kritik Martins mit seiner Gruppe an den Spirochätenzüchtungen Ichelsons und Myersons, sowie an meinen eigenen histologischen Befunden verweisen.

Im gesunden Menschen kommen Spirochäten in der Mundhöhle, im Bronchialsekret, im Mageninhalt, in den Exkrementen des Darmkanals und an den genitalen Organen vor. Sie leben aber *nicht in* den Geweben und stellen *harmlose Kommensalen* dar. Sie wurden niemals im Zentralnervensystem gesunder oder mit anderen Krankheiten, ausgenommen Syphilis, Rückfallfieber, Leptospirosen und m. S. behafteten Menschen gefunden. Es ist selbstverständlich, daß bei unseren Untersuchungen von polysklerotischen Zentralnervensystemen und bei denen anderer Forscher Syphilis auf das sorgfältigste ausgeschlossen wurde. Die Spirochaeta myelophthora ist ja auch für den Kenner morphologisch leicht vom Treponema der Syphilis zu unterscheiden Daß aber Irrtümer in dieser Hinsicht vorgekommen sind, beweist die Veröffentlichung von Julius Schuster, der die von ihm in einem Fall fälschlich als m. S. diagnostizierte juvenile progressive Paralyse nachgewiesenen typischen Pallidae als m. S.-Erreger hingestellt hatte.

In der Schlußperiode menschlichen Lebens, in den letzten Stunden vor dem Tode, wie auch im toten Körper, können die *Gewebe* des menschlichen Zentralnervensystems von saprophytischen mikrobischen Eindringlingen befallen werden. Bakterien der Clostridium-Art rufen die mit bloßem Auge erkennbaren Veränderungen des „Schweizer-Käse-Gehirns" hervor. Hier ergibt die mikroskopische Untersuchung die massenhafte Anwesenheit von identischen Bakterien ohne auch nur die geringste entzündliche Reaktion. Es fehlt auch jede andere Gewebsreaktion etwa der Neuroglia. Das Wirtsgewebe hat alle und jede Reaktionsfähigkeit verloren. Ganz anders bei der m. S.! Hier finden wir oft schwere entzündliche Reaktionen in den Grenzgebieten frischer herdförmiger Entmarkungen. Diese Entzündungen stellen freilich nur eine indirekte Anzeige einer vergangenen Aktivität der ursächlichen Noxe dar. Der unmittelbare Beweis ist in der Anwesenheit von wohlerhaltenen bis untergehenden individuellen Spirochäten, von regelmäßigen typischen Formen, mehr oder weniger geradlinigen, windungslosen Formen bis zu allen Formen körnchenartigen Untergangs, erst außerhalb der Wirtszelle und später in ihr erbracht. Bei der m. S. ist die Aufnahme der Spirochätentrümmer in den Zelleib der Astrocyten besonders bemerkenswert als ein Zeichen der lebendigen Aktivität des Krankheitsprozesses im Wirtskörper. Nichts dergleichen findet sich, wenn eine mikrobische Invasion kurz vor oder nach dem Tode des Wirtes stattgefunden hat. Die räumliche Verteilung der Spirochäten und des Spirochätenunterganges in identischen Feldern von *Serienschnitten* nahe oder in den entmarkten Gebieten ist ein neuer Hinweis auf die kausalen Beziehungen des Erregers zum Krankheitsprozeß. Die entzündliche Reaktion in diesen frischen Gewebsläsionen mit der Anwesenheit von Spirochäten und ihren Untergangserscheinungen und die Abwesenheit all dieser Vorgänge in alten ausgebrannten Herden erhöht die Augenscheinlichkeit der kausalen Zusammenhänge.

Die Annahme einer agonalen oder postmortalen Einwanderung der Spirochäten in das Zentralnervensystem kann in Anbetracht der höchst vitalen Reaktionen der zentralnervösen Gewebe gegen die Eindringlinge unmöglich aufrecht erhalten werden. Auch ein harmloser Spirochätenorganismus, der nur im Gehirn und Rückenmark von Polysklerotikern sich findet, nicht aber in vielen Hunderten von Zentralnervensystemen anderswie erkrankter oder gesunder Menschen, ist undenkbar.

5. *Eine Möglichkeit* der kritischen Bewertung der Spirochätenfunde im Zentralnervensystem der Polysklerotiker kann nicht *unbedingt* abgelehnt werden. Es ist die *Kombination* der Spirochaeta myelophthora mit einem *Virus*. Die Spirochäte könnte dann einen allerdings obligaten *Mitläufer* des *eigentlich kausalen* Virus darstellen. Dies ist reine *Spekulation*. An Hand der neuerdings erzielbaren Myelophthoraspirochäten-Kulturen wäre aber jetzt schon eine experimentelle Inangriffnahme dieses Problems möglich, nämlich mittels einer Passage von Spirochätenkulturen durch bakteriendichte Filter und Inoculation des Filtrates in neue Kulturröhrchen. Dabei ist allerdings zu bedenken, daß Spirochäten unter gewissen Umständen, wie z. B. Filtrierung unter Druck, auch durch bakteriendichte Filter durchpassieren können. Wie mir Miß Ichelson mitteilte, ist es ihr nicht gelungen, neues Wachstum ihrer Spirochätenkulturen nach Passage durch bakteriendichte Filter zu erzielen. Aber selbst, wenn diese Kombination von Virus und Spirochäte vorläge — es wäre die erste unter den pathogenen Spirochäten, die wir kennen — würde die Exklusivität und Spezifität der Spirochaeta myelophthora in ihrer kausalen Bedeutung für die m. S. kaum geschmälert. Daß Viruse im lytischen Prozeß der Bakterienzerstörung in Form von Bakteriophagen eine Rolle spielen, ist bekannt. In der Spirochätologie ist ein Bakteriophage als Spirochätenzerstörer nicht berichtet. Ob ein solcher nicht doch vorkommen kann, ist unbestimmt. Mit seiner durchaus hypothetischen Existenz wäre die *ätiologische* Bedeutung eines solchen Bakteriophagen für die m. S. noch keineswegs bewiesen, ebensowenig wie wir etwa den Bakteriophagen des Eberthschen Bacillus im Abdominaltyphus eine entscheidende ätiologische Rolle zumessen.

6. Muß ein hundertprozentiger Erregernachweis bei m. S. verlangt werden?

Ich habe in meiner Schrift „Krankheitserreger und Gewebebefunde in m. S." 1931 diese Frage diskutiert. Beim Vergleich mit dem Erregernachweis im Zentralnervensystem bei Paralyse und Tabes ergab sich, daß wir auch bei m. S. wahrscheinlich mit einer äußerst großen Schwankungsbreite der Erregeranzahl in den befallenen Geweben des Polysklerotikers rechnen müssen. Ich betonte damals schon die Parallelität der jeweils anzunehmenden Erregermenge mit dem klinischen Bild der Erkrankung: akute Schübe bedeuten eine große Anzahl von Erregern, langsam oder gar nicht progrediente, stationäre Fälle wenig oder gar keine Möglichkeiten des Erregernachweises. Für die progressive Paralyse aus der *vortherapeutischen* Zeit wurde eine *Maximal*zahl von 50% der Fälle positiven Treponemennachweises angegeben (Jahnel). Bei der Tabes dorsalis ist diese Höchstzahl noch viel kleiner. Für die Annahme der ätiologischen Bedeutung der Syphilistreponemen in Paralyse und Tabes bildet das Fehlen eines 100%igen Erregernachweises *keinen* Gegenbeweis. Dies gilt eigentlich für jede chronische, mit Schüben und Remissionen einhergehende, mit milden und schweren Krankheitsphasen verbundene Infektionskrankheit. Sollte es bei der m. S.

anders sein? Es scheint jetzt schon möglich über diesen Unterschied im Vorkommen der Spirochäten im polysklerotischen Zentralnervensystem etwas Bestimmtes auszusagen. In meiner in der Münchener medizinischen Wochenschrift erschienenen Arbeit (1959) habe ich eine hier Seite 46 wiederholte Tabelle gebracht, in der *zwei* Fälle von m. S. als „ausgewählt“ bezeichnet wurden. Sie waren beide stark spirochätenpositiv. Sie wurden beide bei der Statistik *nicht* mitberechnet, weil ihre *Auswahl* vom Gesichtspunkt der Wahrscheinlichkeit positiven Spirochätennachweises erfolgt war. Aus dem gleichen Grunde habe ich die histologisch spirochätenpositiven Befunde anderer Untersucher in der Statistik nicht mitgezählt. Die beiden eben genannten Fälle befanden sich im schweren subakuten Schub der Krankheit. Hier wäre der Erregernachweis ein hundertprozentiger gewesen. AHRENS und MUSCHNER haben die Erreger*abwesenheit* in allen *chronischen* Herden mit der Simonsschen Methode konstatiert, SIMONS hat die Schwankungen der Erregerzahl je nach dem Alter und der Akuität der Herde, spirochätenleere bis zu enorm spirochätenreichen Herden demonstriert.

Solange unsere Nachweisverfahren von einer hinreichend großen Quantität der Erreger im untersuchten Objekt abhängig sind, wird ein 100%iger Erregernachweis nicht verlangt werden können.

Zu beachten ist auch, daß die vielleicht kurzdauernden *Zeiten* stärkster Erregeranwesenheit in den Geweben von Zeiten der Spirochätenleere oder Spirochätenarmut an denselben Stellen abgelöst werden, während andererseits der Gewebsschaden ein permanentes Bild liefert. Der Erreger hat gewissermaßen seine Visitenkarte abgegeben und ist wieder verschwunden. Schwere Schübe bedeuten eine starke Vermehrung der Spirochäten und wahrscheinlich auch erheblichen Zerfall der stark vermehrten Erregermenge, während zu Zeiten der Remissionen die Spirochätenzahl in den Geweben des Zentralnervensystems äußerst niedrig ist, so daß der Erreger sich völlig dem Nachweis entzieht. Wer in den aus Anstalten für chronische Krankheiten stammenden alten Fällen von m. S. nach Erregern sucht, wird viele Hunderte von *erregernegativen* Fällen herausfinden können, ohne daß er damit in der Lage wäre, die Schlüssigkeit des Erregernachweises anzuzweifeln. Wer, wie SIMONS, die Fälle nach der Schwere und Akuität der klinischen Krankheitserscheinungen zur Suche auswählt, wird Erfolg haben. Nur *positive* Befunde sind beweiskräftig, die negativen besagen nichts.

Wir könnten fragen, ob unter der Annahme der Spirochätenätiologie der m. S. 100%ig positive Ergebnisse der *Kultur aus Cerebrospinalflüssigkeit* erwartet werden sollten? Dies würde voraussetzen, daß die Spirochäten dauernd im Liquor ansässig wären, was sie aller Voraussicht nach *nicht* sind. Im Abschnitt VIII, 7 wird die Verteilung und Ausbreitung der Erreger im Zentralnervensystem des Polysklerotikers einschließlich seines Liquors ausführlich behandelt werden. Danach könnte die Anwesenheit der Spirochäten in früheren Stadien der Krankheit vorliegen oder auch später, aber dann nur in kurzen Zeitspannen, sich finden. Das bisher vorhandene Tatsachenmaterial erlaubt keine schlüssige Einsicht in diese Verhältnisse. Daß aber die Spirochäten im Liquor des Polysklerotikers in einer statistisch und damit ätiologisch bedeutsamen Häufigkeit vorhanden sind, darf füglich angenommen werden, Warum dann nicht in *allen* Fällen dieser Krankheit? *Erstens* einmal sind pathogene Spirochäten kulturell oft schwer faßbar. Sie sind bakteriologisch oft nicht leicht züchtbar; so mißlingt die Züchtung dem Neuling. Damit könnte eine Spirochäten-

abwesenheit vorgetäuscht werden, die in Wirklichkeit gar nicht vorliegt. *Zweitens* sind Mißerfolge der Züchtung dadurch zu erklären, daß die Nachahmer (Needham und Mitarbeiter, Mayo-Klinik, Mavor u. Mitarb. in Vermont, Hofmann und Schaltenbrand) den Originalvorschriften Ichelsons nicht *genau* gefolgt sind. Wenn ich das Werk eines anderen Forschers kontrollieren will, so habe ich die klare Pflicht, seine Methodik strengstens zu befolgen. Unter diesen Umständen kann den Veröffentlichungen der genannten Autoren keinerlei Beweiskraft zugesprochen werden. Was aber mehr zu denken gibt, ist die *Unterlassung* oder sogar Unterbindung der Veröffentlichung *spirochätenpositiver* Ergebnisse aus polysklerotischem Liquor. Solche Verhinderungen sind den Gegnern der ursächlichen Bedeutung der Spirochäten für die m. S. nicht unwillkommen. Wird doch dadurch die statistische Sicherung dieser Bedeutung verkleinert! Im Gebiet der m. S.-Forschung sind mir solche Unterlassungen bekannt geworden.

Daß eine ausreichende Prozentzahl positiver Befunde verlangt werden muß, versteht sich von selbst. Dies bringt uns zum nächsten Punkt der kritischen Bewertung.

7. *Gibt es spirochätenpositive Kontrollfälle d. h. bei anderen Krankheiten oder bei gesunden Menschen?* Bis jetzt hat sich niemand in den Vereinigten Staaten, in England, Frankreich, Skandinavien, der Schweiz die Mühe gemacht, meine *histologische Nachweismethode* im Paraffinblock anzuwenden, um entweder die Spezifität der Spirochätenbefunde darzutun oder aber die Spirochäten bei *anderen* Krankheiten oder im Zentralnervensystem von Gesunden nachzuweisen.

Auch mit dem Simonsschen Verfahren sind außer seinen eigenen negativen Kontrollversuchen und den ebenfalls negativen von Ahrens-Muschner keine spirochäten*positiven Kontrolluntersuchungen* bekannt geworden.

Die meisten Kontrolluntersuchungen sind mit dem Ichelsonschen indirekten Verfahren der Kultivierung der spezifischen Spirochäten aus Spinalflüssigkeiten angestellt worden. Abgesehen von gelegentlichem Wachstum nicht-spirochätenartiger Keime durch Verunreinigung sind offenbar viele Einzelfälle im Kulturmedium *ohne* jegliches Wachstum geblieben (Mayo-Klinik, Schuhmachers *Gruppe* etc.). *Negative* Versuche und das Ausbleiben eines Wachstums in der Kultur beweist jedoch nicht das geringste gegen die ätiologische Bedeutung der angeschuldigten Spirochäten. Es beweist dies um so weniger, als bereits spirochätenpositive Bestätigungen von Ichelsons Kultivierungsergebnissen vorliegen (Meyerson, Newman). Anders wäre es, wenn Spirochäten aus Spinalflüssigkeiten von *anderen* Krankheiten als m. S. gezüchtet worden wären. Dies hat aber bis jetzt niemand behauptet.

In einer Arbeit von 1959 hat Martin mit seinen Mitarbeitern berichtet, daß von ihm insgesamt 375 Einzelproben von Cerebrospinalflüssigkeit kulturell untersucht worden sind, darunter 33 als m. S. diagnostizierte Fälle, 144 von anderen neurologischen Krankheiten und 198 aus Gründen einer nötigen Untersuchung des Liquors. Am häufigsten fand er in seinen Kulturen einen bisher nicht beschriebenen anaerobischen Streptococcus, den er Streptococcus fluidispinae benannte. Dieser Keim konnte in 53% der polysklerotischen Fälle kulturell nachgewiesen werden. Auf die Gesamtzahl der untersuchten Liquores würde diese Prozentzahl sich auf 12% erniedrigen. Agglutinationsstudien ergaben Antikörper gegen diesen Keim in 10—15% der Gesamtbevölkerung.

Die Veröffentlichung dieses Pittsburgher Genetikers und Mikrobiologen hat neuerdings auch außerhalb der Vereinigten Staaten wissenschaftliches Aufsehen erregt. So berichtet Schaltenbrand kürzlich, daß Martin und Kurtzke „in dem von Rose Ichelson benutzten Aqua dest. Spirochäten gefunden haben wollen". Der wahre *Sach*verhalt der Martinschen Veröffentlichungen ist folgender:

1. Der bakteriologisch von Martin gezüchtete Keim wird von ihm als *Vibrio tyrogenus* klassifiziert.

2. Martin erklärt, Ichelson wie Meyerson hätten den Vibrio-Keim irrtümlich für eine Spirochäte gehalten.

3. Martin selbst war diesem anscheinenden Irrtum falscher Klassifizierung unterlegen. Er benannte den Keim zuerst als Spirochaeta plicatilis (1959 S. 76, Fußnote und Anatomical Record 133 [2] 411) und erst später als Vibrio tyrogenus.

4. Nach Martin ist der Vibriokeim einer Verunreinigung des beim Kultivierungsverfahren benutzten *destillierten Wassers* zuzuschreiben.

5. Die in m. S.-Gehirnen histologisch von mir entdeckten Gebilde sind nach Martin *keine* Spirochäten. Die von früheren Autoren in Gehirnen Cholerakranker beschriebenen Massen von Vibrionen seien „*nicht ungleich*" den von mir nachgewiesenen *Spirochäten* im Zentralnervensystem der Polysklerotiker.

Ich überlasse es den Fachbakteriologen, sich mit Martin auseinanderzusetzen, doch möchte ich die Bereitschaft dieses Bakteriologen, zufällige Verunreinigungen des Liquors in fortlaufenden Kulturen zu züchten und voreilige Schlußfolgerungen daraus zu ziehen, nicht unerwähnt lassen. So hat er seit 1955 mit Brewers Nährstoff (Thioglycollate Difco 0236) die gewöhnlichen aerobischen und mikroaerophilen Haut- und Luftbakterien zu 2 bis 3 Prozent kulturell im Liquor nach 24 bis 48 Stunden gefunden. Wenn diese Kulturen länger (10 Tage bis 4 Wochen) unter bakteriologischer Kontrolle gehalten wurden, erhöhte sich die Zahl bakterienpositiver Kulturen des Liquors auf 13%. Der anscheinend in allen diesen 13 Prozent identische Keim wurde als polymorpher, grampositiver diphtheroider Keim bezeichnet. 1958 hatte Martin mit seinen Mitarbeitern einen anaerobischen Keim in *31 Prozent* der bakteriologisch untersuchten Liquoren (13 von 42 Proben) gefunden.

Bezüglich der Verunreinigung des destillierten Wassers (Punkt 4) ist zu sagen, daß Meyerson vielfach variierte Sterilitätskontrollen des destillierten Wassers durchgeführt hat. Sie verliefen alle durchaus *negativ* (briefliche Mitteilung).

Auf die spirochäten-positiven Züchtungsergebnisse von Newman und *Mitarbeitern* sei aufmerksam gemacht. Martin erwähnt sie überhaupt *nicht*. Diese Untersuchungen sind in Stanford University, San Francisco, Kalifornien, unternommen worden. Es ist kaum anzunehmen, daß das hierbei verwendete destillierte Wasser aus *derselben Handelsquelle* wie das von Ichelson, Myerson und Martin benutzte stammte.

Zu Punkt 5 möchte ich bemerken, daß Martin offenbar selbst keine Erfahrung in der Beurteilung von Gewebsschnitten menschlicher Krankheiten hat. Um so mehr hätte er die Bestätigung meiner histologischen Spirochätenfunde im Zentralnervensystem der Polysklerotiker durch hervorragende Sachkenner, wie Hallervorden, Marburg, Morton, Schlossberger und Brandis, Wohlwill, Zimmerman und die Mikrobiologen des *National Institute of Health* beachten müssen. Die von mir untersuchten Fälle von m. S. hatten keine Cholera. Auch ist nicht das geringste von einer choleraähnlichen Erscheinungsweise im Verlauf der m. S. bekannt. Die Meinung Martins, ich hätte fälschlich Spirochäten im Gehirn und Rückenmark der Polysklerotiker an Stelle von Choleravibrionen angenommen, ist zu phantastisch, um auf sie weiter einzugehen.

Martin unterläßt es, die von Simons, Ahrens und Muschner *direkt* mittels des Thedanblau-Färbeverfahrens im Zentralnervensystem und Liquor der Polysklerotiker nachgewiesenen *unzweifelhaften Spirochäten* anzuführen. Die diesbezüglichen Veröffentlichungen dieser Autoren sind ihm offenbar nicht bekannt.

Über vibrio-ähnliche Bakterien aus Kulturen von „Spirochaeta myelophthora" berichtet ganz neuerdings (1960) Rosebury aus dem bakteriologischen Institut der Zahnmedizinschule der Washington-Universität in St. Louis. Seine Schlußfolgerung, daß die Mikroorganismen in den Kulturen von Ichelson und Myerson Bakterien vom Typ des Vibro tyrogenus oder Vibrio fetus aber keine Spirochäten seien, dürfte völlig irrig sein. Er unterläßt es vollkommen, die Möglichkeit einer Verunreinigung seiner Kulturen zu erörtern. Von der Voraussetzung ausgehend, daß pathogene Spirochätenkulturen äußerst empfindlich gegen Vereunreinigungen mit andersartigen Keimen sind, wäre das gegebene Experiment gewesen, Reinkulturen von den genannten Vibrionen und Reinkulturen der Spirochaeta myelophthora in verschiedenen Verdünnungen zu mischen und festzustellen, welche der beiden Arten die überlebende ist. Die schönen elektronenoptischen Mikrophotographien (Fig. 1—5) in ROSEBURYS Arbeit beweisen zweifellos die Klassifizierung der Keime als Vibrionen. Insbesondere kommen in den Abbildungen die einpolarigen Geißeln deutlich zum Ausdruck. Diese Eigenschaft neben anderen unterscheidet diese Keime von allen pathogenen Spirochäten. Es ist für den Spirochätenkenner unzweifelhaft, daß die von MARTIN u. Mitarb., sowie ROSEBURY in Spirochätenkulturen isolierten Keime monotriche geißeltragende vibrioartige Organismen und keine Spirochäten sind. Hierin stimme ich mit ROSEBURY überein. Die Anschuldigung aber, daß ICHELSON irrtümlich die Vibrionen für Spirochäten gehalten hätte, bedarf der schärfsten Zurückweisung. Die beste Erklärung bleibt immer noch die Verunreinigung der von ROSEBURY verwendeten Subkulturen mit vibrio-artigen Keimen. Dieser Verdacht wird noch dadurch verstärkt, daß ROSEBURY 2 Kulturen aus zweiter Hand und 3 aus ICHELSONS Laboratorium erhalten hat. Alle diese waren *Subkulturen*. Ein weiterer Umstand, der den Verdacht der Verunreinigung noch erhöht, ist der, daß von MARTIN dieselben vibrionenartigen Keime *aus destilliertem Wasser* allein gezüchtet werden konnten. ROSEBURY erwähnt diese Tatsache, aber ohne die Möglichkeit einer Verunreinigung seiner Kulturen auch nur mit einem Wort zu nennen. Dank des Entgegenkommens von ROSE ICHELSON und Dr. MYERSON konnte ich in ihren Laboratorien Präparate der Reinkulturen im Phasenkontrast und im Dunkelfeld wie auch in Silberpräparaten studieren. Was ich gesehen habe, waren echte Spirochäten *nicht* vom Leptospiren- oder Treponementypus, sondern eher dem Genus Borrelia zugehörig, auf alle Fälle aber *keine Vibrionen*. Prof. SIMONS war so freundlich, mich seine Thedanblaupräparate aus polysklerotischem Liquor und Gehirn sehen zu lassen. Auch in diesen, auf direktem Wege, ohne Kulturen gewonnenen Präparaten war die Spirochätennatur der Gebilde unverkennbar. Schließlich darf ich darauf hinweisen, daß ich meine eigenen auf Spirochäten gefärbten Schnitte von polysklerotischen Gehirnen und Rückenmarken einer größeren Zahl wirklich sachverständiger Neuropathologen und Mikrobiologen zeigen konnte, ohne daß auch nur ein einziger von diesen Zweifel an der Spirochätennatur der Gebilde geäußert hätte. Das Simonssche Verfahren ist von AHRENS und MUSCHNER angewandt worden. Sie haben die Simonsschen Ergebnisse bestätigt und keinen Zweifel an der Spirochätenzugehörigkeit der von ihnen gefundenen Gebilde geäußert.

Gegenüber diesem erdrückenden Tatsachenmaterial dürften die Roseburyschen fragmentären Beobachtungen, die von ihm überdies als „unvermeidlicher Weise unterbrochen" bezeichnet wurden, kaum ins Gewicht fallen.

Daß mit Spinalflüssigkeit sehr leicht bakterielle Verunreinigungen entstehen können, beweisen auch die Versuche der Wiener Gruppe von TSCHABITSCHER u. Mitarb., die einen säurefesten Bacillus als Erreger der m. S. anschuldigten, der sich aber auch als Verunreinigung erwiesen hat, wie auch in den früheren Versuchen von SCHALTENBRAND (1943).

Soviel steht jedenfalls fest: Die *spezifische* Natur des Erregers ist gewahrt — die Krankheitskeime sind in *keinem* anderen Fall einer Erkrankung des Zentralnervensystems oder sonstwie *außer bei m. S.* gefunden und beschrieben worden.

Das langsame Tempo der Anerkennung der Spirochätenätiologie der m. S. kann niemand wundern, der an eine historische Betrachtungsweise gewohnt ist. *Der*

Widerstand gegen die Auffassung der m. S. als *Infektionskrankheit* ist ein Grund der Verzögerung. *Die mühevolle* und *zeitraubende Arbeit des Erregernachweises* ist ein *anderer* Grund. Der *schwer faßbare Charakter pathogener Spirochäten* ist ein *weiterer* Grund. Die der wahren Forschernatur fremde, dem herkömmlichen Zeitgeist aber genehme Eigenart, dem Neuen zu widerstreben, weil es neu ist, und im *Alten* zu beharren, weil es durch die *Tradition* geheiligt ist, hat viel zur Verzögerung der Erkenntnis des wahren Sachverhaltes beigetragen. Dies war immer so und wird in Zukunft so bleiben. Um so größer ist der Ansporn für den vorausschauenden Forschergeist, der schwer kämpfenden Wahrheit mit seiner ganzen Kraft zum Sieg zu verhelfen.

C. Technischer Teil

Histologische Methoden. Für die Darstellung von Spirochäten in *Gewebsschnitten* oder *Gewebsblöcken* sind nur Silbersalzreduktionsverfahren anwendbar. Anilinfarbstoffe sind unbrauchbar. Dagegen ist es möglich, den versilberten Schnitt zu entsilbern (WILSON) und mit anderen Färbemethoden zu behandeln. Für die Versilberung der Spirochäten in den Schnitten habe ich *zwei* Methoden ausgearbeitet: Methode I in 50—60 μ dicken Gefrierschnitten gut formalinfixierten Gewebes; Methode II in Schnitten gewöhnlicher Paraffin-eingebetteter dünner (7 μ) Gewebsschnitte. Methode I ist 1931 ausführlich von mir beschrieben worden. Hier ist auch manches über die Theorie der Silberspiegelbildung an der Spirochätenoberfläche ausgeführt. Methode II ist nur in englischer Sprache veröffentlicht. Ich bringe deshalb hier eine Übersetzung ins Deutsche:

1. Schnitte 7—8 μ dick von in Paraffin eingebetteten Gewebsblöcken, die vorher gut in 10% Formalin fixiert waren.

2. Die Paraffinschnitte werden mittels Glycerin-Albumin (im Kühlschrank aufbewahrte Lösung mit einigen wenigen Thymol-Kristallen versehen) übertragen.

3. Die mit den Schnitten versehenen Objektträger werden in ein *Glasreck* gebracht. Metallbehälter und andere metallische Instrumente dürfen *nicht* verwendet werden. *Glasstäbchen* für die Übertragung und Porzellan- oder *Glas*löffel für die Gewichtsbestimmungen sollten metallische Instrumente ersetzen. Glasschalen, in denen Silbernitratlösungen verwandt wurden, sollten mit Salpetersäure ausgespült und gründlichst mit destilliertem Wasser gewaschen werden.

4. Entparaffinierung der Schnitte wird zweimal mit *frischem* chemisch reinem Xylol vorgenommen. Absoluter Alkohol zweimal. Verbringung in eine Mischung von alkoholischem Uraniumnitrat und alkoholischer Mastixharzlösung für 5—6 min (chemisch reines Uraniumnitrat, 2 g in 100 cm³ absolutem Alkohol und 2 g Mastixharz auf 10 cm³ absolutem Alkohol und *Mischung zu gleichen Teilen*). Eine 5%ige Stammlösung von Mastixharz in absolutem Alkohol kann vorrätig gehalten werden. Wichtig ist die *völlige Klarheit* der alkoholischen Mastixstammlösung, die nach 24—40stündigem Stehen und öfterem Schütteln durch mehrmaliges Filtrieren durch eine doppelte oder dreifache Schicht von Filtrierpapier erreicht wird.

Aus der Urannitrat-Mastixlösung werden die Schnitte dann 4 bis 5mal in destilliertem Wasser gewaschen bis keine weißlichen Wolken von den Objektträgern abgehen.

5. Imprägnation in 0,1% wäßriger (destilliertes Wasser) Silbernitratlösung (nur chemisch reines Silbernitrat verwenden) für 48 Std bei 60° C Temperatur. Die Silbersalzlösung wird aus einer mit Glasstöpsel versehenen braunen Flasche aus einer 1%igen Stammlösung frisch bereitet.

6. 4maliges Waschen der Objektträger mit den Schnitten in destilliertem Wasser.

7. Entwässerung in aufsteigender Alkoholreihe und Verbringung unmittelbar in eine 2%ige alkoholische Mastixharzlösung für 5 min.

8. Reduktionsprozeß: Verbringen des Glasrecks mit den Schnitten in eine 5%ige wäßrige (destilliertes Wasser) Pyro-Catechin (Catechol C. P.)-Lösung, die vorgewärmt worden ist. Die Schnitte verweilen hierin für eine bis ein und eine halbe Stunde bei 60°.

9. Gründliches Auswaschen in destilliertem Wasser.

10. Dehydrierung in vorher nicht gebrauchter aufsteigender Alkoholreihe, Xylol (chemisch rein!) Canada-Balsam oder Clarite.

Vorsicht! Die Uraniumnitrat- und die Reduktionsflüssigkeit sollten jedesmal frisch präpariert werden. Erneuere auch die Reihe der Entwässerungsalkohole häufig. Gebrauche chemisch reines Xylol!

Die Methode läßt sich auch für den Nachweis von allen Bakterien und pathogenen Pilzarten in menschlichen und tierischen Geweben verwenden, nicht aber für Protozoen, die sich in ihrem färberischen Verhalten wie metazoisches Gewebe verhalten. Vor Anwendung der Methode an wertvollem Material sollte der Neuling an anderem spirochätenhaltigem, gut fixiertem Formolmaterial sich einarbeiten.

Ein Vorteil beider Methoden ist, daß sie auch die Untergangsformen von ihrem Beginn bis zum Ende, selbst nach ihrer Einverleibung in die gliösen Wirtszellen, spiegelschwarz darstellen.

Die Paraffinblock-Schnittmethode läßt sich auch für feste Bestandteile von Flüssigkeiten und damit für Spirochäten in der Spinalflüssigkeit anwenden, und zwar in folgender Weise: 5 cm^3 Spinalflüssigkeit werden in plastischen (Lusteroid) Röhrchen aufgefangen und scharf $^3/_4$ bis 1 Std lang zentrifugiert. Die überstehende Flüssigkeit wird völlig abgegossen, eine Lösung von lyophilisiertem Eiereiweiß (frische Eier!) in destilliertem Wasser zugegeben. Das Röhrchen wird dann im Wasserbad bei 100° C bis zur Coagulation des Eiweißes erhitzt, abgekühlt und danach der Eiweißblock durch Auflösung des plastischen Röhrchens in zwei Schalen Aceton freigemacht und für einige Tage in 10% Formalin fixiert. Der Eiweißblock wird genau wie ein Gewebsblock weiterbehandelt. Ein Vorteil dieser Methode ist, daß etwaige in der Flüssigkeit enthaltene bakterielle Keime oder Spirochäten sich in einer halbmondförmigen Zone nächst dem unteren Rand des Schnittes vorfinden und sonst nirgendwo. Diese Schicht stellt also eine große Verengung des Suchfeldes dar und erleichtert damit das Auffinden außerordentlich. Es ist mir gelungen Kulturleptospiren in einer Verdünnung von 1:1000 Millionen im Silberpräparat des Eiweißblockschnittes nach dem eben geschilderten Silberreduktionsverfahren nachzuweisen.

Früher schon (1954) hatte ich lebende Spirochäten in der Cerebrospinal-Flüssigkeit eines akuten Schubes von m. S. gesehen. Ich hatte aber nicht die Möglichkeit, diesen Befund in einem Dauerpräparat festzulegen. Deshalb versuchte ich nach den gelungenen Modellversuchen mit wohl bekannten Spirochäten die Liquoreiweißblockmethode, die etwas dem Alzheimerschen Prinzip der Liquorbehandlung nachgebildet ist, auf die Liquorspirochäten des m. S.-Patienten anzuwenden. Diese Methode ist insofern neu, als die Zentrifugierröhrchen nach erfolgter Zentrifugierung völlig aufgelöst werden können und der Eiweißblock ohne Verlust von Substanz völlig rein vorliegt.

Paraffinschnitte werden mit jedem Mikrotom so gemacht, daß der Eiweißparaffin-Block mit einem scharfen Gehirnmesser senkrecht durch die zentrale Längsachse des Blockes in zwei symmetrische Hälften geteilt wird, eventuell nach Entfernung der oberen zwei Drittel des Blockes, in denen ich *nie* Spirochäten nachweisen konnte. Die beiden überbleibenden Hälften werden so in Paraffin eingebettet, daß die flachen axialen Hälften des Blockes die ersten Mikrotomschnitte darstellen. Hier erscheinen dann die Spirochäten in einem mondsichelförmigen Band nicht unmittelbar am Rand des Eiweißblockes, sondern vom Rand durch eine braungefärbte, gröbere Teilchen enthaltende Zone getrennt. Dies rührt davon her, daß gröbere Teilchen der Schwere folgend die untersten Schichten im Zentrifugat bilden. Es ist so viel leichter, die Zone des Spirochätenvorkommens über viele Serienschnitte hinweg zu verfolgen. Auch wäre es so vielleicht möglich, das spezifische Gewicht der fixierten Spirochäten zu bestimmen.

Die Spirochäten erscheinen tiefschwarz in ihrem Silberspiegelkleid und fallen leicht dem mikroskopierenden Auge auf.

Die Methode kann auch für den Nachweis anderer bakterieller Mikroben, selbst wenn sie nur in spärlichen Mengen in der Spinalflüssigkeit vorkommen, verwandt werden.

Die Simonsschen Nachweismethoden. Sie sind auf Prinzipien einer physikalischen Kontrastfärbung im Dunkelfeld (Berek-Effekt) und für das Gehirn und Rückenmark auf einer zusätzlichen Desintegrationsmethode des zentral-nervösen Gewebes aufgebaut.

Von Simons sind *zwei* verschiedene Verfahren ausgearbeitet worden, *eines* für den Cerebrospinalliquor und *eines* für Hirngewebe. Beiden Methoden gemeinsam ist das Färbungsprinzip mit Thedanblau T 3, einer chemischen Verbindung von Methylenblau und Saponin.

Es wird damit *nicht* eine chemische Färbung der Spirochäten erreicht, sondern durch physikalisch-selektive Beugung („Berekeffekt") eine Änderung der Strahlenbrechung erzielt. Die Spirochäten leuchten im Dunkelfeld *rot* auf und sind wegen dieses Farbkontrastes zur Umgebung gut zu erkennen. Sie sind wegen dieser rötlichen Farbe mit schwächeren Vergrößerungen sichtbar zu machen und erlauben deshalb die mikroskopische Bearbeitung einer größeren Materialmenge in kürzerer Zeit. Natürlich ist eine mikroskopische Identifizierung der gefundenen Spirochäten mit stärkeren Vergrößerungen unerläßlich. Andere Vorteile der Methoden sind die, daß der optische Beugungseffekt an Gewebselementen *nicht* auftritt und daß manche Gewebsbestandteile wie z. B. rote Blutkörperchen aufgelöst oder zusammengeballt werden.

Man untersuche also zuerst mit einem Trockensystem und kontrolliere beim Auffinden verdächtiger Stellen mit stärkeren Vergrößerungen nach. Wichtig ist die unbedingte Beherrschung der Dunkelfeldtechnik und die Verwendung bester Ultrakondensoren (Zeiss' Ultrakondensor!) und *systematische* Durchsuchung des Objektträger-Deckgläschenpräparates.

Eine Beschreibung der Kupferungsmethode des Patienten*liquors* findet sich bei Ahrens (1958), der diese Methode nach einer persönlichen Mitteilung von Simons in der Zeitschrift „Das Deutsche Gesundheitswesen" 13, S. 388, 1958, veröffentlicht hat. Diese Methode beruht auf der Herstellung eines Kupfer-Eiweißniederschlages. Wie dieser Niederschlag dann aufgelöst und für den „Berekeffekt" im Dunkelfeld gefärbt wird, hat Simons mit seiner Thedanblau-Ammoniumcitrat-Ammoniak-Methode in der Ars Medici 1947 S. 45 angegeben. Damals handelte es sich aber nur um die Anwendung dieser beiden Verfahren, des Kupfereiweißniederschlags und der Auflösung dieses Niederschlags mit der ammoniakalischen Ammoniumcitratlösung auf die parasitologische Feindiagnostik von Blutprotisten und Syphilisspirochäten. Erst 10 Jahre später hat Simons in seiner Veröffentlichung in der Schweizerischen Medizinischen Wochenschrift **87**, 544, 1957, gleichzeitig mit der Mitteilung der ersten m. S.-Liquorspirochätenfunde darauf hingewiesen, daß er die Ammoniumcitrat-Ammoniak-Methode etwas modifiziert habe. In einer demnächst in der Zeitschrift „Arzneimittelforschung" erscheinenden Arbeit wird Simons diese Modifikation bekanntgeben. Die genannte ammoniakalische Ammoniumcitratlösung („Lösung 7") genügt aber vollkommen zur Auflösung des Kupfereiweißniederschlags und zur Auffindung der Myelophthora-Spirochäten im Liquor geeigneter Fälle von m. S.

Die Anwendung des Simonsschen Prinzips auf Sektionsmaterial und damit auf das Gewebe des Gehirns und Rückenmarks setzt eine von der gewöhnlichen völlig verschiedene Konservierung von zentral-nervösem Gewebe voraus. Es kann nicht eindrücklich genug darauf hingewiesen werden, daß die gewöhnlich gebrauchte

Formolfixierung der Gewebe völlig *unbrauchbar* ist. Unbedingt erforderlich ist, daß das *frische Sektionsmaterial des Gehirns und Rückenmarks der Polysklerotiker* in genau 7 Volumen-prozentigem Äthylalkohol eingelegt wird. Auch beim Versand zur Untersuchungsstelle muß das Material in diesem 7%igen Äthylalkohol verbleiben. Diese Alkohollösung wirkt auf die Gewebe des Zentralnervensystems macerierend ein und bereitet die durch nachfolgende Zentrifugierung zu erreichende Desintegration des Gewebes vor. Die Tourenzahl der Zentrifugierung sollte 1800—2000 r. p. m. nicht übersteigen, die Zeitdauer der Zentrifugierung sollte nicht weniger als $1^1/_2$ Std betragen. Übrigens wird SIMONS demnächst in der Zeitschrift „Arzneimittelforschung" über seine *Desintegrationsmethode am Sektionsmaterial* ausführlich berichten. Er hat sein früheres Desintegrationsverfahren mit der Kaliumchloratmethode geändert. Statt dessen verwendet er jetzt seine neue Thedanblauammoniak-Methode, die einfacher ist und bessere Desintegration ergibt (Dtsch. med. Wschr. **93**, 1196—1200, 1958).

Ich kann meine Ausführungen über die technischen Neuheiten der Methodik des Spirochätennachweises nur mit einer *Warnung* schließen: Für die Ausführung solcher Untersuchungen sind bis auf weiteres die „stets überlasteten Routinelaboratorien bakteriologischer und pathologischer Institute oder gar neurologischer Kliniken aus Mangel an dafür vorgebildetem Personal und vor allem aus Zeitmangel" (SIMONS) *nicht* geeignet. Dies gilt überdies gleichermaßen für die nachher zu erwähnende bakteriologische Kultivierungstechnik.

Empfehlenswert ist die Erlernung der technischen Methoden mit Modellmaterial unter der Anleitung des ursprünglichen Ausarbeiters oder eines von ihm geschulten Mitarbeiters in einem Laboratorium, in dem die Methoden vielfach schon Anwendung gefunden haben. Damit werden die technischen Versager zu einem Minimum reduziert werden können.

Das bakteriologische Kulturverfahren (ICHELSON). Züchtungen der Spirochaeta myelophthora sind bisher nur mit Spinalflüssigkeit, nicht aus zentral nervösem Gewebe, durchgeführt worden. Die ausführlichste Beschreibung des Verfahrens findet sich in der Veröffentlichung von MYERSON. Ich folge hier der Beschreibung von MYERSON. MYERSON u. Mitarb. folgten genau ICHELSONS Vorschriften. Von der Schwierigkeit der bakteriologischen Züchtung von Spirochäten war schon die Rede.

Die von ICHELSON bekanntgegebene Nährflüssigkeit hat folgende Zusammensetzung:

Brewers' Thioglykollate (Difco-0236-01)	20 g
Bacto-Asparagin (Difco)	0,4 g
L-Cystin (Difco)	0,2 g
Pepton (Witte's)	1,0 g
Pepton (WITTE's)	1,0 g
Destilliertes Wasser	1000 cm³

Diese Mischung wird langsam zum Siedepunkt gebracht, bis alle festen Bestandteile in Lösung sind, abgekühlt zu 37° C und bei dieser Temperatur gehalten. Dann folgt der Zusatz von Kaninchen-Serum 20 cm³ und von *frischem*, seronegativem menschlichem Serum 60 cm³. Die Sterilisation erfolgt in folgender Weise: Mittels einer Luftpumpe wird die Flüssigkeit durch ein Sinterglasfilter gegeben, um die Möglichkeit der Verstopfung des später zu verwendenden Selas-Filters zu verhindern. Das Filtrat ist dann in einem graduierten Meßzylinder (2000 cm³) gegeben. Ein zuvor sterilisiertes 08 Selas-Filter von ca. 25 cm Länge wird umgedreht in den Meßzylinder gesetzt. Mit Hilfe einer Luftpumpe ist die Nährflüssigkeit in eine sterile Vacuum-Flasche filtriert. Während des ganzen Vorgangs wird eine Temperatur von 37° C aufrecht erhalten, durch Belassung des graduierten Zylinders im Wasserbad bei 37°. Die Nährflüssigkeit sollte in diesem Moment klar und bernsteinfarbig sein. Im Falle zu großer Sauerstoffabsorption während des Verfahrens erscheint sie in grüner oder grünlich-bernsteinartiger Farbe und sollte dann nicht gebraucht werden.

6 zu 8 cm³ der Nährflüssigkeit werden in je ein vorher steril gemachtes 16 × 125 mm Kulturröhrchen verbracht, das mit Baumwoll-Gaze-Verschluß versehen ist. Die Röhrchen werden angesengt, um den Überschuß der Baumwolle zu entfernen und weiter verschlossen mit zuvor sterilisierten Gummi-Stopfen (Größe 0). Die Kulturröhrchen können so einige Wochen im Kühlschrank aufbewahrt werden. Nach einigen Tagen Aufenthalt im Kühlschrank sollten die Röhrchen einen sehr leichten Agarschleier zeigen, der ⅓ bis ½ des Flüssigkeitsraumes einnimmt. Dies ist nicht zu verwechseln mit Verunreinigungen. Bevor die Beimpfung der Kulturröhrchen statthat, sollten die unbeimpften Röhrchen 48 zu 72 Std bei 37° im Brutschrank gehalten werden zwecks Erprobung ihrer Sterilität.

Beimpfung der *Kulturröhrchen.* Spinalflüssigkeit wird durch Lumbalpunktion ***unter strengster steriler Technik*** gewonnen. Etwa 10 cm³ Spinalflüssigkeit in einem sterilen Röhrchen wurde unmittelbar in das Laboratorium gebracht und 2 Std mit 1500 Umdrehungen pro Minute zentrifugiert. Die Flüssigkeit im ***zentrifugierten*** Röhrchen wurde dann bis auf 1,0 zu 1,5 cm³ entfernt und dieser Rest unter Wahrung aseptischer Bedingungen in je 0,5 cm³ Menge in die oben beschriebenen Kulturröhrchen verbracht.

Zwecks Erhaltung anaerobischer Bedingungen wurde ungefähr 5 cm³ einer zuvor sterilisierten und gekühlten Mischung gleicher Teile Paraffinöl und gelben Vaselins jedem Kulturröhrchen hinzugefügt. Diese Mischung war zuvor in einem Trockenhitzeofen 3 Std lang bei 170° C sterilisiert worden. Unmittelbar vor dem Gebrauch erfolgte nochmalige Sterilisierung der Mischung im Autoklav eine Stunde lang bei 20 Pfund Druck und folgender Kühlung.

Die Inkubation der beimpften Röhrchen erfolgt bei 28—30° C. In ungefähr der 3. Woche, am Ende des 2. Monats und in jedem folgenden Monat wurden blinde Übertragungen in neue Kulturröhrchen gemacht. Kontrollkulturen mit unbeimpfter Nährflüssigkeit, sowohl mit wie ohne die Paraffinöl-Vaseline Mischung, verliefen alle negativ.

Mikroskopische Untersuchung der Nährflüssigkeiten fand alle 2—3 Wochen statt. Angewandt wurde Phasen- oder Dunkelfeld-Untersuchung. Wachstum der Spirochäten wurde gewöhnlich in ca. 3 Wochen beobachtet. Zu dieser Zeit ließen sich ungefähr 1 oder 2 Mikroorganismen auf 10 Gesichtsfelder zählen (Objekt 97 ×, Okular 15 ×). Es dauert gewöhnlich zum mindesten 3 Monate für die Vollreife des Keimes in der Kultur.

NEWMAN *und Mitarbeiter* ersetzten in ihren Kulturversuchen die nach der Ichelsonschen Vorschrift zu gebrauchenden Selasfilter durch Seitzfilter. Im übrigen machten sie zahlreiche Sterilitätskontrollen auch mit physiologischer Salzlösung-Inoculation.

Zusammenfassend ist bezüglich des Kulturverfahrens zu sagen, daß es noch in seinen Anfangsstadien steht, daß es technisch noch verbesserungsfähig ist, daß viele Kontrollen nötig sind. Zwei Teilprozeduren sind besonders wichtig: 1. die Zentrifugierung des unter ***strengsten sterilen*** Bedingungen gewonnenen Liquors, und 2. die unumgänglich nötige Wachstumssubstanz X aus menschlichem und Kaninchenblutserum. Dieser Serumzusatz setzt einer Hitzesterilisierung Schranken und die Nichtbeachtung dieses Faktors hat eine große Untersuchungsreihe mit durchgängig negativen Resultaten völlig wertlos gemacht.

VIII. Die Pathogenese der m. S. Die Abwehr gegen den Erreger

Die *Analyse* pathogenetischer Vorgänge in m. S. mag eine Unterteilung erfordern. Folgende Punkte sollten berücksichtigt werden: die Beschränkung des Krankheitsprozesses auf das Gehirn und Rückenmark; der Entzündungsprozeß in seiner pathogenetischen Bedeutung; der Entmarkungsvorgang und die Spirochäten; die Nachzügler und Schlacken der Spirochäten; das Vorkommen der Spirochäten in der

Cerebrospinalflüssigkeit, in den intracerebralen Blutgefäßwänden und im Parenchym; die gewebliche Heterophasie, die humorale Abwehr gegen den Erreger und die Blutgehirnschranke; die pathogenetische Bedeutung der Verteilung und Ausbreitung der Erreger im Zentralnervensystem. Eine später zu berichtende epidemiologisch-statistische Untersuchung (Abschnitt X) gehört nicht zum Bereich der Pathogenese, sondern zur Ätiologie. In den Abschnitten III, Pathologie, und IV, Vergleichende Pathologie, sind pathogenetische Fragen bereits kurz gestreift worden.

Als Vorarbeit zu allen Studien über die pathogenetischen Beziehungen zwischen den Erregern und den gewebseigenen Abwehrmaßnahmen des menschlichen Körpers ist ein *verläßliches* Darstellungsverfahren der Erreger in den befallenen Geweben unumgängliche Voraussetzung. Das tatsächliche Vorhandensein einer solchen histologischen Darstellungsmethode kann nicht oft und nachdrücklich genug hervorgehoben werden. Eine Methode dieser Art führt zu Einsichten in pathogenetische Zusammenhänge, die weder ein bakteriologisches Kultur- noch ein gewebszerstörendes Desintegrationsverfahren liefern kann. Wenn die histologische Methode von anderen kaum gebraucht wurde, so spricht dies nicht *gegen* die Methode, sondern nur für die Voreingenommenheit gegen sie und für die allgemeine Scheu, neue Wege einzuschlagen. Vergleichende histologisch-parasitologische Untersuchungen im Bereich der Spirochäten können bis jetzt nur mit Silbersalzreduktionsverfahren bzw. Entfärbungen und Nachfärbungen so behandelter Schnitte unternommen werden.

1. Die Beschränkung des Krankheitsprozesses auf Gehirn und Rückenmark

Ob und warum bei der m. S. das vom Erreger befallene Organ des menschlichen Körpers einzig und allein das Zentralnervensystem, das Gehirn und Rückenmark sind, wissen wir nicht. Ob Spirochäten sich auch in anderen Organen finden, ist unbekannt.

Die Möglichkeit, daß die Erreger auf den Lymphwegen den Liquorraum erreichen, sollte im Auge behalten werden. Ich halte diesen Weg nicht für sehr wahrscheinlich. Extraneural lokalisierte Spirochätenherde sind bei m. S. nicht bekannt geworden. Ich nehme hier Bezug auf die Forschungen Störtebeckers, der eine nosologische Einheit der m. S. nicht anerkennt. Er vertritt die Meinung, daß chronische Zahninfektionen (Osteitis des Apex) eine wichtige Rolle in der Pathogenese aller möglichen cerebralen Symptome spielen und die chronische apicale Osteitis eine ungeheure Verbreitung in der westlichen zivilisierten Welt habe. Er legt speziellen Wert auf eine mögliche Metastasierung von Krankheitskeimen oder ihrer Stoffwechselprodukte von Zahnherden aus zum Zentralnervensystem, durch Vermittlung der ophthalmischen Venen in der Augenhöhle und im Sinus cavernosus. Ich habe dazu zu bemerken, daß ich in 10 Fällen von m. S. die Dura mater, die venösen duralen Sinus, darunter auch den Sinus cavernosus und spinale Sinus sorgfältig untersucht habe, ohne Spuren von Entzündung oder Spirochäten zu entdecken. Neuerdings teilt mir Störtebecker brieflich mit, daß von ihm Spirochäten bei Zahnspitzen-Osteitis in Fällen von m. S. unter Beachtung aller Kautelen zum Ausschluß einer Verunreinigung durch Keime der Mundhöhle gefunden worden sind. In einer früheren Veröffentlichung Störtebeckers boten 94% (141 von 150 Fällen von m. S.) röntgenologische

Zeichen einer apicalen Osteitis. Kontrollzahlen aus der Gesamtbevölkerung der gleichen Altersgruppen sind jedoch nicht bekannt gegeben worden. Störtebecker berichtet, daß eine Reihe *verschiedener* aerobischer und anaerobischer Keim bei Polysklerotikern mit Zahnspitzenosteitis bakteriologisch identifiziert werden konnten. Die Organe der Mundhöhle, Zähne, Tonsillen, Adenoide sind meiner Meinung nach ungeeignete Objekte für die Suche nach verborgenen extraneuralen Sammelplätzen oder Zufluchtstätten der Spirochaeta myelophthora. *Eigene* Versuche, Spirochäten in Leber, Milz, Nieren, Lungen, Lymphdrüsen, Knochenmark und Haut zu finden, verliefen völlig ergebnislos. Klinisch ist die m. S. eine *rein neurologische* Krankheit und alle Bemühungen um die Begründung einer extraneuralen Krankheitsoffenbarung waren erfolglos. Nur zwei extraneurale Befunde sind zu verzeichnen: die perivenöse Phlebitis in der Netzhaut des Auges und eine Veränderung des Blutserums. Dieses enthält nämlich eine Antikörper-artige Substanz, die auch in der Spinalflüssigkeit zu finden ist (Sachs und Steiner 1934, Frick 1951 u. a. s. S. 78).

Die ausschließliche oder hauptsächliche Vorliebe der Mikroben für das Zentralnervensystem ist vielen ganz verschiedenen Erregern eigen. Unser Verständnis für diese Neuroaffinität oder Neurotropie ist aber recht kärglich. Das Studium der Neurotropie der pathogenen Spirochäten ist nicht weit gediehen. Es erreichte seinen Höhepunkt kurz nach der Entdeckung der Pallida im Gehirn des Paralytikers und im Rückenmark des Tabikers. Wie die spätsyphilitische Bevorzugung der Pallida für das zentrale Nervensystem zustande kommt, ist unklar. Wieweit besondere Schrankensysteme, Verschiedenheiten in der Immunstoffsättigung zwischen Blut und Organparenchymen, genetische Faktoren oder gar eine Variante des Erregers Wirkungen entfalten, ist ungenügend untersucht und infolgedessen unbekannt. Die Neuroaffinität oder — unvoreingenommener ausgedrückt — das Erscheinen der Pallida im zentralnervösen Parenchym ist nicht auf die Spätstadien der Syphilis beschränkt. Bei den akuten Leptospirosen und bei Borrelosen sehen wir eine Mitbeteiligung des Zentralnervensystems nicht selten.

Bei der akuten Viruskrankheit der Poliomyelitis ist nach Lwoffs Experimenten die Neurovirulenz ursächlich mit der Empfindlichkeit des Virus gegen niedrigeren p. H. und erhöhte Temperaturen verknüpft. Die *paralytische* Poliomyelitis ist indessen immer noch pathogenetisch ungenügend erforscht.

Bei der m. S. ist über die *Neurotropie* des Erregers nichts bekannt. Daß eine solche vorzuliegen scheint, mag zugestanden werden. Es muß sich um eine im Vergleich mit anderen Spirochätosen ausschließliche Neurotropie handeln. Über die Eigenart der Spirochaeta myelophthora, sich nur im Zentralnervensystem des Polysklerotikers anzusiedeln, wird erst zukünftige Forschung Aufklärung bringen können. Klinische Zeichen der m. S. deuten ausschließlich auf das zentrale Nervensystem als Sitz der Krankheit.

2. Die pathogenetische Bedeutung des Entzündungsvorganges. Die Rolle der Astrocyten (Haptocyten)

Die Verteidigungsmaßnahmen des menschlichen Körpers können allgemein in *zwei* Gruppen eingeteilt werden: *celluläre* und *humorale*. In die zweite Gruppe gehören biochemische und immunologische Reaktionen, von denen später die Rede sein soll. Zunächst soll hier die *zellige Abwehr* gegen den gewebsfremden Eindringling behandelt werden. Nahezu bei allen infektiösen und bei manchen hyperergischen, nichtinfektiösen Krankheiten ist *Entzündung* das hervorstechendste Merkmal einer Gegenwirkung des Körpers. Dies ist auch bei der m. S. so. Diese Krankheit ist immer als eine Hirn-Rückenmarkentzündung, wenn auch in wechselndem Grad je nach der Akuität des Krankheitsgeschehens erkennbar. Wir fassen den histopathologischen Begriff der chronischen Entzündung eng auf und verstehen darunter die Erscheinung von Lymphocyten und Plasmazellen in der Blutgefäßwand und im angrenzenden Parenchym. Die geschwollenen und hyperplastischen Astrocyten stellen somit *kein* Merkmal der Entzündung im Zentralnervensystem dar. Aus praktischen Gründen werden sie aber in diesem Kapitel mitbehandelt, weil sie bei der m. S. eine *häufige* und *frühzeitige* Begleiterscheinung der Entzündung der Adventitialräume der Blutgefäßwände sind.

Nach meiner Erfahrung sind diejenigen Stellen, an denen ein Übertritt von *Lymphocyten* und *Plasmazellen* aus der adventitiellen Blutgefäßwand in das *Parenchym* hinein (s. Abb. 3 meiner Arbeit 1952, S. 347) vorkommt, für das Auffinden von Spirochäten besonders vorteilhaft. Auch *hypertrophische astrocytäre Gliazellen*, wenn sie mit Nisslfärbungen nachweisbare granuläre Einschlüsse im peripheren Teil des Zelleibes enthalten, sind Erreger-Indicatoren. Solche Astrocyten, die ich *Haptocyten* genannt habe, enthalten mit meinem oder anderen Silberverfahren, z. B. denen von JAHNEL oder DIETERLE, tiefschwarze, unregelmäßig geformte Schollen und Brocken als Spirochätenbruchstücke (Abb. 5a, 7a—d, S. 350, 352, 1952). Die hypertrophischen Astrocyten sind offenbar machtvolle Verteidiger im Gesamtspiel der geweblichen Abwehr. Als eine Anzeige hierfür kann die *intracelluläre* Einverleibung von Spirochätentrümmern angesehen werden. In der Gewebsnachbarschaft der beladenen Astrocyten finden wir dann die *frei im Gewebe liegenden* Spirochätentrümmer in der Form von Schollen, Brocken und Klumpen. Sie stellen Spirochätenfragmente dar. Mit diesen werden dann auch noch *wohlerhaltene Spirochäten* extracellulär gefunden.

Außer den Haptocyten kommen als ein charakteristisches Merkmal der Entzündung und als Verteidigungsmaßnahme des Gewebes die schon genannten intraadventitiellen Lymphocyten- und Plasmazellansammlungen in Betracht. Die Entzündung der Blutgefäßwand findet sich nicht nur im zentral-nervösen Gewebe, sondern auch in den Leptomeningen, nicht aber im Choroidplexus, in der Dura und in den peripheren Nerven. Die perivenöse Scheidenbildung in der Netzhaut ist wahrscheinlich als gleichwertige Entzündungserscheinung anzusehen. Die Entzündungserscheinungen sind „*primär*" und nicht Folgeerscheinungen einer Zerstörung der Markscheide oder anderer Gewebsbestandteile. Adventitielle lymphocytäre Infiltrate und Entmarkungen laufen *nicht parallel*, indem sich die Infiltrate offenbar wieder zurückbilden, während die Entmarkungen bleiben. Ob die Erhöhung der γ-Globuline in der Spinalflüssigkeit etwas mit der Entzündung zu tun hat, bedarf noch weiterer Erforschung. Die erhöhte Zellzahl, meistens der Lymphocyten, ist ein sicheres Zeichen der meningealen Entzündung und vielleicht auch der Entzündung in den adventitiellen Räumen der cerebralen und spinalen Blutgefäße. Das Verschwinden der Treponema-Spirochäten und der adventitiellen Infiltrate in Fällen erfolgreich behandelter Paralysen, deutet auf den intimen pathogenetischen Zusammenhang zwischen den Spirochäten und den Entzündungserscheinungen hin. Bei der m. S. mag eine ähnliche Analogie vorliegen. Die Bedeutung der lymphocytären Infiltratbildung im allgemeinen Mechanismus der Entzündung ist trotz vieler Forschungsarbeit (RÖSSLE

u. a.) noch keineswegs klar. Eines ist jedoch für die Encephalomyelitis der m. S. als hinreichend sicher anzunehmen, nämlich daß die zelligen adventitiellen Infiltrate aus Lymphocyten und Plasmazellen bestehen, daß sie nicht auf die Blutgefäße der Entmarkungsherde selbst beschränkt sind, sondern auch in der Nähe der Herde und in den Leptomeningen vorkommen, daß die Infiltratzellen in akuten Stadien in das Parenchym eindringen können und daß sie im Gegensatz zu den Entmarkungsherden wieder verschwinden und damit zeitweilige und vorübergehende Vorgänge darstellen. Die Fachausdrücke „Lymphocytotaxie“ oder „Leukocytotaxie“ sind nichts anderes als eine Umschreibung unseres mangelnden Wissens, wenigstens solange, bis eine biochemisch gut definierte Substanz isoliert werden könnte.

Die interessanten Ausführungen Keils zur pathogenetischen Bedeutung der Entzündung bei rheumatischen Erkrankungen und anderen Kollagenosen können hier nur kurz behandelt werden. Keil ist der Auffassung, daß bei allen Formen des cerebralen Rheumatismus die Veränderungen an den kleinen Gefäßen und Capillaren primär, die im gliösen Gewebe sekundär sind. Die Ursache der fibrinoiden Umwandlung im bindegewebigen Teil des Zentralnervensystems sei jedoch nicht einwandfrei geklärt. In der Meinung Keils sind Krankheitsverlauf, Symptomatik einer typischen Kollagenkrankheit und deren histologische Hauptmerkmale denen der m. S. „erstaunlich ähnlich“. Einen ähnlichen Vergleich hat überdies schon 1942 Schaltenbrand gezogen. Ich kann dieser Analogisierung nicht beipflichten. In Keils tabellarischer Gegenüberstellung von Sklerodermie und m. S. finden sich manche Ähnlichkeiten, die zweifellosen Verschiedenheiten sind jedoch nicht vermerkt. Es widerspricht den tatsächlichen Gegebenheiten, die m. S. in die Kollagenosen einzuordnen. Die therapeutische Nutzanwendung einer solchen Vergleichung wird später berührt werden.

3. Die Bedeutung der Spirochäten für den Entmarkungsvorgang

Trotz der anscheinend „absoluten Gesetzlosigkeit“ (Marburg) in der Erscheinungsweise der Entmarkungsherde lassen sich vier Regeln aufstellen. Von ihnen war schon im Abschnitt III (Pathologie) die Rede: es sind dies die Oberflächenregel, die Gipfelregel, die Meningealachsenregel und die perivasculäre Regel. Diese Regeln weisen auf ein Eindringen des Erregers vom inneren, ventrikulären Liquorraum und vom subarachnoidealen Raum hin, ohne jedoch die Verteilung aller, besonders der perivasculären Herde zu erklären.

Vor vielen Jahren machte ich den Versuch, die herdförmigen Entmarkungen bei der progressiven Paralyse als Modell für eine spezielle Form von Entmarkungsherdbildung zu studieren. In den paralytischen Entmarkungsherden waren drei Gewebseigentümlichkeiten zu sehen. *Erstens nicht-celluläre*, aber morphologisch charakteristische Strukturen mit dem färberischen Verhalten der normalen Markscheide. Ich nannte diese maulbeerfömigen acellulären Gebilde „Myelopholiden“, Markscheidenschmutz. Die *zweite* Eigentümlichkeit war die, daß bei Anwendung des Silbernitratreduktionsverfahrens in den Myelopholiden die Treponemen gefunden werden konnten in der Form geradgestreckter, starrer und spitzer Nadeln, die ich als anfängliche Untergangsformen der Pallidae auffaßte und diese Erscheinung „aichmomorphen“ Untergang nannte. In diesen Myelopholiden fanden sich vereinzelte, öfter auch 3 bis 4 Spirochätennadeln in Agglomeration (s. Abb. 12 und 13, Monographie 1931, S. 73). Die *dritte* Besonderheit bestand darin, daß die Myelopholiden und die aichmomorphe Veränderung der Pallidae *nur* bei Paralysen *mit* Entmarkungsherden (etwa 10%) und nicht bei denen *ohne* solche gefunden werden konnten.

Meine Hoffnung, den Myelopholiden ähnliche oder identische Gebilde im Zentralnervensystem der *Polysklerotiker* zu finden, war trügerisch. Dagegen konnte ich die aichmomorphe Veränderung der Spirochaeta myelophthora in 2 subakuten Fällen von m. S. nachweisen (Abb. 68, S. 163, 1931 und Abb. 15). Es ist bekannt, daß sich die Form von Spirochäten (eigene Experimente) und von Bakterien (FLEMING und andere) unter dem Einfluß der Antibiotica in vitro äußerst stark verändert. Verlängerungen und oft ganz bizarre Veränderungen der mikrobischen Gestalt werden sichtbar. Die *aichmomorphe* Veränderung habe ich aber bei solchen Versuchen nicht gefunden.

Die *hypertrophischen Astrocyten* mit ihren Einschlüssen im Zelleib stellen eine besondere, für die m. S. typische Gewebsreaktion dar. Sie markieren einen spezifischen Schutz- und Reinigungsvorgang. LUMSDEN findet es überraschend, daß „sogar in den frühesten Markschattenherden und in Herden, in denen die Entmarkung noch unvollständig ist und die Grundsubstanz von jungen amöboiden Mikrogliazellen und mit einverleibten und nichteinverleibten Lipoidstoffen wimmelt, plumpe fibrilläre Astrocyten oft in großer Zahl zu sehen sind“. Dies überrascht uns nicht in Anbetracht der Tatsache, daß diese Astrocyten in der Form der „*Haptocyten*“ die aktivsten Verteidiger darstellen; sie sind sozusagen die cellulären Frontkämpfer in der ersten Linie der Gewebsverteidigung gegen die lebenden Spirochäten.

Wie und wo der *Angriff* der Spirochäten *gegen die Markscheide* der Nervenfaser erfolgt, ist nicht bekannt. Verschiedene Möglichkeiten sind denkbar. So könnte z. B. eine *mikromechanische* Verletzung der Außenschichten der Markscheiden durch die schraubenförmige Bewegung der Spirochäten mit ihren spitzen Enden Platz greifen. Oder es könnte eine mehr indirekte Schädigung der Markscheide in Frage kommen. Als solche könnten genannt werden: Produktion eines Markscheiden-auflösenden Enzyms durch die lebenden oder toten Spirochäten bzw. ihre Zerfallstoffe; markscheidenschädigende Wirkungen durch pathologische Wucherungen der Neurogliazelle; Dysfunktionen der Neurogliazellen, wobei an die Astroglia oder an die Oligodendroglia (LUMSDEN) gedacht werden könnte; Eingriff in die normale Stoffwechsellage der Markscheide mittels einer antimetabolischen (stoffwechselstörenden) Tätigkeit des Erregers. Es wäre verfrüht, sich an all diese Probleme jetzt schon heranzuwagen. Hier liegt ein weites experimentelles Feld zur Klärung bereit, sobald es gelungen ist, mit dem Erreger eine der m. S. gleichende Tiererkrankung zu erzeugen. Einen anderen vielversprechenden, jedoch mehr indirekten Weg hat SCHATZ begangen. Er hat die bakterielle bzw. Pilzflora des Bodens auf ihre markscheidenlösende Tätigkeit in vitro zu untersuchen begonnen und ist schon zu bemerkenswerten Resultaten gelangt.

Der *Markschattenherd* zeigt eine beginnende *Phase* des Markscheidenunterganges an. Dies ist offenbar die früheste Phase *vor* Beginn der Verwandlung der Markscheidensubstanz in einen lipoidfärbbaren sudanophilen Stoff. Daß in diesem Fall ein *Diffusionsprozeß* einer schädigenden, *gelösten* molekularen Substanz verantwortlich gemacht werden kann, ist möglich, aber keineswegs erwiesen oder auch nur wahrscheinlich gemacht.

HALLERVORDEN und SPATZ nehmen bei der m. S. als pathogenetisch grundlegenden Vorgang die *Diffusion* eines markscheidenauflösenden Stoffes an. Dies ist wohl die beste Erklärung der herdförmigen Entmarkung bei diesem und verwandten Leiden. Sie geht auf Otto MARBURG zurück. Solange aber die biochemische Isolierung eines solchen Stoffes noch völlig fehlt, kann die Diffusionslehre nur als eine ansprechende Hypothese angesehen werden. Es ist dabei berechtigt, eine *einfache* und *gleichmäßige*, von einer rhythmischen Diffusion in Analogie zu den Liesegangschen Ringen zu unterscheiden und damit die Erscheinungen der konzentrischen Sklerose (BALO), der Landkartenherde (MARBURG) und der Wellenherde bei m. S. zu erklären. REDLICH hat die Ausbreitung der Entmarkung mit der eines „Tintenkleckses auf einem Löschpapier" und so mit einem echten Diffusionsvorgang verglichen.

Die ursächliche Bedeutung der Spirochaeta myelophthora wird mit der Annahme einer Diffusion nicht geschmälert. Verschiedene Möglichkeiten sind denkbar: die Spirochäten können im Verlauf ihrer Lebenstätigkeit einen markscheidenauflösenden Stoff ausscheiden, der, in der Gewebsflüssigkeit gelöst, mittels Diffusion im Gewebe verbreitet wird, oder die Produktion eines diffusionsfähigen gelösten Stoffes könnte erst in der Untergangsphase der Spirochäten oder gar erst von ihren Zerfallstoffen, nämlich den leicht sichtbar zu machenden Trümmern, Brocken und Schollen der toten Spirochätenzerfallstoffe ausgehen. Damit hätten wir eine Erklärung für das „Nachhinken" der pathohistologischen und klinischen Erscheinungen. Eine Entscheidung dieser Fragen kann freilich erst mit der Beschaffung eines experimentellen Modells der m. S. und einer biochemischen Identifizierung eines markscheidenauflösenden, von den Spirochäten direkt oder indirekt abgeleiteten Stoffes erzielt werden.

Eine *histopathogenetische Analyse* der Einwirkungen der Spirochäten auf die zentralnervösen Gewebe im einzelnen ist noch verfrüht. Die Spirochäten erscheinen im Gewebe extracellulär völlig losgelöst von jedem Gewebselement des Wirtskörper. Sie finden sich oft im Gewebe in einem *leeren* gewebsfreien Raum. Es sieht dann so aus, als ob die Spirochäte von einer mikroskopischen Vacuole umgeben wäre. In histologischen Schilderungen des Verhaltens der Syphilispirochäten im menschlichen Zentralnervensystem ist eine solche gewebsfreie Zone in der unmittelbaren Umgebung der Spirochäten gelegentlich auch erwähnt worden. Ob diese Mikrovacuole zu Lebzeiten vorliegt oder ob es sich um ein Kunstprodukt infolge ungleicher Fixierungsschrumpfungen der Spirochäte und des ihr nächstliegenden Gewebes handelt, ist noch durchaus unentschieden. Wenn sie keine postmortale artifizielle Erscheinung ist, könnte sie für eine mäßige gewebsverflüssigende Fähigkeit der Spirochäten ins Feld geführt werden.

Die *relative Unversehrtheit der Achsencylinder* mag ihre Erklärung darin finden, daß die Markscheide der zentralen Nervenfasern *von außen her* angegriffen wird. Jedoch ist eine solche Ansicht mit äußerster Vorsicht aufzunehmen, bis wir ein experimentelles Modell im Versuchstier besitzen, an dem die Einzelheiten des Angriffs gegen die Markscheide besser untersucht werden können.

4. Das Vorkommen der Spirochäten im Liquor, in der Blutgefäßwand und im Parenchym

Daß die *Spirochaeta myelophthora* bei der m. S. *in der Cerebrospinalflüssigkeit und im Zentralnervensystem* der Polysklerotiker vorkommt, ist erwiesen. Bisher ist es aber noch nicht gelungen *in einem und demselben* Fall von m. S. die Spirochäten sowohl in der Spinalflüssigkeit, als auch im Gehirn und Rückenmark nachzuweisen. Es wäre sicher nicht schwierig, einem moribunden Polysklerotiker die Spinalflüssigkeit zur Untersuchung auf Spirochäten zu entnehmen und nach dem Tode das Zentralnervensystem auf Spirochäten zu untersuchen. Jedenfalls gibt die Anwesenheit der Myelophthora in der Spinalflüssigkeit zu neuen Fragestellungen Anlaß: stellt diese Anwesenheit eine nur zeitweilige, vorübergehende Erscheinung dar? Ist das flüssige Medium im Subarachnoidealsack und in der Ventrikelhöhle des Polysklerotikers *eine* der Fortpflanzungsstätten der Erreger oder gar der einzige Platz, wo sich die Erreger vermehren können? SIMONS hat eine Teilungsfigur einer Spirochäte aus menschlicher polysklerotischer Spinalflüssigkeit beobachtet und abgebildet. *Ich* selbst konnte Teilungsfiguren im Parenchym und in der Gefäßwand in polysklerotischen Gehirnen und Rückenmarken feststellen. Wenn es so ist, wann und wohin wandern die Erreger aus Liquor und Gehirn ab? Ist die Ansiedlung der Spirochäten im Liquorraum ein *erster* pathogenetischer Vorgang, dem die Ansiedlung im Parenchym des zentralnervösen Gewebes nachfolgt? Oder geht die Wanderung der Erreger in umgekehrter Richtung vor sich, d. h. vom Parenchym in den Liquorraum hinein? Wandern die Erreger aus dem Liquorraum in die Blutbahn zurück? Wie sind überhaupt die zeitlichen Aufeinanderfolgen zwischen Liquor- und Nervenparenchymspirochäten? Sind celluläre oder biochemisch-pathologische Anzeichen des Spirochätenvorkommens in der Cerebrospinalflüssigkeit nachweisbar? Sind in Anbetracht der fließenden Bewegung des Krankheitsgeschehens der m. S. Anhaltspunkte für eine pathologische Veränderung des Liquors durch die Spirochätenanwesenheit aufzufinden? Wenn ja, wie sind diese pathologischen Liquorerscheinungen und ihre Schwankungen zu erklären? Der bisher vorliegende Tatsachenstoff ist noch viel zu gering, um etwas Bündiges auszusagen. Es ist immerhin auffällig, daß in NEWMANS Liquorspirochäten-positiven Fällen von m. S. die Krankheit entweder akut war oder die biochemischen Reaktionen (Goldsol-, Eiweißreaktionen) als akut angesehen werden mußten. In 6 positiven Kulturen von 5 Krankheitsfällen zeigten 3 von diesen Fällen eine lange Krankheitsdauer (4, 7 und 30 Jahre, alle mit paretischer Goldsolkurve), während in 2 Fällen von kurzer Dauer (3 und 7 *Wochen*) die Goldsolkurven flacher ausfielen. Über den Zellgehalt des Liquors ist leider nichts berichtet. In MYERSONS Tabelle sind die Goldsolkurven entweder nicht verzeichnet oder sie sind von nicht-paralytischem Typus.

Es wird nötig sein, mehr Material anzusammeln.

Eines ist jedenfalls sicher: die relative Häufigkeit paralytischer und anderer abnormer Kolloidkurven im Liquor, die Vermehrung der Lymphocyten und die Erhöhung des γ-Globulingehalts im Liquor sind beachtliche Veränderungen der Cerebrospinalflüssigkeit, die in ihrer Analogie zur Neurosyphilis für die entzündliche Natur des Krankheitsgeschehens sprechen. Mit dem nachgewiesenen Vorkommen der Spirochaeta myelophthora im Liquor sind die biochemischen Veränderungen in ihm nicht unvereinbar. Im Gegenteil sprechen auch sie für eine ätiologische Bedeutung dieser Spirochäten.

SIMONS hat neuerdings im abklingenden akuten Schub eines Falles von m. S. 5200 Spirochäten auf 150 cm³ Gesamtliquor berechnet. NEWMAN, wie schon erwähnt, weist darauf hin, daß bei seinen 5 Spirochäten-positiven Kulturen polysklerotischer Spinalflüssigkeiten die Fälle entweder in einer akuten Phase der m. S. waren oder eine paretische Goldsolkurve aufwiesen. AHRENS und MUSCHNER konnten in einem Fall einer diagnostisch noch nicht gesicherten m. S. mit der Simonsschen Methode Spirochäten im Liquor nachweisen. In Analogie zur Syphilis und zum Rückfallfieber ist anzunehmen, daß die Spirochäten relativ bald nach dem septicämischen Stadium in der Spinalflüssigkeit auftreten und über die Spinalflüssigkeit Eintritt in das zentrale Nervenparenchym finden. Ob in der Spinalflüssigkeit selbst eine Vermehrung der *Syphilisspirochäten* statthat, ist nie festgestellt worden. Bei m. S. kommen Teilungsfiguren im Liquor vor. Es ist kaum anzunehmen, daß die m. S.-Spirochäten oder die Syphilisspirochäten eine Rückwanderung aus der Spinalflüssigkeit in die *Blutbahn* antreten können. Dieser Weg stünde den Erregern zwar offen, scheint aber durch immunisatorische Verhältnisse im Blut verriegelt zu sein. Selbst, wenn Spirochäten den Weg in die Blutbahn zurückfinden, ist anzunehmen, daß ihre Existenz hier nur von kürzester Dauer sein kann. Ich habe bei Paralyse, selbst bei massenhafter Verteilung von Treponemen im Rindengrau nicht *einmal* ein einziges Exemplar in den Blutcapillaren oder im Lumen größerer Blutgefäße der Hirnrinde trotz darauf gerichteter Aufmerksamkeit finden können. Bei m. S. scheint ein ähnliches Verhalten vorzuliegen: Trotz massenhafter Anwesenheit von Myelophthora-Agglomerationen in der Blutgefäß*wand*, meistens Venen in subventrikulären Gebieten, habe ich histologisch *nie* eine Spirochäte in der Blutbahn selbst entdecken können. Es wird eine zukünftige Aufgabe der m. S.-Forschung sein, die pathogenetische Bedeutung der Spirochätenanwesenheit in der Spinalflüssigkeit und ihre Beziehung zum Erregervorkommen in der Blutgefäßwand und im zentralnervösen Gewebe klarzustellen.

Die *perivasculären Herde* bei der m. S. müssen von *einem* Punkt der Blutgefäßbahn oder besser der *Blutgefäßwand* ihren Ausgang nehmen. Die Blutgefäßpulsationen, die durch die Atmung hervorgerufenen Bewegungsschwankungen des Inhalts der Schädelhöhle und des Wirbelsäulenkanals, die Bewegungen der quergestreiften Muskulatur des Skelets und ihr Einfluß auf die Flüssigkeiten in den zentralnervösen Säcken und Höhlen verursachen ein äußerst kompliziertes Bewegungsbild. Vor allem aber kommt bei der m. S. der *neue* Umstand der *eigenbeweglichen Kraft des Erregers* hinzu. Weiter spielen die Widerstandseinrichtungen oder Barrieren der Gewebe, die bewegungshemmenden Einfluß haben können, die halbdurchläßigen Membranen usw. vielleicht eine Rolle. Wir dürfen uns also kaum wundern, daß ein fast unentwirrbares Bild der herdförmigen Entmarkung, mit tief verschleierten Gesetzmäßigkeiten sich entwickelt.

Die *Lagerung der Entmarkungsherde* im Zentralnervensystem mag eine Beziehung zur vergangenen oder möglicherweise noch gegenwärtigen *lokalen Verteilung der Erreger* im Gehirn und Rückenmark anzeigen. In einem solchen Fall gewinnen die oben beschriebenen argyrophilen Trümmer als „Visitenkarten" der Erreger erhöhte Bedeutung im Sinne einer früheren lokalen Erregeranwesenheit. Diese Befunde fordern ein eingehendes Studium der histopathogenetischen Verteidigungsmaßnahmen und des gegen die Erregertrümmer gerichteten Reinigungsprozesses des Gewebes heraus. Dabei ist besonderes Augenmerk auf die Entmarkung und ihre mögliche Beziehung zu den defensiven Vorgängen des Gewebes zu richten.

Die *Eigenart* des *Erregers* bringt noch eine weitere Eigentümlichkeit der Entmarkungsherdbildung mit sich, seine Eigenschaft, keine geweblichen Grenzen zu beachten: ein Entmarkungsherd in Zonen, wo *Nervengrau* und *Markweiß* sich berühren, kann gleichermaßen Grau und Weiß einbeziehen, z. B. an der Grenze von Rindengrau und Markweiß, in der vorderen inneren Kapsel mit ihren grauen Zügen des Schwanzkerns, im Rückenmarkweiß und den ihm angrenzenden grauen Vorder- und Hinterhörnern.

Das Studium der *pathogenen Wirkung* der m. S.-Spirochäten steht in seinen ersten Anfängen. Die Spirochäten sind im menschlichen Zentralnervensystem eingeriegelt. Auch der innigste Kontakt von Mensch zu Mensch kann sie nicht frei und zur Übertragung auf andere Menschen verfügbar machen. Die Spirochätose der m. S. ist eine geschlossene („closed") Infektion. Dies erklärt das Fehlen der Kontagiosität und weist auf das Fortbestehen der *Infektionsquelle* in der äußeren Umwelt hin.

Die Fortpflanzungsgeschwindigkeit der Spirochaeta myelophthora, innerhalb wie außerhalb des Menschen, ist unbekannt. Die Spirochätengenerationen mögen innerhalb von Stunden aufeinander folgen.

Die Lebensspanne der einzelnen Spirochäte ist sicher viel kürzer als die des erkrankten menschlichen Wirtes, obwohl diesbezüglich nichts über die Spirochaeta myelophthora bekannt ist. Die klinischen Schübe und Remissionen der m. S. zeigen ein Kommen und Gehen zahlreicher Spirochäten an. Die pathohistologische Gewebsveränderung *hinkt* der Massenansammlung der Spirochäten *nach*. Der Untergang der Spirochäten im Wirtsgewebe ist nicht so, daß diese Erreger in ein Nichts verschwinden. Die argyrophilen Trümmer sind *Spirochätenschlacken. Ihre Massenhaftigkeit* weist auf eine vorübergehend *große* Zahl wohlerhaltener Spirochäten hin. Aus dem Wiederauftauchen neuer Schübe der Krankheit im Wirt ist zu schließen, daß lebens- und fortpflanzungsfähige *Nachzügler* aus der Masse der untergehenden und untergegangenen Spirochäten im Gewebe übriggeblieben sein müssen, die in frischer Reproduktionstätigkeit zu *neuen Schüben* führen. Wenn eine örtliche Anwesenheit der überbleibenden Spirochäten am früheren Platz angenommen werden kann, dann muß der neue Spirochätenschub sich klinisch mit gleichen oder sehr ähnlichen Krankheitszeichen offenbaren. Nach meiner Erfahrung sind tatsächlich zweite Schübe mit gleicher Symptomatologie, wie der erste Schub, viel häufiger als neue Schübe, die durch eine ganz andere Lokalisation erklärt werden müssen. Ich nenne „homotypisch" klinische Rückfälle, die mit einer gleichen Symptomatologie wie die früheren Schübe einhergehen, im Gegensatz zu den „heterotypischen". Es ist kein Zweifel, daß Fälle vorkommen, bei denen ein zweiter oder folgender Schub mit anderswo im Zentralnervensystem zu lokalisierenden klinischen Krankheitszeichen einhergeht. Als Beispiel nenne ich den ersten Schub einer retrobulbären Neuritis und einen zweiten Schub unter dem Bilde einer Paraplegie beider Beine.

5. Die Heterophasie

Heterophasie bedeutet die große Schwankungsbreite aller polysklerotischen Erscheinungen in der Verteilung, Größe, Farbe und Gestalt der Entmarkungsherde, in der extracellulären und intracellulären Verarbeitung der Markscheidentrümmer, in den Verschiedenheiten des Grades der lymphocytären Infiltrate im Verlauf der Krankheit und in der Ausbreitung und Dauer der klinischen Zeichen. Wir gebrauchen *hier* Heterophasie im engeren, rein histopathologischen Sinne und meinen damit die qualitativ und quantitativ verschiedene Erscheinungsweise der histopathologischen Veränderungen in *einem und demselben* polysklerotischen Fall. Bis heute ist eine *vollständige* Untersuchung auch *nur eines* Falles von m. S. im Sinne der Heterophasie nicht vorgenommen worden, aber jedem unvoreingenommenen Untersucher muß auf Grund einer selbst unvollständigen Durchforschung die Tatsache der Heterophasie auffallen.

Wie kann diese Heterophasie erklärt werden? Sie ist nur auf der Basis einer im Wirtskörper fortwirkenden Ursache mit ihren Schwankungen in Stärke und Ausbreitung verständlich. Wenn wir an alle Möglichkeiten eines schädigenden Agens denken, bleibt als größte Wahrscheinlichkeit die eines lebenden, eigenbeweglichen und vor allem im Wirtsorganismus fortpflanzungsfähigen Kleinlebewesens übrig. Wenn diese Mikrobe zu cyclischen Ruhe- und Reproduktionsphasen im Wirtskörper befähigt ist, kann die Vielgestaltigkeit der klinischen Verläufe und Zeichen, sowie der gewebspathologischen Befunde hinreichend verstanden werden.

6. Schübe und Remissionen in ihrer pathogenetischen Bedeutung

Das Erscheinen und Verschwinden der polysklerotischen Krankheitszeichen, ihre Ebbe und Flut, ihr Schub und ihr Nachlassen, ihr Relaps und ihre Remission — all dies sind Synonyme für ein und denselben Vorgang, nämlich der Periodizität oder des chronisch-intermittierend-remittierenden Verlaufes der m. S.

Schub und Nachlassen des Krankheitsgeschehens mit Rückbildung aller oder der meisten Krankheitszeichen ist vor allem in den ersten Krankheitsjahren ein charakteristisches Verhalten. Die oft gebrauchten Ausdrücke „Vorpostensymptom", „Etappenform" (Oppenheim) bezeichnen diese pathogenetisch und differentialdiagnostisch wichtige spezifische Seite der Krankheit.

Das Aufschießen neuer und ein Abflauen in älteren Herden kann aus den histologischen Bildern erschlossen werden. Eine akute Phase des polysklerotischen Krankheitsprozesses geht regelmäßig mit *rückbildungsfähigen* Entzündungserscheinungen einher. Mit diesen Entzündungen ist oft eine Neigung zur flüssigen Exsudatbildung (Vacuolisierung, zirkumfokale Areolierung S. 15) verknüpft (Abb. 8a). Schwankungen der klinischen Erscheinungen könnten mit dem Auf- und Abschwellen der entzündlichen Ödeme erklärt werden. Bewiesen ist dies jedoch nicht. Die Annahme einer Beziehung zwischen dem Wechsel der histopathologischen Prozesse und der Fluktuierung der klinischen Erscheinungen ist jedoch gerechtfertigt. Relapse und Remissionen können in unregelmäßigen oder seltener in regelmäßigen Zwischenzeiten aufeinander folgen. So entstehen individuell sehr verschiedene Krankheitsverläufe.

In nachstehender Tabelle 3 sind gewisse fluktuierende Eigentümlichkeiten der Erscheinungsweise der m. S. in Beziehung zueinander gesetzt.

Vom Standpunkt der infektiösen Verursachung der m. S. aus spielt die *Lebensdauer* und die Fortpflanzungsaktivität der Krankheitserreger *in* den befallenen Wirtsorganen — von der im Vorhergehenden schon die Rede war — die Hauptrolle. Beide Eigenschaften sind maßgebend für die Schübe und Remissionen: Starke Fortpflanzungsneigung der Erreger führt zu neuen Schüben; Untergang der Erreger zu Remissionen. Schwierigkeiten der Erklärung tauchen dann auf, wenn es gilt den pathogenetischen Mechanismus der Remission verständlich zu machen. Zwei Umstände sind noch ganz unaufgeklärt: erstens die Tatsache, daß eine herdförmige Entmarkung *nicht rückbildungsfähig* ist, während gleichzeitig die klinischen Zeichen nahezu völlig oder ganz verschwinden können. Das *zweite* Moment betrifft die Frage der Einzelheiten der Schädigung durch den Krankheitserreger, seine Lebenstätigkeit und seinen Zerfall im Wirt. Das größte Hindernis ist unsere äußerst mangelhafte Kenntnis der biochemischen und biophysikalischen Wechselwirkung zwischen Erreger und menschlichem erkranktem Gewebe. Ist es die schraubenförmige Bewegung des Erregers, die als Mikrotrauma auf die Markscheide wirkt? Sind es die *intakten* Spirochäten *oder ihre Fragmente*, die die eigentlichen Schädigungen verursachen? Oder sind es zusätzliche enzymatische oder antimetabolische von den Spirochäten gebildete, gelöste Stoffe, die schädigend in den normalen Stoffwechsel der Markscheiden eingreifen?

Tabelle 3. *Vergleich der Schübe und Remissionen*

	Erster Schub	Remission	Relaps
Spiroch.myel.	Massive Fortpflanzung	Untergang mit Überleben einzelner	Neue massive Fortpflanzung
Serologie (KBR)	+	Abschwächung bis negativer Ausfall	?
Pathologie	Entmarkungsherd	Entmarkungsherd	Neuer Entmarkungsherd oder Ausbreitung d. früheren
Klinische Zeichen	Oft mono- oder oligosymptomatisch	Normale Funktion	Neuer Schub mit denselben Zeichen wie früher oder ganz verschiedenen

Wie sollen wir uns die völlige Remission, das ist eine klinische Wiederherstellung *trotz* des Fortbestehens des Entmarkungsherdes verständlich machen? Rein logisch betrachtet ist völlige funktionelle Wiederherstellung bei Fortbestehen des organischen Gewebsschadens nur auf dem Weg einer Kompensation möglich. Wie ein solcher Ausgleich stattfindet, ist unbekannt. Wir können also diesbezüglich nur Vermutungen aussprechen. Zunächst sind in den frischen Entmarkungsherden der m. S. die Achsenzylinder der zentralen Nervenfasern gut erhalten und auch später zeigen sie eine gute relative Persistenz. Die Energieleitung wird also nicht unterbrochen, sondern nur modifiziert. Dies mag zu einer verhältnismäßig guten funktionellen Erholung führen. Erst mit einer neuen zweiten, dritten oder gar häufigeren, herdförmigen Entmarkung entlang derselben funktionell einheitlichen zentralen Nervenbahn z. B. der Pyramidenbahn, mag eine nicht wieder ausgleichbare funktionelle Störung zurückbleiben. Damit würden die *langen* Faserbahnen einer größeren Gefahr zu mehrfachen Herden und damit zur funktionellen Ausschaltung eher ausgesetzt sein, als kurze Bahnen. Dies würde erklären, warum in der großen Mehrzahl der Fälle von m. S. klinische Zeichen einer Erkrankung der Pyramidenbahnen vorliegen. Die oberflächliche Lage dieser Bahnen im Rückenmark könnte neben ihrer Länge zur Herdbevorzugung beitragen. Eine weitere Erklärungsmöglichkeit liegt mit der Annahme des Einsatzes funktioneller Reserven vor. Ausgleich geschädigter Funktionen mag von anderen Nervenfasern außerhalb des geschädigten entmarkten Gebietes, aber innerhalb desselben funktionellen Systems, übernommen werden. Wir können dies bei der retrobulbären Neuritis des N. opticus vermuten. Unsere anatomisch-histologische Untersuchung von Sehnerven der Polysklerotiker hat uns in den meisten Fällen noch so viel gut ummarkte Nervenfasern außerhalb der Herde aufgezeigt, daß die geringe oder fehlende Funktionsschädigung ausreichend hiermit erklärt werden könnte.

Da es sich bei der m. S. nicht um neurologische Systemdegenerationen handelt, werden oft in den betroffenen funktionellen Systemen noch so viele intakt leitende Nervenfasern übrigbleiben, daß mit ihrer Hilfe ein hinreichender Leistungsausgleich stattfinden könnte. Schließlich ist zu bedenken, daß im zentralen Nervensystem anatomische und physiologische Reservevorrichtungen vorhanden sein könnten, die zur Übernahme ausgefallener Leistungen im Notfall herangezogen werden. Wenn wir auf andere Krankheiten exemplifizieren dürfen, so sehen wir bei oft schwersten traumatischen Hirnschädigungen junger Kinder erstaunenswerte funktionelle Ausgleiche, die nur durch Übernahme von Leistungen durch andere Bahnen erklärt werden können. Andere Organe verfügen über reichliche *Kompensationsvorrichtungen*, vom zentralen Nervensystem wissen wir diesbezüglich noch sehr wenig. Warum sollten sie aber hier in Anbetracht der Lebenswichtigkeit dieses Organs fehlen?

Das Rätsel der fortbestehenden Entmarkung trotz Rückbildung der klinischen Krankheitszeichen mag seine Lösung finden, wenn eine tierexperimentelle Erzeugung der m. S. möglich sein wird. Dann wird es sich auch zeigen, wieweit kompensatorische Ausgleiche entweder durch Umleitung nervöser Energie, oder mittels Übernahme von Leistungen durch intakte Nervenfasern im selben funktionellen System zutreffen. Wieviel einzelne Entmarkungsherde im gleichen funktionellen System nötig sind, um dieses ganz seiner Leistung zu berauben, wird dann auch dem Versuch einer experimentellen Bearbeitung zugänglich sein.

In biochemischer Hinsicht ist *eine* experimentelle Tatsache festgestellt worden, die ein Licht auf die Kompensationsfähigkeit von Gehirnleistungen werfen könnte. Durch Versuche an Ratten ist gezeigt worden (Krech, Rosenzweig und Bernett), daß umschriebene einseitige corticale experimentelle Schädigungen mit einer Erhöhung der Cholesterinase-Aktivität in funktionell gleichwertigen Regionen der unangetasteten *kontralateralen* Hemisphäre einhergehen. Wenn dies auch nur einen Anfang in Richtung des Studiums cerebraler Kompensationen darstellt, könnte die Änderung der Cholesterinase-Aktivität später einmal auch für die Erforschung der Kompensationsvorgänge bei Remissionen der m. S. nutzbar gemacht werden. Voraussetzung hierfür ist freilich wiederum, daß wir ein tierexperimentelles Modell der m. S. besitzen.

Das Experiment der Natur, das uns mit der Erscheinung der polysklerotischen spontanen Remissionen und Relapse entgegentritt, nachzuahmen, wird künftiger medizinischer Forschung vorbehalten sein. Die *therapeutische* Möglichkeit, Remissionen zu erzielen, wird später zu besprechen sein.

7. Die humorale Abwehr und die immunologischen Erscheinungen

Das Studium der Immunitätsverhältnisse bei m. S. hat von einer Beobachtungsreihe auszugehen, die während der Jahre 1931—1933 von H. Sachs und *mir* gemacht und 1934 veröffentlicht worden ist. Wir gingen von der Annahme aus, daß bei der m. S. vielleicht eine Antikörperreaktion vorhanden sein könnte, die gegen Substanzen eines Infektionserregers oder gegen das pathologisch veränderte Gewebe des

Zentralnervensystems gerichtet wäre. Wir waren uns der Tatsache bewußt, daß, wenn solche spezifische Stoffe vorhanden wären, sie nur einen geringen Teil eines Gehirnextraktes bilden könnten. Wir wußten ebenfalls, daß in den von uns benutzten Hirnextrakten eine große Menge von *nicht-spezifischen Teilchen* vorhanden sein mußten. Unser Ziel war *nicht* das einer serodiagnostischen Reaktion. Wir wollten lediglich herausfinden, ob in den Blutseren der Polysklerotiker im Vergleich mit normalen Blutseren und den von anderen Krankheiten eine *spezifisch-trennbare* Eigenschaft vorhanden sei. Wir konnten zeigen, daß die Komplementbindungsreaktion mit alkoholischem Hirnextrakt von polysklerotischen Gehirnen als Antigen und polysklerotischen Blutseren (289 Fälle) bei 129 Fällen oder 41,52% positiv ausfiel, während bei 1340 Kontrollfällen nur 41 Fälle oder 3,06% positiv waren. Wir gingen dabei so vor, daß wir nur solche Fälle als positiv bezeichneten, die mit m. S.-antigen positiv ausfielen. Wenn Hirnantigene von anderen Gehirnkrankheiten ebenfalls positiv ausfielen, betrachteten wir die positive m. S.-Reaktion als negativ. Wir untersuchten ferner 16 Proben polysklerotischer *Spinalflüssigkeit* mit derselben Komplementbindungsreaktion, von denen 3 positiv ausfielen. 51 Kontrollen waren alle negativ. Interessanterweise waren die *Blutseren* unserer 3 Liquor-positiven Fälle alle *negativ*. Blutseren von 5 Fällen von m. S. wurden *mehrfach* untersucht. Es zeigte sich mit Eintritt der Remission eine deutliche Neigung zu einer schwächeren oder sogar negativen Komplementbindungsreaktion, die vorher deutlich positiv gewesen war. Die Entdeckung einer immunologisch-spezifischen Eigentümlichkeit fand keine Nachprüfer. Erst 17 Jahre später, im Jahre 1951, wandte Frick unsere Methode an und bestätigte unsere Ergebnisse. Ihm folgten Schild, Schrader und Römer 1953 und Raskin 1955. Dieser letztere verwandte auch Blutseren desselben Falles in verschiedenen Stadien der Krankheit. In seiner Serie von Remissionen wurde *keine* der früher positiven Proben völlig negativ, obgleich die Stärke der Komplementbindungsreaktion von 4 zu 3 oder 2 und selbst 1 sank. Trotz dieser ermutigenden Resultate blieb es dabei, daß wie Schumacher 1958 bemerkt, diese einfache Reaktion nicht eines allgemeinen Gebrauchs gewürdigt wurde. Der Grund für die wissenschaftliche Vernachlässigung dieser Reaktion bei der m. S. liegt wohl in dem Zug der Zeit, solche immunologischen Reaktionen als Anzeichen einer „isoallergischen" oder „autoallergischen" Erkrankung aufzufassen. Frick, Schrader und Römer, wie auch Raskin, neigen dazu, die positive Komplementbindungsreaktion bei der m. S. als autoallergische Reaktion aufzufassen. Nach Schraders Meinung (1955) sind die Komplementbindungsreagine „sehr wahrscheinlich" hirneigene Stoffe, verantwortlich für eine „autoallergische" Reaktion. Ganz neuerdings haben nun Roach, Rosenberg und Ichelson ihre Ergebnisse mit einem von Hirngewebe freien Antigen berichtet (1959). Diese Antigene waren aus Ichelsons Kulturen von Spinalflüssigkeit von Polysklerotikern hergestellt worden. Die Nährflüssigkeit enthielt ebenfalls keinerlei Hirnsubstanz, sie war folgendermaßen hergestellt worden: Die zentrifugierten geballten Mikroben wurden 3mal in steriler physiologischer Kochsalzlösung gewaschen (Übertragung mittels Nadel und Spritze). Nach wiederholter Zentrifugierung wurden die gewaschenen Mikroben mit zwei verschiedenen Methoden extrahiert. Insgesamt 749 Proben mit 8 verschiedenen Spirochaeta myelophthora-Antigenen wurden vorgenommen. Die Seren von 364 unter 472 Fällen von m. S. fielen positiv aus, d. h. 77% positive gegen 108 oder 23% negative Ausfälle. Von der Kontrollserie, die aus 277 Normalseren und solchen von anderen Krankheiten bestand, waren 26% positiv und 74% negativ. Die Seren wurden mit Nummern versehen und ohne Namensbezeichnung und ohne Krankheitsgeschichte oder Diagnose dem Laboratorium übersandt. Diese Differenz im Verhalten der m. S.-Seren gegenüber den Kontrolleseren und die früheren Versuche von SACHS und *mir*, FRICK und anderen, weisen auf eine Blutveränderung hin, die sicher nichts mit Iso-, Neuro- oder Autoallergie zu tun hat.

Die diagnostische Reichweite aller serologischen Reaktionen ist begrenzt. Immer sind serologische Befunde im Laboratorium mit Vorgeschichte und gegenwärtigem klinischem Verhalten des Kranken in Beziehung zu setzen. Am Beispiel der *Syphilis* läßt sich zeigen, daß positive Reaktionen nicht unbedingt das Vorliegen dieser Krankheit *beweisen*. Die verschiedenen neuen und neuesten Laboratoriumsreaktionen wie die Treponema pallidum-Immobilisierungsprobe, die Treponema-Komplementbindungsprobe mit Keimen, die aus Kaninchenhodenpassagen gewonnen worden sind, die Reiter-Stamm-Eiweiß Komplementbindung sind neue wertvolle Werkzeuge diagnostischer Sicherung. Dabei ist zu bedenken, daß bei allen drei genannten Methoden *fälschlich positive* Reaktionen vorkommen. Nach MANDEL u. Mitarb. beträgt die Zahl der biologisch-falsch-positiven Reaktionen für Syphilis zwischen 40 und 45%. In akuten Infektionskrankheiten wie Malaria und Rückfallfieber finden sich hohe falsch-positive Prozentzahlen — in Malaria z. B. 100%, in Rückfallfieber 80%. Persistenz der positiven Reaktionen findet sich in Lupus erythematodes, Sarkoidosis und Lepra. Die neuen obengenannten diagnostischen Bestätigungsproben für Syphilis mögen negativ mit Syphilikerserum ausfallen. In einem Fall von MANDEL u. Mitarb. (Lupus erythematodes) waren nicht nur die gewöhnlichen für Syphilis charakteristischen serologischen Reaktionen positiv, sondern auch die Treponemakomplementbindungsprobe und die Reiter-Eiweiß-Komplementbindungsreaktion. Die bei diesem Fall früher negativen serologischen Reaktionen waren während einer Herpes zoster-Infektion positiv geworden, wie auch die Bestätigungsproben. Vergleiche der Empfindlichkeit und Spezifität der einzelnen Proben mit Einschluß der älteren Komplementbindungs- und Flockungsverfahren (Wassermannsche und Sachs-Georgische Reaktion) sollten eine bessere Beurteilungsmöglichkeit der ätiologischen Beziehung des Falles zur Syphilis ermöglichen.

Bei m. S. stehen wir noch ganz am Anfang der serologischen Erforschung.

Der Fortschritt in der immunologischen Technik und in der Anwendung dieser Verfahren sollte auch auf dem Gebiet der m. S.-Serologie zu weiterer Arbeit anreizen. Dies um so mehr, als schon 1934 von SACHS und *mir*, 1951 von FRICK, und nach ihm von SCHILD, SCHRADER und RÖMER, in USA. von RASKIN unwiderlegbar gezeigt worden ist, daß im Serum des Polysklerotikers eine *spezifische* Veränderung vorliegt, die auf einer Antigen-Antikörperreaktion spezifischer Natur beruht. Besondere Schwierigkeiten stehen hier freilich einer exakten Forschung im Wege: ein Hauptumstand ist der Mangel einer engen Zusammenarbeit zwischen dem Neurologen und dem Serologen. Es ist verfrüht, dem Laboratorium des Serologen die Serumproben nur mit Identifizierungsnummern unter Ausschluß aller persönlichen und klinischen Daten zur Untersuchung zu übersenden. Die Herstellung eines rein-spezifischen und hinreichend starken Antigens ist noch viel zu schwierig, als daß dem Serologen nicht zuerst die Möglichkeit zur Ausprobung eines geeigneten Antigens gegeben werden müßte. Dies hat jeder praktischen Anwendung auf diagnostische Zwecke vorauszugehen. Aus der Geschichte der Syphilisserologie ersehen wir, daß die Ausschaltung unspezifisch positiver serologischer Reaktionen schwierig ist. Andererseits sind negative Reaktionen bei bestehender Frühsyphilis (seronegative Phase) oder ausgeheilter Syphilis nicht selten. Es ist infolgedessen die engste Zusammenarbeit des Klinikers mit dem Serologen zu fordern. Bei der Ausarbeitung unserer Komplementbindungsreaktion (SACHS und STEINER) mit Gehirn des Polysklerotikers als Antigen waren wir in der glücklichen Lage, die beste klinische Unterstützung durch die von v. WEIZSÄCKER und WILMANNS geleiteten Krankenabteilungen zu finden. Damit war eine genügende klinische Kontrolle des Untersuchungsstoffes gewährleistet.

Bei den Seroreaktionen des Syphilitikers ist der Vergleich des Verhaltens von Blutserum und Cerebrospinalflüssigkeit von großer Bedeutung. Daß eine zusätzliche Anwendung der neuen Bestätigungsverfahren von Wert ist, haben MILLER, SLATKIN und HILL 1956 gezeigt. In ihren 46 Kranken mit symptomloser Neurosyphilis war die Treponema-Immobilisierungsprobe im Liquor negativ, dagegen positiv mit den alten regulären Proben. Das Blutserum war in Standard- und Immobilisierungsproben positiv. Bei m. S. konnten SACHS und *ich* zeigen, daß es hier Fälle gibt, die in unserem Komplementbindungsverfahren negative Reaktion mit Blutserum, dagegen positive mit Liquor desselben Kranken ergaben. Ferner konnte von uns gezeigt werden, daß im gleichen Fall mit einsetzender Remission die Seroreaktion sich wesentlich abschwächte. RASKIN konnte dies bestätigen.

Hier liegt bei m.S. noch ein weites vielversprechendes Feld der Forschung vor uns.

Bei vielen Infektionskrankheiten können wir ein Generalisations- von einem Organmanifestationsstadium unterscheiden. Auch ist oft eine besondere Art von Immunität zu verzeichnen: die Immunität *trotz* des Überlebens und Fortbestehens der Erreger in latenten oder Ruheperioden der Krankheit. In solchen Fällen ist nicht selten eine Bevorzugung der Erregerpersistenz für bestimmte *Wirtsorgane* oder *Wirtszellen* zu verzeichnen. Wir finden ein solches Verhalten bei Brucellosen, Abdominaltyphus und Viruskrankheiten. Man ist versucht, in solchen Fällen eine Beziehung in *dem* Sinne zu konstruieren, daß das Überleben der Erreger *in* Wirtszellen ein Ruhe- oder Latenzstadium der Krankheit bedeuten könnte, das Vorkommen der Erreger im befallenen menschlichen Körper *außerhalb* der Wirtszelle aber die Krankheitsmanifestation darstelle. Für die meisten cyclischen Spirochätenkrankheiten, wie Syphilis, Rückfallfieber, Leptospirosen, trifft ein solches Verhalten *nicht* zu: Die Spirochäten halten sich auch im Ruhe- oder Latenzstadium *extracellulär* auf. Wenn Erregerbestandteile innerhalb von Wirtszellen angetroffen werden, so handelt es sich wohl meistens um Abwehrvorgänge in Gestalt eines Abbaus der absterbenden oder toten Erreger und ihrer Fragmente. Die *Möglichkeit* ist naheliegend, daß in der Infektionsimmunität, d. h. Vorhandensein einer Immunität noch während eines Überlebens der Erreger im Wirtskörper, nicht nur humorale, sondern auch celluläre Immunitätsvorgänge eine Rolle spielen. Letzten Grundes sind ja alle humorale Abwehrstoffe oder humorale Infektionsindicatoren cellulären Ursprungs, da wir uns ohne die Mitwirkung lebender Zellen eine Bildung irgendwelcher neuer Stoffe nicht vorstellen können.

M. S. als Infektionskrankheit müßte nach denselben immunologischen Prinzipien untersucht werden, die wir bei anderen Infektionskrankheiten anwenden. Außer der eben erwähnten Komplementbindungsreaktion kommen Agglutinin-, Lysin-, Neutralisation- und Überempfindlichkeitsverfahren in Betracht. Als einen Ansatz in dieser Hinsicht betrachte ich ICHELSONS Dermoreaktion. Sie spritzte $^{1}/_{100}$ cm³ eines polyvalenten Ultrafiltrates ihrer Spirochätenkultur intradermal 72 Polysklerotikern ein. 62 davon zeigten eine positive Reaktion, die sich in einer urticaria-artigen Schwellung anzeigte und die zwischen 48 und 72 Std verschwand. 3 Kontrollen waren negativ.

Das Problem der Differenz der *immunologischen Sättigung* der verschiedenen Organe und des Blutes oder bei den verschiedenen Altersgruppen wird auch in der Immunologie der m. S. eine Rolle spielen. Soeben war darauf hingewiesen worden, daß wir Polysklerotiker gefunden hatten, die mit unserer Komplementbindungsreaktion in der Spinalflüssigkeit positiv, zur selben Zeit im Blut aber negativ reagierten. Dies zeigt deutlich eine sehr ungleiche Saturierung von Blut, verglichen mit Liquor, an. Haut und Hirn mögen große Verschiedenheiten in ihren immunologischen Saturierungen aufweisen. In den ersten Lebensjahren mag die Blut-Gehirnschranke noch sehr unvollständig und für Stoffe durchlässig sein, die späterhin im Blut zurückgehalten werden. Im Falle des Kernikterus der Früh- und Neugeburten ist festzustellen, daß die übermäßige Bilirubinanreicherung im Blut zu einer vermehrten Anreicherung dieses Stoffes im zentralnervösen *Parenchym* führt. Dies trifft für den Erwachsenen nicht zu. Die im frühkindlichen Alter nachweisbare erhöhte Durchlässigkeit der Blutgehirnschranke für Bilirubin scheint auch für andere Stoffe (Eiweißstoffe, Nasralla u. Mitarb. 1958) zu gelten. Im Tierversuch ließ sich eine mehr oder minder schnelle *Reifung* dieses Schrankenmechanismus zeigen (Waelsch 1955, Himwich und Himwich für Glutaminsäure, 1955). Warum sollte es für die Proteine oder Lipoproteine der im Blute kreisenden spezifischen Antikörper anders sein? Spirochätenabtötende Gegenstoffe im Blut könnten also auch in frühen Kindheitsjahren einen besseren Einlaß in das zentralnervöse Parenchym finden und die Erreger auch hier leichter erreichen, als es in jugendlichen Jahren des *erwachsenen* Lebens der Fall ist. Diese Verschiedenheit in den Verhältnissen des Blut-Hirnschrankensystems könnte eine Erklärung dafür bilden, daß Kinder von m. S. verschont bleiben. Diese Verschonung der *Kinder* hinsichtlich m. S. könnte aber auch anderswie erklärt werden. Rimpau hat die interessante Unterscheidung zwischen „Zubringe"- und „Aufsuch"-Krankheit bei Leptospirosen gemacht. Die m. S. ist nach allem, was wir über die Umgebungsbedingungen der Polysklerotiker wissen, ein besonders gutes Beispiel für eine „Aufsuchkrankheit". Die Tatsache, daß junge Kinder im „Zubringestadium" sind, könnte somit den Unterschied der m. S. im Erkrankungsalter erklären.

Tore Broman (1949) hat in bemerkenswerten Untersuchungen das Blutgehirnschrankensystem mit Hilfe seiner supravitalen Trypanblaumethode auch bei der m. S. studiert. Er kommt zum Schluß, daß das krankheitsmachende Agens über die Cerebrospinalflüssigkeit das Zentralnervensystem erreicht, teils den Venen entlang, teils in breiter Front in einer Zone nahe der Ventrikelwand. Er schließt ferner, daß es sich um ein Virus handeln könne, das „fähig sei, ein Antigen zu produzieren oder eine Kombination eines Virus und eines allergischen Faktors". Der krankheitsverursachende Stoff verbleibe vermutlich in der Blutgefäß*wand* und sei schädlich auch ohne Markscheiden. Diese auf experimentelle Beobachtungen gestützte Annahme Bromans läßt außer acht, daß der Erreger auch vom äußeren Subarachnoidealraum eindringt, was sich besonders am Rückenmark zeigt, das im erwachsenen Alter nur einen äußeren, subarachnoidalen, aber keinen inneren Liquorraum hat. Auch erscheint es unnötig als Alternative ein Virus oder eine Kombination eines Virus und eines allergischen Stoffes anzunehmen. Wissen wir doch, daß in den meisten Infektionen eine spezifische Hyperergie (Infektionsallergie) sich ausbildet.

8. Verteilung und Ausbreitung der Erreger im Zentralnervensystem des Polysklerotikers in ihrer pathogenetischen Bedeutung

Meine Ausführungen über die Pathogenese der m. S. wären nicht vollständig, wenn nicht auch etwas über die Verteilung und Ausbreitung der Erreger im Zentralnervensystem des Polysklerotikers in ihrer Bedeutung für die Pathogenese der m. S. gesagt würde. Folgende Erfahrungen liegen vor:

1. Spirochäten finden sich in der Spinalflüssigkeit des Subarachnoidealsacks (direkter Nachweis durch SIMONS, AHRENS und MUSCHNER, kulturell nachgewiesen von ICHELSON, MYERSON u. Mitarb., NEWMAN u. Mitarb.). Teilungsformen der Spirochäten sind im Liquor von SIMONS gesehen worden. Ob die Spirochäten sich auch im Liquorraum der Ventrikelhöhle finden, ist noch nicht untersucht worden, ist aber anzunehmen.

2. Die Spirochäten sind in der Blutgefäß*wand* intracerebraler und intraspinaler Blutgefäße (Venen, Capillaren) *nachgewiesen* worden (STEINER). Hier sind auch Teilungsfiguren beobachtet worden.

3. Die Spirochäten finden sich im Parenchym des Gehirns und Rückenmarks. Auch hier sind Teilungsfiguren zu beobachten (STEINER).

4. Die Spirochäten finden sich *nicht innerhalb der Blutbahn* intracerebraler und intraspinaler Blutgefäße. Sie finden sich *nicht* im Choroidplexus (STEINER).

5. *Variation der Spirochätenzahl.* Die jeweilige *Anzahl* der Spirochäten *variiert* im individuellen Fall und in verschiedenen Herden desselben Falles. Für die Cerebrospinalflüssigkeit hat SIMONS im Falle eines abklingenden akuten Schubes der m. S. 5200 Spirochäten auf 150 cm^3 Gesamtliquor errechnet. In seinem Fall 2 (Obduktionsfall) fand er in einem Mittelhirnherd über 14mal mehr Spirochäten als in der Medulla oblongata. Er berechnete im Mittelhirn 100000 Spirochäten pro 1 cm^3 Herd. In einem anderen Fall von SIMONS fanden sich im Temporallappen ca. $2^1/_2$mal mehr Erreger als im Kleinhirn bzw. ca. 4mal mehr als im Lumbalmark. Ich konnte 1932 in einem subcorticalen Herd eines 2. subakuten Schubes einer m. S. in 1 cm^3 Hirnsubstanz ca. 6000 typische und viele Hunderte zerfallender und zerfallener Spirochäten errechnen. SIMONS hat für einen neueren Fall von mir für 5 mg Herd die Zahl von 170000 Erregern ausgerechnet. In alten „ausgebrannten" Herden des zentralnervösen Gewebes finden sich keine Spirochäten mehr. Fälle von m. S. in Remission und alte kaum progrediente Fälle bieten keine Aussicht für positiven Ausfall selbst intensivsten Suchens nach den Erregern.

6. *Agglomerationen.* Agglomerationsformen wurden von mir in der Gefäßwand und im zentralnervösen Parenchym gefunden. SIMONS hat mit seiner Desintegrationsmethode des Hirngewebes ebenfalls Agglomerationen gefunden (Abb. 9 und 10, 1958). Ob diese aus der Gefäßwand oder dem Parenchym selbst stammten, konnte natürlich mit dieser seiner Methode nicht entschieden werden. Er bildet zwei aus Liquor stammende „zufällig umeinander gewickelte" Spirochäten ab, die aber ausdrücklich als „keine Agglomeration" bezeichnet werden. Auf die Bedeutung dieser Agglomerationen als Vorläufer und Begleiterscheinung eines allenfallsigen primitiven sexualen Vorgangs sei nochmals verwiesen.

7. *Untergangsformen* der Spirochäten in ihrer Beziehung zur Pathogenese. Wenn die Myelophthora-Spirochäten nach dem ersten akuten Schub der m. S. in ihrer überwiegenden Mehrheit untergehen, müssen sie, wenigstens eine gewisse Zeitlang,

Bruchstücke als Zeichen ihres Unterganges hinterlassen. Schon in früher Zeit meiner Spirochätenstudien erkannte ich, daß die Erscheinungen des Spirochätenunterganges im Gewebe Beachtung verdienen. Das morphologische Studium dieses Unterganges der Spirochäten wurde deshalb bei den verschiedensten Spirochätenkrankheiten in Angriff genommen. Rückfallfieber bei Mensch und Tier, Hühnerspirochätose, experimentelle Leptospirosen, Syphilis im Primär-, Sekundär-, Tertiärstadium. Spätstadien der Neurosyphilis, kongenitale Syphilis, experimentelle Kaninchensyphilis dienten diesen Zwecken, die sich nicht auf die nervösen Zentralorgane beschränkten. Auch Kulturen in allen Stadien der Entwicklung wurden untersucht. In allen diesen Untersuchungsobjekten konnten als Endprodukte des Unterganges nur irregulär geformte Körnchen und Klümpchen gefunden werden. Der Schluß lag nahe, daß nach Art einer Autoagglomeration Ring- und Ösenbildung, Verdickung, Bruch in verdickte Teilstücke, eine Klümpchenform von unregelmäßiger Form und Größe den letzten Ausgang bildete. In künstlichen Kulturen, wenn sie nur alt genug waren, fand sich dieselbe „granuläre“ Form. Ich fasse sie mit vielen anderen Autoren als Erscheinung der untergehenden und abgestorbenen Spirochäten auf. Aus diesen Klümpchen einen Lebenscyclus von einer Schraubenform der Spirochäte über eine granuläre Form und umgekehrt von der „granulären“ Form in die Korkzieherform abzuleiten, erscheint mir nicht gerechtfertigt. Neuerdings hat DE LAMATER in zahlreichen Veröffentlichungen einen solchen Entwicklungsgang für die Pallida-Treponemen in Anspruch genommen. Mir scheinen seine Schlußfolgerungen nicht beweiskräftig.

Es wäre erstaunlich, wenn der Untergang der Myelophthora-Spirochäte *anders* aussehen würde, wie das morphologische Bild des Untergangs anderer Spirochäten. Dies ist jedoch nicht der Fall. Wir haben die Untergangsgestaltungen geschildert. Sie unterscheiden sich *in nichts* von denen anderer Spirochäten.

Pathogenetisch wäre es durchaus möglich, daß die Trümmer der *abgestorbenen* Spirochäten und *nicht* die wohlerhaltenen Krankheitskeime selbst die einzige markscheidenschädigende Wirkung ausüben oder aber nur eine von mehreren. Es ist sicher verfrüht, hierüber zu theoretisieren.

Vergleichend pathogenetisch sei auch auf die oben erwähnte *Wall*bildung der Syphilisspirochäten im Paralytikerhirn verwiesen. Es ist aber hier zu betonen, daß die Verteilungsgesetzmäßigkeiten der Pallida-Spirochäten im Paralytikerhirn wahrscheinlich ganz anders sind, als die der Myelophthora-Spirochäten im Zentralnervensystem der Polysklerotiker.

9. Schlußfolgerungen

Es ist nicht unwahrscheinlich, daß bei m. S. wenigstens einer der Verbreitungswege der Erreger in das Rückenmark und Gehirn hinein durch die Spinalflüssigkeit vermittelt wird. Die große Anzahl der den Liquorräumen nächsten Entmarkungsherde, ihre Form und das tatsächliche Vorkommen der Spirochäten im Liquor, sprechen sehr für die Möglichkeit einer anfänglichen Verbreitung der m. S.-Spirochäten vom Ventrikel- und Subarachnoidealraum aus. Daß die Liquoranwesenheit der Erreger eine Früherscheinung in der klinischen Entwicklung der m. S. ist, kann noch nicht als völlig sicher erwiesen gelten, obwohl in AHRENS und MUSCHNERS Fall einer diagnostisch noch nicht ganz geklärten (frühen?) m. S. der Liquor sich spirochätenhaltig erwiesen hatte. Therapeutisch wird jedenfalls das Problem der *Liquorsanierung*, auf das Hallervorden schon hingewiesen hat, bald zur Diskussion gestellt werden. Daß die Spirochäten sich im Liquor vermehren können, ist durch Simonss Nachweis einer Teilungsform der Spirochaeta myelophthora erwiesen. Es ist damit aber nicht bewiesen, daß der Liquorraum der alleinige oder nur *einer* von mehreren Spirochätenfortpflanzungsstätten ist. Jedenfalls sind Teilungsformen der Spirochäten in der Gefäßwand ventrikelnaher Blutgefäße und im Parenchym des Zentralnervensystem von *mir* gesehen worden. Danach mag der Liquorraum sogar eine verhältnismäßig geringfügige Rolle als Vermehrungsplatz der Spirochäten spielen. Es kann jedoch nicht geleugnet werden, daß ein Eindringen der Erreger vom Liquorraum aus in das zentralnervöse Parenchym hinein eine, wenn vielleicht auch bescheidene, pathogenetische Rolle beibehält. Vielleicht liegt sogar eine quantitative Verschiedenheit vor, insofern als der den inneren Liquorraum bekleidende Ependymzellensaum ein geringeres Hindernis als die piale Haut und der gliöse Randsaum der Hirnrinde und des Rückenmarks darstellt. Wie und warum die Ependymzellenlinie, die piale Haut und die gliöse Randschicht von den Spirochäten durchstoßen werden, ist völlig unklar. Daß dies erfolgt, ist kaum zu bezweifeln. Der choroidale Plexus scheint als Vermehrungsstelle der Spirochäten nicht in Frage zu kommen. Er nimmt ja auch bei intravitalen und supravitalen Experimenten eine Sonderstellung ein, insofern in ihm bei intravenöser Zufuhr eine Trypanblauspeicherung, vielleicht als Schutz für das zentralnervöse Gewebe, stattfindet. Jedenfalls war in allen Fällen von m. S., in denen zahlreiche Spirochäten sich in intracerebralen und intraspinalen Blutgefäßwänden sowie im Parenchym vorfanden, der Choroidplexus von Spirochäten frei (Steiner).

Die häufigen *mono-* oder *oligosymptomatischen Schübe* im Anfangsstadium der m. S. (Neuritis retrobulbaris, Beteiligung anderer cranialer Nerven, erster Schub mit der Erscheinung einer unvollständigen Querschnittsmyelitis, die peripheren Paraesthesien, wie auch das Lhermittesche Zeichen, das immer nach einiger Zeit von selbst verschwindet), können ihre Erklärung als *Oberflächensymptome* finden. Sie könnten als dem Eindringen der Erreger vom Subarachnoidealraum gleichläufige Erscheinungen gedeutet werden. Dabei ist darauf hinzuweisen, daß die meisten dieser Zeichen lokalisatorisch Orten im Zentralnervensystem zuzuordnen sind, die in der Gehirn- und Rückenmarks*oberfläche* oder ihr wenigstens am nächsten liegen.

1958 hat R. Grossman 17 *traumatische* Fälle von Lhermitteschem Zeichen aus der neurologischen Abteilung des Züricher Universitätskrankenhauses gesammelt. Er erwähnt die *fragliche* lokalisatorische Zuordnung zu den Hintersträngen des Halsmarks, zu den Hinterwurzeln oder zu den Leptomeningen, die isoliert oder miteinander kombiniert gedacht werden kann. Seine Schlußfolgerung ist, daß das Symptom primär in den Halsmarkhintersträngen, in zweiter Linie durch Veränderungen in den Meningen zustande komme. Er erwähnt auch die Ansicht Alajouanines (1949) von der primären Natur der Veränderungen *außerhalb* des Rückenmarks, der sekundär die intraspinalen Veränderungen nachfolgen. Meningeale Verwachsungen oder solche in den hinteren Wurzeln seien weniger wahrscheinlich als solche in den Hintersträngen (sic!). Für die Pathogenese des Lhermitteschen Zeichens bei der m. S. interessiert uns hier besonders der Oberflächencharakter des Zeichens, einerlei ob die Meningen der Hinterwurzeln oder die Hinterstränge der erste Angriffsplatz der Schädigung sind. Die Natur des Zeichens als eines Reiz- und nicht eines Ausfallsymptoms und sein zeitbeschränktes Vorhandensein lassen sich nur schwer mit anatomischen *Verwachsungen beständiger Art* erklären. Ich möchte im Falle der m. S. die oft nachweisbaren rückbildungsfähigen leptomeningitischen Entzündungserscheinungen verantwortlich machen. Aber abgesehen hiervon gilt für das Lhermittesche Zeichen in m. S. die *Oberflächenregel einerlei*, ob es sich um die leptomeningealen Bedeckungen der Hinterwurzeln, die Leptomeningen im allgemeinen oder um die Peripherie der Hinterstränge handelt.

Besonders interessante wenn auch nach meiner Beobachtung seltene Symptome sind Einsetzen plötzlicher Muskelschwäche nach warmen Bädern, Schweißausbrüche nach heißem Essen, kurzdauernde Bewegungsfreiheit zur Nachtzeit (Bonte und Botz 1950). Solche Erscheinungen können wohl kaum im Sinne von Oberflächensymptomen gedeutet werden, wenn sie auch eine Beteiligung sympathisch-vegetativer Bahnen nahelegen.

Die Frage, ob mit dem Eindringen der Erreger von den Liquorräumen aus die Entmarkungsherdbildung in *allen* ihren Erscheinungen hinreichend erklärt ist, muß mit „Nein" beantwortet werden. Die kleinen, runden oder ovalen, völlig scharf abgegrenzten Entmarkungsherdchen, wie wir sie so häufig in der cerebralen intermediären Zone zwischen den subventrikulären Entmarkungen und der Rindenmarkgrenze sehen, können nur mit der Annahme einer *Weiterwanderung* des Erregers und gegebenenfalls seiner Fortpflanzung an den neuen Stellen erklärt werden. Wie gelangen die Erreger an diese Stellen? Eine Rückwanderung in die Blutbahn hinein und eine Neubesiedlung des Parenchyms von hier aus, ist höchst unwahrscheinlich. Jedoch zeigen die genannten runden Herdchen recht häufig eine hinlänglich deutliche Anordnung um ein zentrales Blutgefäß. So bleibt in solchen Fällen nur die Blutgefäß*wand* als Wanderungsweg übrig. In meinen Fällen habe ich mehrfach die Erreger im *Adventitialraum* intracerebraler Blutgefäße oder in der Capillarwand gefunden. Ein solcher Verbreitungsweg wird durch diesen Befund noch wahrscheinlicher gemacht. Die „Entmarkungsspritzerchen" in der intermediären Zone könnten hiermit ihre Erklärung finden. Wenn wir die Agglomerationen als Zeichen stark erhöhter Reproduktionstätigkeit der Spirochäten ansehen dürfen, so beobachten wir zweifellos eine solche erhöhte Aktivität in der Blutgefäßwand, wo wir auch echte Teilungsfiguren finden. Agglomerationen und Teilungsformen sind freilich von mir auch im zentralnervösen Parenchym beobachtet worden. Es handelt sich eben bei der Spirochaeta myelophthora um einen eigenbeweglichen, durch Querteilung sich selbst erneuernden lebendigen Schädling, dessen Lebensgesetze innerhalb und außerhalb des menschlichen Körpers uns noch so gut wie unbekannt sind.

Die letzte Frage! Wie kommt der Erreger in die Cerebrospinalflüssigkeit hinein? Er kann kaum anders als durch die Blutbahn Zugang zum Liquor erhalten. Damit müßte eigentlich eine, wenn auch kurze, septicämische Periode als das früheste Stadium der Erregerverbreitung vorausgesetzt werden. In der Literatur sind gelegentliche Hinweise darauf zu finden, daß klinisch einige Zeit *vor* Entwicklung der ersten neurologischen Zeichen eine milde influenzaartige, manchmal sogar mit kurzem Fieber verbundene Allgemeinerkrankung vorgelegen hat. Es ist nicht ganz von der Hand zu weisen, daß ein solches Vorkommnis dem septicämischen Stadium oder Vorstadium einer m. S. entspräche. Eines ist sicher. Es muß sich während der septicämischen Phase um ein so mildes und scheinbar so harmloses Ereignis gehandelt haben, daß es in seiner zeitlichen Datierung wieder vollkommen vom Patienten vergessen worden ist. Das septicämische Stadium könnte aber auch klinisch *vollkommen latent* verlaufen sein. Hier sind nur Vermutungen möglich. Die Entscheidung, wie lange die Erreger in der Cerebrospinalflüssigkeit verbleiben, ob sie zeitweise aus ihr verschwinden und die Cerebrospinalflüssigkeit somit kein dauerndes Spirochätenreservoir darstellt, muß künftiger Forschung vorbehalten bleiben.

Zusammenfassend kann festgestellt werden, daß mit der Sicherstellung der Ätiologie eine Menge *neuer* pathogenetischer Probleme aufgetaucht sind und eine Reihe *alter* pathogenetischer Fragen in neuem Licht erscheinen. Wir stehen hier ja ganz am Anfang der Forschung.

IX. Vernachlässigte Probleme der multiplen Sklerose-Forschung

Es mag anmaßend klingen, von einer Vernachlässigung zu sprechen. Mit dieser Ausdrucksweise soll auch nur gemeint sein, daß bei der m. S. bisher eine ganze Reihe klinischer, pathologischer und pathogenetischer Fragestellungen nicht *die* Wertung und Behandlung gefunden haben, die sie verdienen. In den vorhergehenden Kapiteln sind schon einige dieser Probleme gestreift worden: das serologische; die m. S. als Oberflächenerkrankung des Zentralnervensystems, wenigstens zu Anfangszeiten der Erkrankung; die histologische Heterophasie. Hier seien noch einige wenige Probleme besonders hervorgehoben.

1. Retrobulbäre Neuritis als rudimentäre Form der m. S. und rudimentäre m. S. im allgemeinen

Wenn es eine abgelaufene monosymptomatische retrobulbäre Neuritis als Zeichen einer rudimentären m. S. gibt, so müßten rudimentäre Formen der Polysklerose auch mit *andersartiger* klinischer Manifestierung vorkommen. Wer über ein großes neuropathologisches Material verfügt, müßte auf solche Fälle mit wenigen und inaktiven jedoch typischen Entmarkungsherden als zufälliges Ereignis stoßen.

Die Frage der *rudimentären* m. S. ist nicht nur von theoretischem Interesse. Denn hier macht uns die Natur eine Ausheilung oder einen krankheitshemmenden Einfluß vor, den wir bis auf weiteres nicht nachzuahmen imstande sind. Wie weit uns die pathologische Anatomie in der Annahme einer rudimentären Form der m. S. unterstützt, bedarf noch weiterer Klärung. Ich habe unter den vielen Hunderten sorgfältiger Hirn- und Rückenmarksektionen keinen Fall mit ganz wenigen oder gar einem einzigen der m. S. gleichenden Entmarkungsherd gefunden. Herr Kollege SPATZ hatte die Freundlichkeit mir mitzuteilen, daß in seinem und HALLERVORDENS außerordentlich großem anatomisch-pathologischen Material der Zufallsbefund eines einzelnen m. S.-Herdes eine außerordentliche Seltenheit darstellt. Er wie auch HALLERVORDEN, konnten je einen solchen Fall mit je einem kleinen aber typischen Herd beobachten; dabei hatte es sich um Patienten gehandelt, die an einem ganz anderen Leiden starben.

Die Vermutung des Vorkommens einer klinisch und anatomisch rudimentären m. S. ließe sich wohl auch aus Beobachtungen jahrelangen Bestehens einer anscheinend ausgeheilten retrobulbären Neuritis ohne spätere Entwicklung anderer neurologischer Krankheitszeichen ableiten. Freilich ist dabei zu bedenken, daß eine und dieselbe Neurologengeneration meistens nicht ausreicht, um den potentiellen Relapszeitraum von etwa 30 bis 50 Jahren zu erfassen.

Ein weiterer Punkt verdient Erwähnung: Wenn die Allergiehypothese richtig wäre, müßte wohl der Zufallsbefund eines oder einiger weniger polysklerotischer Entmarkungsherde d. h. einer anatomisch und klinisch abortiven m. S. häufiger vorgefunden werden, als es tatsächlich der Fall ist. Herr SPATZ hat mich auf diese Sachlage aufmerksam gemacht. Allergische pathologisch-anatomische Veränderungen sind *unspezifisch* und histologisch leicht von den Gewebsveränderungen bei der m. S. zu trennen. Die sogenannte allergische oder isoallergische experimentelle Encephalomyelitis wie auch die postexanthematischen Encephalomyelitiden bieten ein von der m. S. völlig verschiedenes Bild.

Die Hirnnervensymptome sind keine Seltenheit in der klinischen Erscheinungsweise der m. S.: vor allem der optische Nerv und die Augenmuskelnerven, d. h. der 2., 3., 4. und 6. Nerv sowie der 7. und 5. Nerv, können besonders gerne auch in den Anfangsstadien Krankheitszeichen aufweisen, die in ihrer monosymptomatischen Gestaltung nicht selten Anlaß zu diagnostischen Irrtümern geben. Anfängliche retrobulbäre Neuritis mit zentralen oder parazentralen Gesichtsfelddefekten und nachfolgender temporaler Blässe, sind bei der m. S. häufig (BENEDIKT). In TAUB und RUCKERS Serie von 87 Pat. mit anfänglichem Schub von akuter retrobulbärer Neuritis hatten sich 28 (32,2%) Pat. innerhalb einer Periode von 10 bis 15 Jahren zu einer m. S. entwickelt. 26 von diesen Pat. waren in der Altersgruppe von 20 bis 44 Jahren während der Zeit ihrer *ersten* Attacke der retrobulbären Neuritis. Es darf angenommen werden, daß etwa die Hälfte der Erwachsenen jungen und mittleren Alters mit *einem* ersten Anfall von monosymptomatischer retrobulbärer Neuritis sich später als Polysklerotiker entpuppen (RUCKER). Gelegentlich mag die Zwischenzeit zwischen der retrobulbären Neuritis als erstem Schub einer m. S. und der zweiten endgültigen neurologischen Manifestierung der Krankheit mit sicherer Diagnosenstellung 15 Jahre überschreiten. Aus diesem Grunde ist es außerordentlich schwierig, hinreichend geklärten, statistisch stichhaltigen Untersuchungsstoff anzusammeln (siehe hierzu auch die neueste Arbeit von KURLAND). Die Annahme einer rudimentären m. S. in der Form einer für alle Zeiten abgeklungenen retrobulbären Neuritis ist mit großer Vorsicht zu behandeln. In seinem interessanten Bericht über m. S. im Irak, berichtet T. A. SHABY über seine Beobachtungen an 25 Fällen von retrobulbärer Neuritis als monosymptomatischer m. S. in einer Beobachtungsperiode von 10 bis 20 Jahren. Die Fälle befanden sich in der Altersgruppe von 15 bis 30 Lebensjahren. Nach ihm spricht dies sehr für eine rudimentäre Form der m. S. in Form der retrobulbären Neuritis.

Von großem Interesse sind familiäre Fälle von m. S., in denen *ein* Familienmitglied an typischer m. S. leidet, während ein anderes nächstes Mitglied (Geschwister oder Eltern) eine isolierte retrobulbäre Neuritis hat oder hatte. Vor langer Zeit (1913) teilte J. HOFFMANN eine solche Beobachtung mit: Es handelte sich hierbei um einen Fall von Schwester und Bruder. Die Schwester hatte eine klassische m. S., der Bruder hatte zwei Schübe lediglich von retrobulbärer Neuritis. Er fiel im Ersten Weltkrieg und die Frage, ob sich nicht doch noch eine typische m. S. bei ihm entwickelt hätte, muß offen bleiben. KOLB zählte in seiner Serie von 199 Familien in Baltimore vier familiäre Fälle. Bei zwei von diesen Familien handelte es sich einmal um einen Bruder mit m. S. und eine Schwester mit retrobulbärer Neuritis, im anderen Fall um eine Mutter mit retrobulbärer Neuritis und einen Sohn mit m. S.

Kurland erwähnt in seiner neuesten Arbeit (1958), eine Untersuchung der Entwicklung der m. S. aus initialer monosymptomatischer retrobulbärer Neuritis unter den Mitgliedern der bewaffneten Macht der Vereinigten Staaten von Nordamerika. Die Studie umfaßte die Fälle von retrobulbärer Neuritis aus der Periode von 1942 bis 1946. Ein erfolgreicher Abschluß war nach der Untersuchung ausgeblieben, weil nur ca. 10% dieser Fälle sich nach 10 bis 15 Jahren später zu einer m. S. entwickelten, im Gegensatz zu den nach klinischer Erfahrung zu erwartenden 40 oder 50 Prozent. In der Statistik aus der Mayo-Klinik handelte es sich um 8 Patienten mit akuter retrobulbärer Neuritis. Bei 5 von diesen waren andere klinische Zeichen einer m. S. vorhanden; 2 der übrigen 3 Pat. waren verdächtig, der dritte Pat. hatte eine bilaterale retrobulbäre Neuritis als Begleiterscheinung einer Masernencephalitis.

Auf die früher erwähnte Beobachtung einer für lange Zeit monosymptomatischen retrobulbären Neuritis innerhalb einer familiären Gruppe mit m. S. sei hier nachdrücklich hingewiesen (Miller und Schapira).

Die Auffassung der retrobulbären Neuritis als einer rudimentären Form der m. S. bedarf weiteren Studiums. Die europäischen Universitätsaugenkliniken besitzen hier wertvolles Jahrzehnte zurückliegendes Material, besonders auch in ihren Polikliniken. Eine weitere Aufklärung auf der Basis serologischer Reaktionen steht zu erwarten.

2. Retinale Periphlebitis als Neuling in der Symptomatologie der m. S.

Am Augenhintergrund der Polysklerotiker ist *ein* Befund zu sehen, der unentdeckt war, bis Rucker 1945 unser Augenmerk auf ihn lenkte. Dieser Befund ist dann von Haarr (1955), Orbán (1955) und Doden (1957) bestätigt worden. Schumacher erwähnt ihn in seiner letzten Zusammenfassung aus dem Jahre 1958 überhaupt nicht. Doden betrachtet die Einscheidung der Netzhautvenen als ein äußerst wichtiges frühes Augensymptom der m. S. Differentialdiagnostisch wichtig sind: Einscheidung der Venen in der Netzhaut *ohne* Glaskörper- oder größere Netzhautblutungen und *ohne* Wucherungserscheinungen am Gefäßbindegewebe; die Beschränkung dieses Krankheitsvorganges auf die Venen unter Freilassung der Arterien im Gegensatz zu Bürgers Krankheit und die Flüchtigkeit ihrer Erscheinung. Die diagnostische Bedeutung dieser periphlebitischen Veränderungen für die m. S. kann nicht angezweifelt werden: Doden fand sie in 30 von 130 Polysklerotikern (23%) als Frühsymptom der m. S. Das klinische Bild ähnelt am meisten dem der tuberkulösen Periphlebitis (Orbán). Die Dauer bis zur Aufsaugung dieser Infiltrate schwankt von 5 bis zu 18 Monaten (Rucker). Haarr gibt hierfür 3 bis 23 Monate, Orbán 2—3 Monate an. In einem Fall Orbáns war die Veränderung noch nach 10 Monaten sichtbar.

Diese Schwankungen der periphlebitischen Netzhautveränderungen bei der m. S. sind äußerst wichtig. Sie stellen eine Analogie zu der Bevorzugung der Entzündung an den venösen Blutgefäßen des *Gehirns* und *Rückenmarks* dar. Ihr Kommen und Verschwinden mag einen Anhaltspunkt mehr für die beschränkte Zeitdauer der leptomeningealen, intracerebralen und intraspinalen adventitiellen lymphocytären Infiltratbildung geben. Unsere Auffassung von der m. S. als einer chronischen Encephalomyelitis wird hiermit wesentlich verstärkt.

Doden hat versucht, Klarheit in die nosologischen Verhältnisse der Netzhautperiphlebitis zu bringen. Er hat einen sehr großen Beobachtungsstoff von 730 Fällen gesammelt. Er unterscheidet drei Formen: überwiegend *exsudative*, überwiegend *hämorrhagische* und überwiegend *proliferative* Formen. Er erörtert die zugrunde liegenden Krankheitseinheiten (Tuberkulose, Bürgersche Krankheit, m. S.), ist aber außerstande ätiologische Grundlagen zu nennen. Ophthalmoskopisch lassen sich die polysklerotischen Netzhautveränderungen (Veneneinscheidungen) von denen anderer aktiver exsudativer periphlebitischer Prozesse oft nicht unterscheiden. Nach Doden und Pieper werden die Einscheidungen der Netzhautvenen bei 10—20% aller Fälle von m. S. angetroffen. Die Veränderung des Eiweißspektrums in Blutserum und Liquor der Polysklerotiker gibt Doden Anlaß, elektrophoretische Studien des Serums in Fällen von Netzhautperiphlebitis zu unternehmen. Dodens Erwartungen, aus dem „großen Sammeltopf" der Periphlebitis retinae mit Hilfe der Elektrophorese der Bluteiweißkörper eine Sondergruppe abzutrennen, ließen sich nicht erfüllen. Das klinische Syndrom der retinalen Periphlebitis ist und bleibt ätiologisch und pathogenetisch noch ganz unklar. Zwei Tatsachen scheinen mir aber hervorhebenswert: 1. die Häufigkeit des Vorkommens der Netzhautperiphlebitis unter den Polysklerotikern (10—20%), die ein zufälliges Zusammentreffen ausschließt, und 2. die Tatsache, daß bei m. S. die exsudative Gruppe der Periphlebitis in Form der Veneneinscheidungen (M. Radnot, Budapest; Doden) fast ausschließlich sich findet, während die hämorrhagischen und proliferativen Formen völlig zurücktreten. Nach meiner Meinung ist, was wir an den Netzhautvenen des Polysklerotikers sehen, in weitgehender Parallele mit den Befunden im polysklerotischen Hirn, Rückenmark und Leptomeningen, nämlich das Bild der *primären* Entzündung der venösen Blutgefäßwände.

In keinem Fall von m. S. sollte eine fachärztliche Untersuchung der Netzhautvenen unterlassen werden, die von einem in dieser Hinsicht erfahrenen Ophthalmologen vorgenommen werden sollte.

3. M. S. als Oberflächen-Krankheit des Zentralnervensystems

Im Abschnitt III, Pathologie, ist auf die eigentümlichen Verteilungsregeln der Entmarkungsherde im Gehirn- und Rückenmark der Polysklerotiker hingewiesen worden. Im Abschnitt VIII, 3, Pathogenese, ist nochmals kurz darauf eingegangen worden. Der Verbreitungsweg der herdförmigen Entmarkungen geht von den *äußeren* und *inneren Oberflächen* aus, d. h. da wo die Oberfläche in Kontakt mit der Cerebrospinalflüssigkeit kommt. Mit diesen Kontakten erklären sich auch die Meningealachsenregel und die häufige initiale Anfälligkeit der Hirnnerven einschließlich des Nervus opticus und des Chiasma opticum. Mit dem Fortschreiten des Entmarkungsvorganges von der inneren Oberfläche aus findet auch die Gipfelregel ihre Erklärung wie die der bilateral symmetrischen Entmarkung des Rückenmarks von den Mittellinien des vorderen medianen Septums und der hinteren medianen Fissur aus. Dagegen ist die perivasculäre Regel *nicht* erklärt. Trotzdem ist in den frühen Stadien der Erkrankung an der Rolle des Eindringens der Schädlichkeit von der Oberfläche aus nicht zu zweifeln. Als Analogie hierzu möchte ich die Neurosyphilis erwähnen, und zwar in ihren Frühstadien wie in denen der Spätstadien, progressive Paralyse und Tabes dorsalis.

Der anfängliche Angriff des Erregers an der Oberfläche des Zentralnervensystems drückt sich in den *Frühstadien der Syphilis* in den sogenannten Neurorezidiven aus. Hirnnervenlähmungen und meningitische Reizerscheinungen waren in dieser Periode nichts Seltenes. Sie konnten durch die Therapie ausgelöst oder, wenn vorher vorhanden, vorübergehend verstärkt werden (G. Steiner, Klinik der Neurosyphilis, S. 191—205, 1929). In Spätsyphilis des Nervensystems hat für die reflektorische Pupillenstarre Sven Ingvar ihre Entstehung aus dem Angriff gegen die Oberfläche der optischen Bahnen zu erklären versucht. Brütsch hat für die tabetische Opticusatrophie ihre Entstehung aus dem Angriff gegen die *oberflächlichen* Zonen der Sehbahnen unter Beibringung anatomischen Materials begründet. Für die Hirnrinde der Paralytiker habe ich die Einwanderung der Spirochäten von den Leptomeningen histologisch sehr wahrscheinlich machen können. Ob bei Paralyse nicht auch eine Abneigung der Treponemen gegen die weiße Substanz besteht, wissen wir nicht; der Oberflächencharakter des histopathologischen Geschehens bei Paralyse kann jedenfalls nicht geleugnet werden.

Auch bei der m. S. ist die *Oberflächenregel* in den Anfangsstadien erkennbar, nur scheint hier der Kontakt des Erregers mit der inneren ventrikulären Oberfläche mehr und intensiver ausgesprochen zu sein, als sein Kontakt mit der äußeren Oberfläche, obwohl wir in den „Säumen" (Peters), den Halbmonden (Schob) und der Meningealachsenregel genügend Beweise für den Angriff des Erregers von der äußeren Oberfläche, d. h. vom Subarachnoidealraum aus besitzen. Ich möchte hier besonders auf das nicht allzu seltene Lhermittesche Zeichen hinweisen, das ein wenig beachtetes frühes und in späteren Stadien *nicht mehr* nachweisbares Symptom der m. S. ist. Höchstwahrscheinlich ist auch hier der Ausgang von der spinalen Oberfläche aus. Neben dem Eindringen durch die äußeren und inneren Liquor-neuroaxialen Grenzflächen scheint auch ein Vorstoß der Erreger durch die äußere Oberfläche der *intrakraniellen* Teile der Hirnnerven zu erfolgen. Im weiteren Krankheitsablauf kommen noch andere Schranken gegen die Erreger in Betracht. Ich weise hier vor allem auf die mangelnde Beteiligung der Nervenzellen am Krankheitsgeschehen der m. S. hin. Ich habe *niemals* ein Eindringen der Spirochaeta myelophthora in Nervenzellen hinein beobachtet. Wenn wir eine Neurotropie nur beim Befallensein der Nerven*zellen* annehmen, dann ist der Erreger zwar *encephalitogen*, aber *nicht neurotrop*. Dasselbe gilt übrigens auch für den Syphiliserreger. In Fällen akuter initialer progressiver Paralyse mit massenhafter Verteilung der Spirochäten in der Hirnrinde, machen die Erreger an den äußeren Grenzflächen der Nervenzellen halt und sammeln sich in Massen um die Oberfläche der Nervenzellen an, dringen aber *nie* in diese ein. Sicher sind der Fortbewegung der Erreger in den Wirtsgeweben auch noch andere strukturelle Schranken gesetzt. Da für das Zentralnervensystem weder bei Paralyse oder Tabes noch bei m. S. ein experimentelles Modell vorhanden war oder ist, können nur *Vermutungen* bezüglich solcher geweblicher Schranken geäußert werden.

4. Peripheres Nervensystem intakt!

Auf den ersten Blick mag es seltsam erscheinen, daß das *periphere* Nervensystem am Krankheitsprozeß und insbesondere an dem der herdförmigen Entmarkung nicht beteiligt ist. Versuche haben nicht gefehlt, die Gombaultsche segmentale periphere

Neuritis mit ihrer herdförmigen Entmarkung in Analogie zu der zentralen herdförmigen Entmarkung der m. S. zu setzen. Wenn wir aber die große Reihe von Infektionskrankheiten des Nervensystems ins Auge fassen, in denen *nur* das zentrale, nicht aber das periphere Nervensystem ergriffen ist, verliert die m. S. viel von ihrer Sonderstellung in dieser Hinsicht. Die Annahme eines *chemischen*, speziell gegen die Markscheide gerichteten Agens, fordert zu der Frage heraus, warum dann nicht auch die periphere, markscheidenhaltige Nervenfaser angegriffen wird. Sind es Verschiedenheiten in Bau und Stoffwechsel zwischen zentraler und peripherer Nervenfaser? Oder ist diese Beschränkung auf die zentrale Markscheide im Krankheitsprozeß der m. S. anderswie zu erklären? Ich bin der Meinung, daß die Verbreitung der Krankheitsursache vom inneren und äußeren Liquorraum und von der intracerebralen und intraspinalen Blutgefäßwand aus alle histopathologischen und klinischen Erscheinungen der m. S. mit Einschluß des Freibleibens des peripheren Nervensystems hinreichend erklärt. Zwischen Liquorräumen und peripherem Nervensystem bestehen keinerlei offene Verbindungen. Unter experimentellen Bedingungen in den Liquorraum gegebene Farbstoffe oder Bakterien erscheinen in der *Blutbahn*, aber *nicht* im peripheren Nervensystem. Der Weg aus dem Liquorraum in die Blutbahn ist den Spirochäten wohl wegen der immunologischen Verhältnisse verbaut, vielleicht ein Grund mehr, weshalb sie ihren Weg in das zentrale Nervensystem hinein suchen.

Aus früheren Zeiten liegen zwei Berichte (Dinkler, Schob) über einen pathologischen Befund an den Rückenmarkswurzeln vor, in der Form einer radikulären Hyperplasie oder Fibromatose. Ich konnte sie in über 50 autoptisch untersuchten Rückenmarken nicht finden und außer den zwei genannten Autoren ist kein solcher Befund weiterhin bekannt geworden. Dieser muß demnach so selten sein, daß er keinesfalls als *wesentliches* Merkmal angenommen werden darf. Die Ansicht von Peters, daß m. S. eine Krankheit sowohl des peripheren als auch des zentralen Nervensystems sei, kann nicht als hinreichend begründet angesehen werden.

Ganz neuerdings haben Hasson, Terry und Zimmerman eine histologische Untersuchung des *peripheren* Nervensystems der Polysklerotiker vorgenommen. Sie fanden *nie* in peripheren Nerven ein der zentralen herdförmigen Entmarkung gleichendes oder ähnliches Bild. Wohl aber konnten sie bei weit fortgeschrittenen polysklerotischen Fällen mit starkem körperlichem Verfall eine pathologische Veränderung der distalen peripheren Nervenstämme feststellen. Sie beschreiben diesen Vorgang als identisch mit der peripheren Neuropathie, wie sie bei Avitaminosen und chronischer starker Unterernährung zu sehen ist. Das klinische Bild stimmte mit dieser Annahme überein.

Da der Krankheitsprozeß der m. S. das periphere Nervensystem unversehrt läßt, ist es vom vergleichend anatomischen Standpunkt aus von größter Bedeutung, sich über morphologische Unterschiede zwischen der zentralen und peripheren Nervenfaser möglichst Klarheit zu verschaffen.

In ihren Studien über die Markscheidensubstanz (Myelin) gingen Feigin und Craviato von wichtigen biologischen Verschiedenheiten zwischen der peripheren und der zentralen markscheidenhaltigen Nervenfaser aus. Sie kommen zum Schluß, daß die Cerebroside (Glykolipoide) der zentralen Nervenfaser alkohol- und xylollöslich sind, während diejenigen der peripheren Nervenfaser es nicht sind. Wieweit solche Schlußfolgerungen, die von formolfixiertem Material abgeleitet waren, auf die unvorbehandelte Nervenfaser übertragbar sind, muß die Zukunft lehren.

5. M. S. ist keine Kinderkrankheit

In unserer Statistik des Staates Michigan lag der Gipfel des allerfrühesten Beginns der m. S. zwischen dem 18. und 25. Lebensjahr. Bei HYLLESTEDS dänischen Fällen lag dieser Gipfelpunkt zwischen dem 25. und 29. Lebensjahr. Unter unseren 737 diagnostisch unbedingt sicheren Fällen von m. S. hatten wir nur einen mit Erkrankungsbeginn im 8. Lebensjahr, keinen vorher und 3 im 15. Lebensjahr. Von kinderärztlicher Seite liegen nur zwei diesbezügliche Veröffentlichungen vor. GALL u. Mitarb. (1958) fanden 40 Kindheitserkrankungen unter ca. 3000 Fällen von m. S. während einer zehnjährigen Periode. Dies würde einer jährlichen Prozentzahl von weniger als 0,4 Kindern entsprechen. In 32 von den 40 Kinderfällen war der Erkrankungsbeginn zwischen dem 15. und 20. Lebensjahr (!). Nur 8 Fälle waren weniger als 15 Jahre alt zur Zeit der ersten Diagnose der m. S. GALL verweist auf eine frühere Arbeit von LOW und CARTER (1956), in der jedoch nichts Statistisches ausgesagt wird. Während des Jahres 1955 wurden drei Kindheitsfälle im Neurologischen Institut in New York beobachtet, deren Diagnose als hinreichend gesichert erklärt wird; die 4 anderen werden als m. S.-verdächtig bezeichnet. Die Fälle 1 und 4 (beide Beginn im 6. Lebensjahr) sind besonders interessant, weil im 1. Fall einen Monat vor den ersten neurologischen Erscheinungen Fieber und Ausschlag und im 2. Fall 8 Tage vor der neurologischen Manifestierung Fieber und Infektion der oberen Luftwege festgestellt worden waren. Daß bei Kindern etwaige septicämische Vorstadien der polysklerotischen Infektion eher und genauer beobachtet werden könnten als bei Erwachsenen, darf mit Recht angenommen werden.

Die neueste Veröffentlichung von ARNAUTS (1959) betrifft zwei Fälle kindlicher m. S., von denen jedoch nur *einer* autoptisch gesichert ist. In diesem Fall handelte es sich um ein Mädchen mit Beginn der Erkrankung im 10. Lebensjahr. Interessanterweise war die Mutter der Kranken in ihrem 26. Lebensjahr auch an m. S. erkrankt und daran gestorben. ARNAUTS verweist auf einen Parallelfall von EICHHORST, Mutter und Sohn betreffend. Bei kritischer Sichtung der einschlägigen Literatur und der 10 autoptisch dokumentierten Fälle kindlicher m. S. betrachtet er nur 5 als gesichert, HALLERVORDEN lehnt dagegen den von ARNAUTS anerkannten Fall von NEUBÜRGER als nicht zur m. S. gehörig ab. So blieben dann nur 4 autoptisch gesicherte kindliche Fälle von m. S. übrig. Ich selbst habe unter einem großen Material von kindlichen Gehirn- und Rückenmarksektionen *nie* einen Fall von m. S. angetroffen (Material des Children Hospital in Detroit). Mein jüngster Fall war der eines 15jähr. Mädchens mit nur 3monatiger Krankheitsdauer, aber zwei zeitlich abgrenzbaren Schüben (1950). In meinem klinischen Material berichtete nur ein Kranker über Anfang seiner m. S. im 8. Lebensjahr. Wir dürfen wohl mit vollem Recht sagen, daß die m. S. im Säuglings- und frühkindlichen Alter *nicht* vorkommt und daß sie auch in den späteren Kindheitsjahren eine große Seltenheit darstellt. VAN BOGAERT und MATTYS berichten 1959 über einen weiblichen infantilen Fall mit Beginn im 12. Lebensjahr bis zum Tod nach 2½jähriger Krankheitsdauer. Anatomisch wurden nirgendwo im Zentralnervensystem typische polysklerotische Herde gefunden, dagegen ergaben sich Gliazellknötchen in disseminierter Verteilung. Fettkörnchenzellen fehlten, nur im Occipitalhirn waren sie im adventitiellen Lymphraum gelagert zu sehen und auch hier sehr spärlich.

In der Krankheitsgeschichte werden Konvulsionen im Lebensalter von 2½ Jahren angegeben. Auch das klinische Bild entspricht nicht dem einer m. S.: totales Erlöschensein der Sehnenreflexe an den Beinen mit Ausnahme eines schwachen Kniereflexes rechts. Bauchdeckenreflexe beiderseits gleichmäßig erhalten. Liquor normal. Die Diagnose einer m. S. scheint mir weder klinisch noch anatomisch hinreichend begründet. Die klinische Diagnose einer m. S. war auch gar nicht gestellt worden.

Wie ist die eigentümliche Verschonung des Kindesalters zu erklären? *Ein* Erklärungsversuch könnte in der Verschiedenheit der Immunstoffsättigung der einzelnen Organe und des Blutes liegen. Es könnte nämlich sein, daß eine *Schwäche* der Immunstoffdurchdringung vom Blut zum Zentralnervensystem im *heranwachsenden* und *erwachsenen* Lebensalter im Gegensatz zum kindlichen Gehirn diesem einen viel geringeren Immunstoffgrad verleiht als den anderen Organen und dem Blut. Im *Kindesalter* mit seiner vermutlich größeren Durchlaßfähigkeit vom Blut in das Gehirn hinein wäre dann diese bessere Permeabilität der Gegenstoffe krankheitsvorbeugend. Mit anderen Worten, in den Kindheitsjahren wäre eine Autosterilisation des Gehirns gegen die Erreger eher gegeben, als in späteren Lebensaltern.

Eine andere Hypothese sollte nicht unerwähnt bleiben. Einige Spirochätenarten können in den menschlichen Körper durch die unversehrte Haut oder durch ganz geringfügige Hautverletzungen eindringen. Solchen minimalen Verletzungen der Haut sind Arbeiter und Arbeiterinnen, im Haushalt, in bestimmten Berufsbeschäftigungen, bei jagdlichen und sportlichen Gelegenheiten usw. mehr ausgesetzt als Arbeiter in sitzender Lebensweise fern der freien Natur. Rimpau hat für manche Leptospirosen die Ausdrücke „Aufsuch- und Zubringekrankheit" gewählt, um eine ähnliche Umweltverschiedenheit zum Ausdruck zu bringen. Die Frage, ob die recht beschränkte Freiheit der Kleinkinder im „Aufsuchen" der Erregerquelle einerseits, das umgekehrte Verhalten im erwachsenen Alter andererseits eine Rolle bei der Unempfindlichkeit für m. S. im Kindesalter spielt, ist noch nicht erforscht. Jedenfalls aber sind Kinder des frühen Alters den ebengenannten Verletzungen der Haut viel weniger ausgesetzt, als Jugendliche. Eine dritte Möglichkeit muß noch erwähnt werden. Wenn ein stechendes Insekt als Überträger der Krankheit in Frage käme und die Übertragung *nur* durch Zerquetschung des Insekts erfolgte, wäre die *Geschicklichkeit* und *Treffsicherheit* des angegriffenen menschlichen Individuums maßgeblich. Da im frühen Kindesalter diese Fähigkeiten noch nicht so entwickelt sind, wie später, würde das angreifende Insekt nicht zerquetscht und der mikrobische Erreger nicht freigemacht werden.

Ich betone ausdrücklich die hypothetische Natur dieser drei Annahmen und die Möglichkeit anderer Erklärungen des Kindheitsschutzes gegen die m. S.

Wir können den Abschnitt über *vernachlässigte* Probleme der m. S. Forschung nicht schließen, ohne wenigstens kurz auf das Gegenteil der Vernachlässigung einzugehen. Es ist dies die übertriebene Anwendung der Biochemie und Biophysik auf die Ätiologie und Pathogenese der m. S. Im Vorwort zum Sammelband der Vorträge gehalten 1948, veröffentlicht 1950, anläßlich der Jahresversammlung der nordamerikanischen Forschungsgesellschaft für Nerven- und Geisteskrankheiten in New York steht wörtlich zu lesen: „M. S. gehört zu einer Krankheitsgruppe, die ihren Boden in der Biochemie und Biophysik hat". Diesem Zug der Zeit folgend sind biochemische Arbeiten auf dem Gebiet der m. S., verglichen mit solchen, die sich mit dem möglicherweise infektiösen Ursprung der m. S. befaßten, viel zahlreicher.

Wer sich für diese biochemische Forschung interessiert, findet eine gute Zusammenstellung in Cordiers Berichten (1957 und 1959). Vor allem die Cerebrospinalflüssigkeit und das Blutserum sind die Ausgangspunkte solcher Untersuchungen gewesen. Von besonderem Interesse sind auch die Studien von EDGAR (1956), der den Prozeß der Markreifung bis zur stabilen chemischen Struktur der Markscheide des erwachsenen Menschen untersuchte. EDGAR ist der Meinung, daß die Entmarkungsherde der m. S. sich bevorzugt dort im Zentralnervensystem des Polysklerotikers finden, wo die Ummarkung der Achsencylinder ontogenetisch spät und verzögert vor sich geht. Dies erinnert an eine vor vielen Jahren von BROUWER aufgestellte Hypothese, die die phylogenetische und ontogenetische Verschiedenheit des Markreifungsprozesses im Zentralnervensystem mit der Bevorzugung der herdförmigen Entmarkung im Zentralnervensystem der Polysklerotiker in Beziehung gesetzt hatte.

X. Geomedizinische Forschung bei m. S.

Wer Interesse an den umweltlichen Entstehungsbedingungen der m. S. hat, sollte nicht versäumen, die einzige existierende ausführliche Autobiographie eines Opfers der m. S. zu lesen. Der Name dieses jungen Engländers ist BRUCE FREDERIC CUMMINGS, 1889—1919. Er schrieb unter dem Pseudonym W. N. P. BARBELLION „The Journal of a disappointed man", 1919 und „A last Diary", veröffentlicht nach seinem Tode 1920 (s. Encyclopedia Britannica *3*, 98, 1929). Es ist die Lebens- und Leidensgeschichte dieses jungen Mannes, der sich mit der freien Natur sehr verbunden fühlte, ihre Tierwelt in Feld und Wald beobachten gelernt hatte, sich auf weiten Streifzügen tummelte und in jungen Jahren seinen Hang zur angewandten Biologie durch eine Anstellung am britischen Museum gekrönt hatte. An der Diagnose m. S. kann nicht gezweifelt werden, was für die kürzere aber öfter zitierte Leidensschilderung des Edelmanns AUGUSTUS D'ESTE (FIRTH) nicht gilt. Zu Lebzeiten dieses Falles war die Diagnose m. S. nicht zu stellen, da die Krankheit als solche nicht bekannt war. Es könnte sich um eine Neurosyphilis gehandelt haben.

Zur geomedizinischen Forschung gehören Untersuchungen über geographische Differenzen in der Verteilung der m. S. in verschiedenen Ländern, Staaten, lokalen Plätzen, Klimaten, Rassen, Berufsschichten usw. Epidemiologische Untersuchungen sind in kleinen lokalen Gebieten, in kleineren Ländern und auch als Massenstatistiken großer Länder durchgeführt worden. In den Vereinigten Staaten von Nordamerika sind Baltimore, Maryland (KOLB u. Mitarb.), Boston in Massachusetts (ULETT, IPSEN), Missoula County im Staate Montana (SIEDLER u. Mitarb.), Rochester, Minnesota (MAC LEAN u. Mitarb.), Denver, Colorado (KURLAND und DODGE), San Francisco, California (KURLAND und NEWMAN), geomedizinisch erforscht worden. In Kanada wurde Kingston in der Provinz Ontario untersucht (WHITE D. N. und WHEELAN L.). LIMBURG hat schon 1950 über vergleichende Sterblichkeitsuntersuchungen der geographischen Verteilung der m. S. in den Vereinigten Staaten von Nordamerika berichtet. *Sterblichkeitsstatistiken* sind jedoch meistens nicht sehr zuverlässig. So ist z. B. durch IPSEN festgestellt worden, daß in etwa der Hälfte der polysklerotischen Todesfälle die Diagnose m. S. in den Sterbezertifikaten vermißt wurde. Ein Grund hierfür mag wohl der sein, daß die meisten Polysklerotiker nicht an ihrer m. S. sterben und die Totenscheine oft nur die unmittelbare Todesursache vermerken. KURLAND hat mit Recht darauf hingewiesen, daß in früheren Mortalitätsstatistiken die Fehlerquelle der diagnostischen Einreihung multipler atherosklerotischer

Gehirnschäden unter die m. S. nicht streng genug ausgeschaltet worden war. Die klinische Diagnosenstellung durch den neurologisch nicht geschulten Arzt ist oft recht zweifelhaft. Autoptische Sicherungen der m. S. erfolgen nur in einem geringen Prozentsatz aller Todesfälle von m. S.-Kranken. Auch verleitet die Häufigkeit interkurrenter Krankheiten mit tödlichem Ausgang dazu, die Angabe der m. S. auf dem Todesschein zu unterlassen. Unter meinem Beobachtungsstoff von über 100 autoptisch gesicherten Fällen von m. S. befinden sich 3, die zu Lebzeiten ärztlich nicht erkannt oder festgestellt worden waren: ein männlicher Neger, der mit der irrtümlichen Diagnose einer Appendicitis in die chirurgische Abteilung eines großen Landkrankenhauses eingeliefert worden war. Es war ein Fall von spastisch-paretischer Form der m. S. mit spastischen Darmerscheinungen. Er starb an einer postoperativen Pneumonie. Der zweite Fall betraf eine jüngere Frau polnischer Abstammung, die sich während eines Streites mit ihrem Ehemann oberflächliche Verletzungen zugezogen hatte und deshalb in die chirurgische Abteilung eines städtischen Notspitals eingeliefert worden war und kurz danach starb. Der dritte Fall bezog sich auf einen 43jähr. Kühlschrankreparaturmann, der als Christian scientist nie ärztlichen Rat aufgesucht hatte, bis ihn eine Bronchopneumonie zum Aufenthalt im Krankenhaus zwang, wo er nach wenigen Tagen starb.

In seltenen Fällen mag auch ein Endstadium unter dem Bild eines aufsteigenden Landry-Syndroms dem Tod des Polysklerotikers vorausgehen. Solche Fälle sind von Sézary und Iumentie, sowie von Claude und Alajouanine 1924 beschrieben worden. Bei derartigen Fällen könnte es sich um eine Kombination einer chronischen m. S. mit einer immer noch schwer identifizierbaren terminalen Virusinfektion gehandelt haben. Manche solcher Fälle würden der statistischen Erfassung als m. S. entgehen.

Die skandinavischen Länder wurden von Gram 1934 und neuerdings von Hyllested (Dänemark), Sällström 1942, Ragnar Müller 1949 (Schweden) untersucht. Die Schweiz hat durch Bing und Reese 1926 und später durch Ackermann eine Bearbeitung gefunden. Von ganz besonderem Interesse sind vergleichend statistische Bearbeitungen entweder zu *verschiedenen* Zeiten im selben Gebiet (Hyllested) oder mit denselben Methoden und demselben medizinischen Stab in zwei *räumlich weit auseinanderliegenden* Gebieten zur gleichen Zeit. So haben 1953 Westlund und Kurland Winnepeg, Manitoba (Kanada) und New Orleans (Louisiana/USA.), miteinander verglichen. Neuerdings haben Georgi und Hall die Bing-Reese-Ackermannsche statistische Erfassung der Schweiz wiederholt. Hyllested hat an einem viel vollständigeren Beobachtungsmaterial als sein Vorgänger Gram die statistische Bearbeitung der m. S. in Dänemark wiederholt und hat neben anderen wertvollen Ergebnissen eine eigentümliche Tatsache (s. S. 104) gefunden.

Von ganz besonderem Interesse ist die neueste geomedizinische Beobachtungsreihe von Milton Alter u. Mitarb. Diese Forscher haben die Häufigkeit der m. S. in Form der Prävalenz in zwei weit auseinander liegenden Gebieten erforscht, nämlich in Charleston im Staat Südkarolina, USA., und in Halifax, Nova Scotia (Kanada). Die Auswahl geschah vom Gesichtspunkt aus, zwei in der Nordsüdrichtung weit auseinanderliegende Bezirke von sonst möglichst gleichartigen geomedizinischen Bedingungen zu vergleichen. Die beiden Bezirke schließen einen Seehafen am Atlantischen Ozean ein, in der Nordsüdrichtung sind sie 1200 Meilen (ca. 2000 km) voneinander entfernt. In jedem Bezirk ist eine größere Stadt mit einer Medizinschule gelegen. Das zahlenmäßige Verhältnis der praktizierenden Ärzte und der Krankenhausbetten ist gut vergleichbar. Dagegen sind die beiden Bezirke *klimatisch* stark verschieden. Die Januar-Juli-Durchschnittstemperaturen betragen 10,5—27,5° C in Charleston und 4,5—18,2° C in Halifax. Ein anderer Unterschied betrifft die rassische Zusammensetzung der Bevölkerung. 50% der Bevölkerung von Charleston besteht aus Negern; die entsprechende Zahl für Halifax ist nur 4%. Die Häufigkeit (Prävalenz) der m. S. war 2,4mal höher bei der Bevölkerung von Halifax als bei der von Charleston. Für die weiße Bevölkerung allein war die entsprechende Ziffer in Halifax 1,7mal größer als in Charleston. Unter der weißen Bevölkerung war *keine* rassische Bevorzugung erkennbar, wie schon früher von Kurland und Westlund für Winnipeg, Kanada, berichtet worden war. Mit dem 2,4fachen Unterschied zwischen Nord und Süd in der Häufigkeit der m. S. glauben Alter u. Mitarb. die Ansicht bestärkt zu haben, daß die Häufigkeit der m. S. nach geographischen Breiten variiert, d. h. daß sie nach Norden zunimmt.

Zunächst sollen außer den soeben erwähnten die bisher in der Literatur niedergelegten Beobachtungen kurz zusammengefaßt werden:

1. Geographische Differenz des Vorkommens der m. S. Schon 1938 habe *ich* berichtet, daß die Häufigkeit der m. S. in *New Orleans* verglichen mit *New York* wesentlich geringer schien. Kurland hat dann in seinen statistischen Untersuchungen endgültig bestätigen können, daß alle statistischen Qualitäten (Sterblichkeit, Morbidität etc.) auf die größere Häufigkeit der m. S. in Kanada und den nördlichen Gegenden der Vereinigten Staaten verglichen mit den südlichen hinweisen.

Hyllested erwähnt als Kritik der Kurlandschen Untersuchungen, daß seine diagnostischen Kriterien nicht streng genug seien und daß er die Diagnose m. S. zu rasch ohne genügende Kontrolle annehme. Hyllested betont hierbei, daß in Kurlands statistischen Untersuchungen die Zahl der als nicht m. S. ausgeschlossenen Fälle im Vergleich mit Zahlen anderer Autoren ziemlich niedrig sei. Indessen sei ein solcher Fehler Kurlands ausgeglichen, da die diagnostische Ungenauigkeit gleichmäßig für seine Nord- und Südstatistiken gelte.

Diese geographische Verschiedenheit zwischen *Süd* und *Nord* scheint auch für Europa zu gelten. In Schottland, besonders auf den Shetland-Inseln *(Sutherland)* findet sich eine auffallend hohe Häufigkeit der m. S. England und Irland, die Skandinavischen Länder, Deutschland, die Schweiz weisen hohe Erkrankungsziffern auf, jedenfalls viel höher als Italien, Portugal und Spanien. Bezüglich Portugal teilte mir Franz Wohlwill, der jahrelang Pathologe in Lissabon war, auf meine Anfrage mit, daß m. S. in Portugal sehr selten sei.

Nach Weston Hurts Meinung ist m. S. in *Australien* so gut wie unbekannt. Während der 8jähr. Dauer seines Aufenthaltes konnte er niemals einen völlig sicheren Fall von m. S. beobachten. Andererseits sind nach ihm Schilders Krankheit und optische Neuromyelitis ziemlich häufig.

Unter den Ländern mit seltener oder gar fehlender m. S. verdient noch Südafrika und vor allem Japan erwähnt zu werden. Innes berichtet, ein ihm befreundeter Arzt habe in 12jährigem Aufenthalt in Südafrika nur 2 oder 3 Fälle von m. S. gesehen. Alle diese Kranken waren in England oder Deutschland geboren und keine Eingeborenen.

Neuerdings hat die Seltenheit des Vorkommens der m. S. in *Japan* besonderes Interesse erregt. Epidemiologisch-statistische Untersuchungen sind im Gang. Die Studien von Uchimura und Shiraki, insbesondere über die Beziehungen der pathologisch-anatomischen Erscheinungsweise der postvaccinalen Encephalomyelitis nach

Tollwutschutzimpfung zu ähnlichen oder identischen Befunden bei m. S. fordern zum Vergleich heraus. In Abschnitt IV, vergleichende Pathologie, ist dieses Problem erörtert worden. SHIRAKI berichtet 1959, daß bis jetzt *keine* Fälle vom klassischen Typus der chronischen m. S. in Japan bekannt geworden sind. KURLAND hat den persönlichen Eindruck, daß m. S. in Japan tatsächlich vorkommt. Er weist auf die generelle Seltenheit von Autopsien chronisch Kranker, die in ihrem Heim sterben, hin. Unter den vielen Tausenden in Japan, die der Schutzimpfung gegen Tollwut in den letzten 10 Jahren unterzogen worden seien, müsse ein zufälliges Zusammentreffen von m. S. mit einer in Japan früher nicht so seltenen, durch die Impfung verursachten Encephalomyelitis vorliegen. In der Tat, ZIMMERMAN erhob in seiner Diskussion der Shirakischen Ergebnisse die Frage, ob nicht in SHIRAKIS Material die *Möglichkeit* vor uns stände, daß die postvaccinale Encephalomyelitis in Fällen erfolgte, die schon vorher an m. S. litten. Möge es der vereinten Arbeit von Klinikern, Neuropathologen und Epidemiologen gelingen, mehr Licht in dieses Problem zu bringen. Auch SHIRAKI selbst meint, daß es in Japan „mit klinischer m. S." behaftete Kranke gibt, daß aber m. S. in Japan im Vergleich mit anderen Ländern sehr selten ist.

Die neueste epidemiologische Arbeit aus Japan (OKINAKA, DOUGLAS MCALPINE und K. MIYAGAWA 1960) stellt einen Vergleich zwischen einer nördlichen und südlichen Gegend Japans an. In Anbetracht der geringen Häufigkeit der m. S. in Japan und der Unvertrautheit der dortigen Ärzte mit dieser Krankheit — kein einziger Fall von m. S. wurde gefunden, bei dem klinisch die Diagnose gestellt worden wäre — müssen statistische Ergebnisse mit größter Vorsicht beurteilt werden.

In KHODOCES Bericht über Ostsibirien sind bis 1926 dort keine Fälle von m. S. beobachtet worden. Die Krankheitshäufigkeit habe von 1926 bis 1946 zugenommen, aber in den folgenden Jahren wieder abgenommen. Wir werden auch hier in der Gleichsetzung zwischen Mangel an beobachteten Fällen und Nichtexistenz des Vorkommens von m. S. eine unerlaubte Schlußfolgerung vermuten dürfen.

Wenn regionale und lokale Verschiedenheiten in der Häufigkeit der Verteilung der äußeren Quelle vorliegen, so könnten beim Wechseln vom Geburtsort zum Wohnort solche Verschiedenheiten zum Ausdruck kommen.

Daß nicht die Verhältnisse am *Geburtsort*, sondern die am *Wohnort* irgendwie etwas mit der Entstehung der Krankheit des Polysklerotikers zu tun haben könnten, scheint auch aus einer besonderen Erfahrung hervorzugehen. Nach ROZANSKI sind aus Yemen nach Israel eingewanderte Juden der Erkrankung an m. S. ausgesetzt, während sie in ihrem Heimatland davon frei blieben. Wenn diese Beobachtung richtig ist, dürfen wir hierin ein unbeabsichtigtes Experiment erblicken, das uns die ätiologische Wichtigkeit der örtlichen Lebensbedingungen am *Wohnort* vor Augen führt. Vor ROZANSKI hat HALPERN auf die scheinbare Seltenheit der m. S. bei der jüdischen Bevölkerung Palästinas hingewiesen (1944). Die nervenfachärztliche Versorgung der damaligen Bevölkerung war aber so dürftig, daß irgendwelche statistische Schlußfolgerungen mir sehr gewagt erscheinen.

Die Diskussion über Japan erinnert uns an die historische Tatsache, daß in jedem Land: Frankreich, England, Deutschland, den Vereinigten Staaten von Nordamerika m. S. erst nur selten, *mit besserer Kenntnis* der Krankheit aber immer häufiger gefunden wurde. Daß aber regionale Unterschiede in der Häufigkeit des Vorkommens der m. S. sich finden, daran kann kein Zweifel sein.

Wir fragen uns: Ist die geographische Differenz zwischen Nord und Süd mit *klimatischen Faktoren* verknüpft? Unter Klima verstehen wir alle Wetterverhältnisse während einer vieljährigen Zeitperiode.

Die festgestellte Tatsache des Unterschieds in der Häufigkeit der Verteilung der m. S. zwischen Norden und Süden der Vereinigten Staaten deutet auf einen unmittelbaren oder eher mittelbaren Einfluß des Klimas hin. Die Erdgeschichte lehrt uns große Schwankungen der Temperaturverhältnisse in vergangenen Zeiten, Millionen von Jahren zurückliegend. Glaziale und interglaziale Perioden lösten einander ab. Die Klimatologen vertreten die Ansicht, daß wir uns gegenwärtig in einer Phase der Aufwärmung befinden, wenigstens in der nördlichen Hälfte unseres Erdballs. Der Rückgang der Gletscher, die Abnahme der Eisbedeckung in den arktischen Regionen, die Erhöhung des Meerwasserspiegels, die Aufwärtsbewegung der Baumlinie an den Bergabhängen und andere Veränderungen der Besiedlungen in der Tier- und Pflanzenwelt dürfen als Anzeichen klimatischer Veränderungen bewertet werden. In Anbetracht solch gewaltiger, wenn auch langsam sich vollziehender Umwälzungen, muß die Frage aufgeworfen werden, welchen Veränderungen die *Krankheiten* der Menschen, Tiere und Pflanzen bei klimatischen Schüben ausgesetzt sind.

Die m. S. ist, geomedizinisch betrachtet, eine jüngste Krankheit und im Vergleich zur Erdgeschichte nur für einen winzigen zeitlichen Bruchteil zu überblicken. Wie aus unseren früheren Ausführungen hervorgeht, ist die statistische Erforschung des Vorkommens der m. S. in kulturell unterentwickelten Ländern, Regionen und Zonen noch äußerst dürftig oder fehlt völlig. Deshalb sind Schlußfolgerungen bezüglich Entstehung und Verbreitung der m. S., wenigstens bis jetzt, ganz unmöglich.

Wir dürfen uns dem vorsichtigen Urteil KURLANDS anschließen, wenn er für die Ansicht eintritt, daß die Häufigkeit der m. S. mit der geographischen Breite schwanke. Eine Erklärung hierfür steht freilich noch aus. Könnte es nicht so sein, daß der Krankheitserreger während seines Aufenthaltes außerhalb des Menschen, im Zwischenwirt oder in der unbelebten Natur, günstigere Bedingungen in der gemäßigten und subarktischen Zone vorfindet, als in der subtropischen und tropischen Zone?

I. S. BARLOW hat für den geographischen Unterschied von Nord und Süd an Stelle der geographischen die *geomagnetische* Breite vermutet. Diese Annahme krankt aber daran, daß diesbezüglich verläßliche Morbiditäts- und Mortalitätsstatistiken der m. S. aus tropischen Gegenden südlich des Äquators bis jetzt nicht erhältlich sind. Damit werden alle Vergleiche zwischen m. S.-reichen und m. S.-armen oder m. S.-leeren Gebieten unmöglich.

2. Ob irgendwelche Beziehungen bestehen zwischen *Verschlimmerungen* und *Schüben* der m. S. einerseits und *klimatischen Faktoren* andererseits ist auch noch durchaus unsicher. HOPKINS und SWANK studierten diese Frage 1955 und vermuteten nur den *Temperaturwechsel* als einflußreichen Umstand.

SCHAPIRA untersuchte ein zeitliches Zusammenfallen des allerersten Beginns einer m. S. mit einer bestimmten Jahreszeit. Bei 246 von insgesamt 514 Kranken konnte der Beginn sicher festgestellt werden. 268 zeigten deutliche akute Verschlimmerungen. Im Juli traten mehr Schübe auf als in irgend einem anderen Monat, jedoch wurde diese Vermehrung im Juli durch eine Abnahme im Juni und August ausgeglichen. Eine jahreszeitliche Bevorzugung konnte nicht festgestellt werden.

3. Eine *rassisch bedingte* größere *Anfälligkeit für m. S. besteht nicht.* Die farbige Bevölkerung der Vereinigten Staaten von Nordamerika ist in demselben Verhältnis

von m. S. betroffen, als der lokalen Verteilung der m. S. in der weißen Bevölkerung entspricht: gering im Süden, höher im Norden (Kolb, Milton Alter).

4. Es liegt keine *deutliche Geschlechtsbevorzugung* vor. Jedoch ist hier auf eine Auffälligkeit hinzuweisen: Unter den familiären Fällen scheint das *weibliche* Geschlecht *mehr* zu überwiegen, als es der allgemeinen Geschlechtsverteilung entspricht.

Lokal bevorzugte Geschlechtsbegrenzung der m. S., entweder auf das weibliche oder auf das männliche Geschlecht, kommt vor, sie muß ihren Grund haben. Sie kann durch einen erleichterten und häufigeren Kontakt des jeweiligen Geschlechts mit der Quelle erklärt werden. Die drei polysklerotischen Damen mit m. S., die nacheinander Beschäftigung in der Requisitenkammer eines Großstadttheaters gefunden hatten, oder die anderen 3 Personen weiblichen Geschlechts mit m. S., die in einem alten Rathaus einer süddeutschen Mittelstadt als Schreibhilfen beschäftigt waren, mögen als Beispiele angeführt werden. Geschlechtsbegrenzung auf das männliche Geschlecht wird am Fall der Swaybackforschungsarbeiter (S. 102) deutlich, oder an den drei Brüdern auf einen Erbguthof, berichtet von H. Curschmann. Dieses Beispiel hat seinen gleichgeschlechtlichen weiblichen Gegenpartner in der Beobachtung Kozlows von polysklerotischer Mutter und zwei Töchtern. In zwei Beispielen dörflicher Gemeinden war die m. S. auf die *weibliche* Bevölkerung beschränkt (England, Campbell, nordamerikanischer Staat Massachussets Duxbury, Deacon). Auf die Beobachtun gen von Sutherland sei ebenfalls hingewiesen. Selbstverständlich sprechen alle diese Erfahrungen mehr für das aktive „Aufsuchen“ der äußeren Quelle durch das menschliche Opfer der Krankheit als für ein passives Heranbringen der Ursache an den Krankheitskandidaten.

Die Verschiedenheit des Lebensalters im Erkrankungsbeginn bei zwei polysklerotischen Geschwistern, spricht vielmehr für eine äußere Ursache als für einen erbgenetischen Umstand. Dabei ist die Voraussetzung gerechtfertigt, daß eine *dauernde* lokale Anhäufung der Ursache in der Umwelt von Geschwistern das zeitliche Nacheinander des Erkrankungsbeginns viel besser erklärt als erbgenetische Theorien und Hypothesen. Selbst in Massenstatistiken hat sich feststellen lassen, daß eine Konstanz der regionalen Verschiedenheiten der Häufigkeit der m. S. über viele Jahre hinweg besteht. Ich denke hierbei an den schon erwähnten Hyllestedschen Vergleich mit der früheren Gramschen Statistik in Dänemark.

5. *Mehrfaches familiäres Vorkommen der* m. S. Das Vorkommen der m. S. im engsten Familienkreis (Eltern und Geschwister) ist häufiger, als es der Zufallsverteilung entsprechen würde. Drei befallene Mitglieder derselben Familie sind sehr selten. Als gesicherte Fälle kenne ich nur drei, die von Eichhorst bzw. Konrad Maier (Mutter, Sohn und Tochter), und den schon erwähnten Fall von H. Curschmann (3 Brüder), sowie den Fall von Kozlow (Mutter und zwei Töchter). M. S. in Familien findet sich deutlich häufiger bei *Geschwistern* als bei *aufeinanderfolgenden* Generationen (Vater/Mutter und Sohn/Tochter). Mehrfacherkrankungen in derselben Familie können in ihrer Eigenart besser auf der Grundlage eines gemeinsamen lokalen Kontaktes, (wenn auch oft zu verschiedenen Zeiten), mit der äußeren Quelle verstanden werden, als auf der Basis einer vererbten Anlage.

Nicht-blutsverwandte Verschwägerte eines Polysklerotikers scheinen einer höheren Anfälligkeit ausgesetzt zu sein, als der allgemeinen Verteilung entspräche.

Die früheren und jüngsten Ausführungen von Curtius, ein hereditäres Moment der m. S. betreffend, scheinen mir nicht stichhaltig zu sein. Curtius sieht sich gezwungen, Haupt- und Nebengene als Vererbungsfaktoren der m. S. anzunehmen, auch spricht er von „schwachen“ Genen, ohne klare Definitionen zu geben. Die gründlichen Zwillingsforschungen von THUMS beweisen, daß bei der m. S. *Umweltbedingungen*, wenn nicht überhaupt die einzige, so doch wenigstens die Hauptrolle spielen.

Ganz neuerdings haben BAMMER, SCHALTENBRAND und SOLCHER eine Studie über Zwillingsuntersuchungen bei m. S. veröffentlicht, in der sie auch auf die früheren Beobachtungen von CURTIUS, THUMS, MACKAY und MYRIANTHOPOULOS zurückgriffen. Für die Bearbeitung eigenen Materials standen ihnen zur Verfügung neun gleichgeschlechtliche und vier ungleichgeschlechtliche Zwillingspaare. Eineiige Zwillingspaare fanden sich sechmal, zweieiige Zwillinge siebemal. Nur bei einem Zwillingspartner der sechs eineiigen Zwillingspaare wurde eine m. S. festgestellt. In einem anderen Fall war die Partnerin frei von jeglichen krankhaften Befunden am Nervensystem. Dagegen konnte bei dem *Ehemann* dieser gesunden Zwillingspartnerin eine klinisch sichere m. S. diagnostiziert werden. Ein anderes eineiiges Zwillingspaar war diskordant, dagegen hatte die älteste Schwester dieses Zwillingspaares eine schwere m. S. Die Autoren kommen zum Schluß, daß sich ein- und zweieiige Zwillingspartner in bezug auf das Risiko, an einer m. S. zu erkranken nicht unterscheiden, der genetische Faktor nicht allein oder überwiegend bestimmend sein kann und somit die m. S. keine erbliche Erkrankung ist. Auf Grund eines interessanten Vergleichs von Konkordanz zwischen ein- und zweieiigen Zwillingen bei Infektionskrankheiten kommen die Autoren zum Schluß, daß der genetische Faktor bei der m. S. gering einzuschätzen sei.

Auch die sorgfältigen Zwillingsstudien von MACKAY und MYRIANTHOPOULOS bzw. MYRIANTHOPOULOS und MACKAY kommen zum Schluß, daß Umstände in der äußeren Umgebung der Polysklerotiker eine bedeutsame Rolle in der Verursachung der m. S. spielen könnten. Die Schlüssigkeit einer heredogenetischen Bestimmung der Krankheit sei noch unklar. Sie erklären es für wahrscheinlich, daß ein Paar autosomatischer recessiver Gene wirksam sei. Diese Gene seien aber mächtigen Umweltseinflüssen unterworfen. Der Unterschied in der Häufigkeit der m. S. zwischen Nord und Süd könnte mit der verschiedenen genetischen Penetranz zusammenhängen. In wärmeren Klimaten sei dann eine hemmende oder aufhebende Wirkung gegen das genotypisch bedingte Krankheitspotential der m. S. wirksam. Die beiden Autoren haben es leider unterlassen, die *nicht*-blutsverwandten *Verschwägerten* in ihre statistischen Untersuchungen einzubeziehen. Wenn sie es getan hätten, wäre wohl auch in dieser Gruppe eine höhere Anfälligkeit an m. S. erschienen und damit die heredogenetische Grundlage erschüttert worden.

6. *Anhäufungen („Aggregationen“)* von polysklerotischen Fällen kommen vielleicht öfter vor, als es nach den Berichten aus der Literatur scheinen möchte. Sie finden sich vor allem dann, wenn ein größerer Verteilungsgrad in der Allgemeinbevölkerung vorliegt. Wenn eine nach Zahl und lokaler Verbreitung erhöhte Erregerquelle vorhanden ist, müßten ja Gruppenerkrankungen infolge vermehrter Berührung mit solchen Quellen in die Erscheinung treten. Solche Vorkommnisse sind im Schrifttum verzeichnet. ISABEL WILSON hat 1927 in einer sorgfältigen statistischen Analyse von 72 polysklerotischen Fällen und einer Kontrollserie die Verknüpfung mit feuchter rattenverseuchter Umgebung untersucht. Ihre Zahlen waren 38 positive Fälle, 14 wahrscheinlich positive und 20 negative. Die Kontrollzahlen waren 21,7 und 44.

Zwei der positiven Fälle waren im selben rattenverseuchten Weinkeller als Flaschenreiniger beschäftigt, als sie die ersten Anzeichen einer m. S. zeigten. Aus dem älteren Schrifttum erwähne ich noch die Beobachtung von VERAGUTH, wonach zwei schweizerische Soldaten ein gemeinsames Quartier während der Manöverzeit teilten und danach beide an m. S. erkrankten. Ich kann weiterhin auf ein von *mir* beobachtetes Beispiel verweisen: 2 Vettern, die sich viel auf einem großen Privatgut zusammen aufhielten, und ein Gärtner dieses Gutes erkrankten kurz nacheinander an m. S. VON HOESSLIN erwähnt kurz eine Beobachtung FRIEDRICH MÜLLERS, wonach ein Ehepaar und eine Hausbedienstete, die im gleichen Haushalt lebte, an m. S. erkrankten. Alle diese Beispiele sind nicht oder höchst ungenügend ökologisch studiert worden. Nicht viel besser ist es mit einigen neueren Erfahrungen, wie z. B. den beiden Beobachtungen von CAMPBELL u. Mitarb. In der *ersten* (1947) erkrankten 4 von 7 männlichen Wissenschaftlern, die mit der Erforschung des „Swayback“ im *Laboratorium* und im *Feld* mit Sammlung von Erdproben oder mit toten Tieren zu tun hatten, an m. S. Swayback ist eine schwere Encephalose neugeborener Lämmer, die durch Kupfermangel in der Nahrung der trächtigen Schafe bedingt ist. Bei der *zweiten* Beobachtung CAMPBELLS und seiner Mitarbeiter waren es 6 Fälle von *weiblicher* m. S., die in 450 m Nachbarschaft voneinander lebten und dieselbe *Schule* zur selben Zeit besucht hatten. In diesem Fall war der Verdacht auf den Bleigehalt des Trinkwassers gefallen. Es ist aber hiermit nicht erklärt, warum die *männliche* Bevölkerung der Häuser der befallenen weiblichen Bewohner von m. S. verschont geblieben war. In BAMMERS vergleichenden Studien von trinkwasserreinen und trinkwasserverseuchten Gemeinden im Spessart (Unterfranken) hat sich kein Unterschied in der m. S.-Anfälligkeit gefunden.

Frau KÄTHE WILBRAND, Präsidentin der Deutschen m. S. Gesellschaft, verdanke ich 2 weitere interessante Beobachtungen. Es handelt sich in ihrem *ersten* Fall um aufeinanderfolgende Erkrankungen an m. S. bei drei nichtblutsverwandten, miteinander befreundeten Damen. Jede dieser Damen war vor ihrer Erkrankung als Verwalterin der Requisitenkammer des Theaters einer Großstadt tätig. Eine löste die andere jeweils nach Erkrankung der Vorgängerin ab und erkrankte dann selbst. Das Theater wurde im Krieg durch Bomben zerstört. Diese Beobachtung ist ein starker Hinweis auf die edaphische (d. h. mit Grund und Boden zusammenhängende) Eigenart der kausalen Umweltfaktoren der m. S. und ähnelt damit der oben beschriebenen Aggregation von m. S.-Fällen unter den Swayback-Forschern.

Der zweite Fall betrifft drei, in einem süddeutschen Rathaus beschäftigte Frauen, welche weder dienstlich noch privat miteinander zu tun hatten. Sie arbeiteten als Schreibhilfen einer Behörde, und zwar zwei auf dem gleichen Stockwerk, eine dritte in einem Zimmer direkt über einem der beiden anderen. *Alle drei* Frauen erkrankten an m. S. Die Fälle datieren aus dem Jahre 1950. Inzwischen wurde das betreffende Rathaus gründlich umgebaut und — soweit bekannt — sind seither keine neuen Fälle mehr vorgekommen.

SUTHERLAND erwähnt in seiner sehr sorgfältigen statistischen Studie eines Teiles der Bevölkerung von Nordschottland kurz eine Gruppenerkrankung von 3 befreundeten Mädchen, eine zweite von 3 Nachbarn, die in derselben Straße wohnten und eine dritte von 2 Wildhütern, die nacheinander im gleichen Hause wohnten. Leider sind keine eingehenden ökologischen Untersuchungen von ihm berichtet worden. Er kommt zum Schluß, daß ein *exogener Faktor* entweder infektiöser oder toxischer Art die regional höhere Erkrankungshäufigkeit der m. S. und ihr fokal herdförmiges Erscheinen besser erkläre als jeder andere einzelne ursächliche Umstand.

In der Literatur finden sich 3 Beobachtungsreihen, die eine nähere Analyse der Umweltbedingungen angestrebt haben. Ich habe schon im Jahre 1915 versucht, *Zeckenbisse* in der prämorbiden Zeit der Polysklerotiker für die Übertragung der infizierenden Mikroben zur Diskussion zu stellen.

Mit der Zunahme meines statistischen Materials konnte ich diese Vermutung aber nicht mehr als berechtigt ansehen. Auch Sällstrom hat in seiner statistischen Untersuchung der polysklerotischen Bevölkerung *Schwedens* eine auffällige Häufigkeit von Zeckenbissen *nicht* bestätigen können. Isabel Wilson hat auf die überdurchschnittliche Häufigkeit der m. S. in gewissen englischen Bezirken hingewiesen und dies mit der Verseuchung durch *Ratten* in Verbindung gebracht. Ebbing hat auf die größere Häufigkeit der Imker an m. S. hingewiesen und an *Bienen* als Überträger der m. S. gedacht. Sein statistisches Material ist allerdings nicht groß genug für seine Schlußfolgerungen. Wenn ein tierischer Überträger in Betracht kommen sollte, muß daran gedacht werden, daß die verursachende Spirochäte in ihren außermenschlichen Lebensbedingungen sich in *verschiedenen* Tierarten (Hunde, Katzen, Muriden, Arthropoden) aufhalten könnte.

Daß Spirochäten nicht nur als harmlose Symbionten in Insekten vorkommen, sondern als Erreger von Krankheiten auch im niederen Wirtstier auftreten, erscheint möglich. So haben D. F. Poulson und B. Sakaguchi neuerdings festgestellt, daß die krankhafte Erscheinung der nachkommenschaftlichen Eingeschlechtlichkeit („sex ratio") durch im Wirt nachweisbare Spirochäten (Treponemen?) bedingt ist. Diese Krankheit wird mütterlich übertragen. Sie ist nicht kontagiös, kann künstlich überimpft werden und kommt spontan bei verschiedenen Arten der Drosophila-Insekten vor. Die Spirochäten sind penicillinempfindlich. Interessanterweise liegt bei experimenteller Überimpfung eine Inkubationszeit von 10—12 Tagen vor. Gelegentlich mag die pathologische Manifestierung erst in späteren Generationen auftreten. Im Körper der Drosophila finden sich die Spirochäten im Eierstock, Fettkörper, Flugmuskel und in der Hämolymphe, hier in ungewöhnlich hoher Konzentration.

Meine Erwähnung der Drosophila-Spirochäten sollte nicht mißverstanden werden. Ich will sie nur als ein Beispiel von Spirochäten als Krankheitserreger auch im niederen Wirtstier der Insektenwelt angesehen wissen. Ich bin weit davon entfernt, irgendwelche ökologischen Beziehungen zwischen der Spirochäteninfektion der Drosophilen und der Myelophthorainfektion des polysklerotischen Menschen zu konstruieren. Analogieschlüsse, ausgehend von diesem Beispiel der Drosophilaspirochätose zur edaphisch bedingten Verursachung der m. S. durch die Spirochaeta myelophthora, liegen jedoch im Bereich des Möglichen.

Es muß auch berücksichtigt werden, daß pflanzliche oder nicht organisierte Stoffe die Spirochäten außerhalb des menschlichen Körpers beherbergen könnten.

In einer ökologisch-statistischen Studie in *Marquette*, einer Stadt in der oberen Halbinsel des Staates Michigan, ist mir folgendes aufgefallen: die Prävalenz der m. S. unter der ansässigen Bevölkerung dieser Stadt übersteigt etwas die Grenze des oberen Durchschnitts (85 auf 100000). Eine Besonderheit dieser Stadt ist das Vorhandensein von sieben größeren Sägemühlen, die fast alle im Norden der Stadt liegen, während eine Verfolgung der Wohnungen der Polysklerotiker *keine* lokale Anhäufung erkennen ließ. Die Baumstämme wurden in diesen Sägemühlen vor der Bearbeitung während des Winters in einem künstlichen Teich mit gewärmtem Wasser gehalten. Das Wasser wurde im Frühjahr abgelassen, der feste Rückstand getrocknet und als Düngemittel an die Bewohner der Stadt verkauft. Wenn wir hierin eine Art der weiteren Verbreitung der Erreger vermuten dürfen, könnte der Mangel einer lokalen Anhäufung von Fällen in dieser Stadt erklärt werden. Daß die Sägemühlenarbeiter nicht in höherem Grade von m. S. befallen waren, könnte damit erklärt werden, daß ihre Hände während der Arbeit durch Handschuhe geschützt waren. Jedoch sind dies nur Vermutungen, deren tatsächlicher Wert erst auf der Grundlage besserer Kenntnis des Vorkommens der Erreger in der Umwelt erfaßt werden kann.

Ebenfalls im Norden von Marquette findet sich eine Bildungsanstalt für Lehrer (Northern College of Education). Sie liegt in einem größeren Park. Unsere m. S.-Statistik von Michigan zeigte, daß zwei unserer polysklerotischen Lehrer ihre Ausbildung an dieser Lehrstätte erhalten hatten, ein dritter Fall betraf eine an Tuberkulose verstorbene Lehrerin dieses Instituts. Wir erwähnen dies nur als Hinweis auf eine umweltliche Möglichkeit und als Anreiz für eingehendere lokale Studien.

Eine *zeitlich* weit auseinander liegende m. S.-Statistik *einer* und *derselben Gesamtbevölkerung* desselben Landes liegt nur aus *einem* Lande vor. *1934* hat GRAM die von der *dänischen* staatlichen Invaliditätsversicherung erfaßten Polysklerotiker statistisch bearbeitet und *1956* hat HYLLESTED die Ergebnisse seiner Untersuchungen über die Prävalenz und die geographische Verteilung der m. S. in Dänemark veröffentlicht. GRAM verzeichnete die Wohnsitze zur Zeit des Beginns der Krankheit. Er konnte eine markante *örtlich* verschiedene Differenz in der Erkrankungshäufigkeit der m. S. feststellen. Er weist auf den „fokalen" Charakter der größeren Krankheitshäufigkeit in bestimmten Distrikten hin. GRAMS Material ist unvollständig, insofern als nur ein Bruchteil der Polysklerotiker — nach HYLLESTED etwa nur die Hälfte — Invaliditätsrenten erhielten und somit erfaßt werden konnte. Uns interessiert hier besonders der *Vergleich* der beiden Statistiken. HYLLESTED berichtet darüber, daß im ganzen gesehen, die Gegenden mit hoher und die mit niederer Krankheitshäufigkeit die *gleichen* wie die von GRAM festgestellten waren. Wenn aus dieser Erfahrung ein Rückschluß auf die Quellen der Infektion erlaubt ist, scheint diese Quelle regional in ihrer Dichte zu schwanken, diese Schwankungsbreite aber für viele Jahre lokal beibehalten zu werden.

In Norwegen fand SWANK eine deutliche regionale Differenz der Krankheitshäufigkeit bei m. S., die von SCHNITLER bestätigt wurde. Nach diesem letztgenannten Autor zeigen Berufsfischer und ihre Familien eine niedrige Krankheitshäufigkeit an m. S. im Gegensatz zu einer deutlich höheren der im Inland seßhaften bäuerlichen Bevölkerung.

Ganz neuerdings hat HANS BAMMER die früher nur in einem kurzen Vortragsreferat berichteten Ergebnisse seiner Felduntersuchungen in Unterfranken und im Spessart ausführlicher wiedergegeben. Am 1. 1. 1958 fanden sich auf je 1000 Einwohner 1 m. S.-Kranker. Neuerkrankungen fanden sich 5 auf 100000 Einwohner. In landwirtschaftlichen Gemeinden kamen auf 10000 Einwohner 13 m. S.-Fälle gegen 6 in den nichtlandwirtschaftlichen, vorwiegend industriellen Gemeinden. In kanalisierten Gemeinden war die m. S.-Inzidenz nur rund halb so hoch als in nichtkanalisierten. 25% der Häuser, in denen m. S. vorkam, lagen direkt an einem Wasserlauf. In 3 Städten, in denen m. S. vorkam, wohnten die Kranken durchweg in der flußnahen Altstadt, deren Kanäle stark von Ratten besiedelt waren.

Bei Gruppenerkrankungen fand sich die m. S. ebenso häufig unter Blutsverwandten wie unter nicht-blutsverwandten *Verschwägerten*. BAMMER vertritt die Ansicht, daß die Gruppenerkrankungen *nicht* durch heredogenetische Faktoren erklärt werden können.

Ich darf hier auf die schon oben erwähnte englische Statistik von ISABEL WILSON aus dem Jahre 1927 hinweisen, wonach Ratten als mögliche Zwischenträger in Frage kommen könnten. Es ist dabei zu betonen, daß eine solche Möglichkeit andere tierische oder pflanzliche Zwischen- und Überträger nicht ausschließt. Das Beispiel der Übertragung der Leptospiren vom Tier oder der sonstigen Außenwelt auf den Menschen zeigt uns, daß die Übertragung der spezifischen Infektion nicht selten mit verschiedenen Überträgern und mit variierenden Übertragungsweisen zu rechnen hat.

Es bleibt hier noch übrig, die Bedeutung der in den Punkten 1 bis 6 genannten *Tatsachen* zu diskutieren. Wenn sie auch nichts über die Eigenart der Ursache selbst bestimmen können, so deuten sie doch auf *einen* Umstand hin: *die Verknüpfung der Krankheit mit einer nicht im Körper des Krankheitskandidaten liegenden, sondern außenweltlichen Quelle. Übertragung von Mensch zu Mensch spielt keine Rolle. Grund und Boden* scheinen mit der Ursache enger verknüpft zu sein als Luft und Wasser. Damit ist die „*edaphische*" Natur der Ursache wahrscheinlicher als jede andere. Wo eine höhere Erkrankungshäufigkeit lokal existiert, scheinen auch familäre und andere Gruppenerkrankungen häufiger zu sein als in den Gegenden geringerer Häufigkeit. Die epidemiologische Erscheinungsweise der m. S. entspricht demnach viel mehr dem Muster einer von außen kommenden, als einer im Menschen selbst liegenden inneren Ursache. Die Krankheit ist am besten erklärt auf der Grundlage einer chronischen Infektion. Die Spirochaeta (Borrelia?) myelophthora ist höchstwahrscheinlich als der alleinige Krankheitserreger anzusehen. Beweise hierfür können nur andere als geomedizinische Forschungsgebiete liefern. Weitere ökologisch-statistische und infektionspathologische Untersuchungen (serologisch-immunologisches Studium, tierexperimentelle und veterinärpathologische Untersuchungen) sind dringend nötig.

Ich kann das Kapitel der Aggregationen nicht schließen, ohne auf mögliche *Analogien* mit anderen Infektionskrankheiten hinzuweisen. In der amerikanischen epidemiologischen Literatur ist gelegentlich z. B. bei *Histoplasmose* von „point source" die Rede. Gemeint ist dabei, daß mehrere Krankheitsfälle auf einen Kontakt mit einer einzigen lokal sehr schmalen (punktförmigen) Quelle, z. B. verlassene Hühnerhäuser, alte Bauernscheunen, Höhlen, alte Türmchen oder Futterlagerplätze zurückgeführt werden können. Dieser Kontakt muß nicht gleichzeitig erfolgen. Er kann vielmehr zu verschiedenen Zeiten vor sich gehen. Dies erklärt dann das zeitliche Nacheinander der Infektionskrankheit bei den befallenen Individuen. Es scheint auch bei manchen *Spirochäten*krankheiten die „punktmäßige Quelle" eine Rolle zu spielen z. B. ähnlich wie infizierte Zecken beim Rückfallfieber an eine bestimmte Örtlichkeit gebunden und so als Infektionsquelle wirksam sind. Bei einigen Leptospirosen ist der leptospirenverseuchte Harn von Nagetieren (Ratten) die Quelle menschlicher Infektion. Bei der m. S. muß die Möglichkeit einer „point source" sehr ins Auge gefaßt werden. Dies würde das Vorkommen kleiner Endemien am besten erklären. Auch familiäre Fälle, polysklerotische Erkrankungen von Verschwägerten und zeitlich aufeinander folgende Erkrankungen nicht verwandter Personen, die häufigen Kontakt mit der gleichen Örtlichkeit haben oder hatten, könnten ursächlich auf diese lokale Berührung zurückgeführt werden. Wenn die Annahme der „punktförmigen Erregerquelle" richtig ist, dann müssen sich logischerweise gewisse Folgerungen daraus ergeben. Folgende Regeln lassen sich aufstellen:

a) *Die „Nacheinander"-Regel.* Sie bedeutet, daß in Gruppenerkrankungen die individuellen Erkrankungen in oft großen zeitlichen Abständen erfolgen können. Gleichzeitiger Beginn der Erkrankung bei verschiedenen Personen kann selten sein. b) Die *Regel* der *Geschlechtsbegrenzung.* Unter gewissen noch unbekannten Umständen kommt das weibliche Geschlecht mit der Erregerquelle in vermehrten Kontakt, in anderen Fällen das männliche Geschlecht. Dies drückt sich deutlich bei manchen Gruppenerkrankungen aus. c) Bei *familiären* Gruppenerkrankungen ist das Nacheinander im Beginn der m. S. viel häufiger als das Miteinander. d) *Verschiedenheiten der Arten des Kontakts?* Das Risiko des Kontaktes mit der punktförmigen Quelle scheint in *gleichgeschlechtlichen* und *generationsgleichen* Verbänden größer zu sein. Geschwister, Schwestern oder Brüder stehen unter größerer Gefahr an m. S. zu erkranken als Eltern und Söhne oder Töchter. Der Grund hierfür liegt in den mehr gleichförmigen Lebensgewohnheiten und Betätigungen von Geschwistern gegenüber denen der Eltern. Unter *gleich*geschlechtlichen Geschwistern sind wiederum die Lebensumstände gleichförmiger als bei verschiedengeschlechtlichen.

Die Seltenheit der *Erkrankung* von *Ehepaaren* an m. S. steht alldem nicht entgegen. Sind doch die örtlichen Kontakte von Ehepartnern oft äußerst verschieden, im Beruf und in Aktivitäten der Erholungszeiten (jagdliebende Ehemänner!). Viel eher werden Geschwister dieselben Kontakte mit der Außenwelt aufnehmen als Eltern und Söhne oder Töchter. Dies würde die größere Häufigkeit der m. S. unter Geschwistern verglichen mit der der parental-filialen Generation erklären. Auf die edaphische d. h. mit Grund und Boden zusammenhängende Eigentümlichkeit in der Verursachung der m. S. ist schon früher hingewiesen worden. Beispiele von Gruppenerkrankungen an m. S. sind auf Seite 102 erwähnt. Eine genauere epidemiologische Erfassung der ökologischen Verhältnisse steht freilich aus.

Der häufig gemachte Einwand der Gegner der infektiösen Ursache der m. S. stützt sich auf die Seltenheit der konjugalen Fälle im Gegensatz zu der größeren Häufigkeit unter Blutsverwandten in der gleichen Familie. Wenn wir bedenken, daß der Erreger der m. S. nicht von Mensch zu Mensch übertragen wird, die Krankheit also nicht ansteckend ist, läßt sich die Seltenheit konjugaler Fälle im Vergleich mit der Häufigkeit der m. S. unter Geschwistern leicht erklären. Der Kontakt des m. S.-Kandidaten mit der infektiösen Quelle findet vielleicht an gewissen gemeinsamen Stellen in der Außenwelt statt. Diese werden von der Geschwistergeneration häufiger aufgesucht als von der Elterngeneration, von den Schwägern und Schwägerinnen der Polysklerotiker häufiger als von der Durchschnittsbevölkerung, von gewissen Berufsgruppen unter *besonderer* Verkettung der Umweltsfaktoren ebenfalls häufiger. Daß aber konjugale Fälle nicht *sehr* große Seltenheiten sind, kann füglich vermutet werden. Wir haben unter 737 Fällen *einen* konjugalen Fall gesehen. Ich verweise hier auf den oben erwähnten Fall von Friedrich Müller, wo beide Ehepartner und die Hausbedienstete an m. S. erkrankt waren. D. MacAlpine hat in seiner Monographie berichtet, daß er 5 konjugale Fälle von m. S. in seinem Material gefunden habe (siehe auch meinen Bericht über 2 konjugale Fälle 1938). Die Seltenheit unter Ehegatten ist *kein* Gegenbeweis gegen die infektiöse Natur der m. S., sie mag aber als Stütze der *nicht*-kontagiösen Natur der Infektion verwertet werden. e) *Konstanz der regionalen Variation.* Wenn die punktförmige Quelle edaphisch, d. h. in Grund und Boden, bedingt ist und die lokal verschiedene Verteilung des Vorkommens dieser Quelle über menschliche Generationen hinaus anhält, muß zu verschiedenen Zeiten die regionale Verschiedenheit des Vorkommens der m. S. die gleiche bleiben. Beispiele hierfür scheinen Dänemark (Gram, Hyllested) und die Schweiz (Bing und Reese, Ackermann, Georgi und Hall) zu bieten. Jedenfalls ist ein wesentlicher Punkt zu betonen: die geomedizinische Erforschung der m. S. steht in ihren Anfängen. Um so mehr sollte, da mit dem Erscheinen von Gruppenerkrankungen sich ein erhöhtes Kontaktrisiko offenbart hat, ein äußerst eingehendes Studium lokaler Kontaktmöglichkeiten und -wahrscheinlichkeiten einsetzen. Dieses erhöhte Kontaktrisiko ist örtlich gebunden. Es scheint auch nach den dänischen und schweizerischen Beobachtungen über längere Zeiträume hinweg örtlich gebunden zu bleiben.

Ein Wort über die möglichen *Eintrittspforten* des Erregers in den menschlichen Körper. Wir wissen nicht das geringste hierüber. Bei bekannten Spirochätosen sind zwei Tatsachen hinreichend gesichert: Die Spirochäten können durch die *intakte* menschliche Haut eindringen und zweitens ihr Eindringen braucht nicht durch eine erhebliche lokale Reaktion markiert zu sein. Zu bedenken ist, daß in einer und derselben Infektionskrankheit die Übertragung von außen auf den Menschen in verschiedenster Weise erfolgen kann. Ich erwähne als Beispiel nur die *Tularämie*. Bei ihr kommen Zeckenbisse, Kontakte mit Kaninchen oder Eichhörnchen, gelegentlich auch einmal oberflächliche Hautverletzungen der menschlichen Finger mit einem Dorn in Betracht (Bost u. Mitarb. 1948). Bei der Tularämie ermöglicht die Eigenart der Krankheitserscheinungen häufig eine Identifizierung der Eintrittspforte, des Zeitpunkts und der Art des Kontakts mit dem Überträger, weil regionale Geschwüre und Lymphgefäßentzündungen mit Lymphdrüsenschwellung die frühere Kontaktstelle verraten. Bei chronischen Infektionskrankheiten, vor allem bei solchen mit oft milden Krankheitszeichen in den Anfangsstadien der Erkrankung ist eine sichere Feststellung des menschlichen Kontaktes mit der Erregerquelle häufig äußerst schwierig oder unmöglich. Die Kenntnis der Eintrittspforten bleibt uns dann noch verschlossen.

Es ist jedem Epidemiologen wohl bekannt, daß bei vielen Infektionen mehrere Familienmitglieder erkranken können, ohne daß dabei erbgenetische Umstände eine Rolle spielen. Die Art des Kontaktes kann verschieden sein. Kontakt von Person zu Person ist vom Kontakt mit einer *gemeinsamen* äußeren, belebten oder unbelebten Quelle zu unterscheiden. Bei m. S. ist es sehr wahrscheinlich, daß die Ansteckung des Menschen an einer nicht-menschlichen, außenweltlichen Quelle stattfindet. Ob dies mit Hilfe von geringfügigen Verletzungen der Haut, z. B. durch Insektenstiche oder Holzsplitter, durch Einatmen von Luft, durch Einnahme von Nahrung oder irgendwie sonst erfolgt, ist unbekannt. Es scheint aber, daß bei m. S. das *edaphische* Moment eine Hauptrolle spielt. Damit wird in m. S. die Beschaffenheit von Grund und Boden mit Einschluß der Wohnverhältnisse, des Trinkwassers, der Abwässer und der an und in ihnen lebenden Pflanzen und Tierwelt von besonderer Bedeutung. Eine lokale *Persistenz* der spezifischen Infektionsquelle *über lange Zeiten hinweg*, könnte manche Vorkommnisse in der Epidemiologie der m. S. am besten erklären. Ich erwähne hier nochmals die einschlägigen Beobachtungen von Hyllested in Dänemark. Auch das verschiedene Alter im Erkrankungsbeginn, die Verschiedenheit des Krankheitsverlaufes und der Krankheitszeichen in polysklerotischen Geschwistern würde mit der Annahme einer umweltlichen Ursache viel verständlicher sein, als auf erbgenetischer Grundlage.

Die genaue Untersuchung der *lokalen* Verhältnisse würde sicher manche wertvolle Ergebnisse zeitigen. Die größere Häufigkeit der m. S. bei Geschwistern verglichen mit der zwischen Eltern und Söhnen oder Töchtern, die Eigentümlichkeit in nichtfamiliären Gruppenerkrankungen, einmal lediglich das männliche ein anderes Mal nur das weibliche Geschlecht (CAMPBELL u. Mitarb., DEACON u. Mitarb. — mir berichtete Beispiele von Frau KÄTHE WILBRAND), die annähernd gleiche Häufigkeit des lokalen Befallenseins von Blutsverwandten einerseits und nicht-blutsverwandten Verschwägerten andererseits (SCHALTENBRAND, STEINER, BAMMER), der Eindruck, daß da, wo m. S. eine überdurchschnittliche Häufigkeit zeigt, auch familiäre Fälle gehäuft vorkommen, wird am besten durch eine umweltliche Ursache erklärt. Dabei ist zu betonen, daß Statistiken schmälerer Gemeinden und Bevölkerungen hier wichtiger sind als Massenuntersuchungen ganzer Länder.

Als Abschluß zu diesem Kapitel soll nun noch über unsere eigenen epidemiologisch-statistischen Untersuchungen im Staat Michigan berichtet werden.

7. *Epidemiologisch-statistische Untersuchungen in Michigan.*

a) Unter 737 völlig sicheren Fällen von m. S. fanden sich 15 *Familien*, in welchen mehr als ein Familienmitglied, aber niemals mehr als zwei Familienmitglieder, an m. S. erkrankt gefunden wurden. Dies ist ein Prozentsatz von etwas über 2% oder 2000 zu 100000, verglichen mit einem Satz von 30 bis 60 zu 100000 in der Gesamtbevölkerung. Diese statistische Tatsache kann keinem Zweifel unterliegen. Sie entspricht ja auch den in der Literatur niedergelegten Erfahrungen (England, Schottland, Schweden, Dänemark, Deutschland, Österreich, Schweiz usw.). *Geschwister*-m. S. ist dabei weit *häufiger* als m. S. in *zwei aufeinanderfolgenden Generationen*. Ich verdanke Dr. LEONHARD T. KURLAND vom National Institute of Health eine berechtigte Kritik dieser Zahlen. Er bemängelt, daß ich nicht die Größe der Familie in Betracht gezogen habe. Deshalb sei hier gesagt, daß wir nur die engere Familie, d. h. nur *Eltern* und *Geschwister* berücksichtigt haben. Die Sicherheit der Diagnose einer m. S. der Großeltern, Onkel, Tanten, Vettern und Basen ohne fachärztlich-neurologische Untersuchung ist ja ohnedies fraglich. Die Gesamtzahl der unter Ausschluß der entfernteren Verwandten gezählten nächsten Verwandten überstieg nicht die Zahl 6, war sogar meistens niedriger. Damit kämen wir zu einer Zahl 2000/6 oder 333 auf 100000. Dies ist immerhin noch ein statistisch bedeutsames Mehr gegenüber den 30 bis 60 Fällen auf 100000 in der Bevölkerung im allgemeinen.

Das weibliche Geschlecht bei familiärer m. S. überwiegt etwas in unserer statistischen Gruppe.

b) Ein wichtiges Resultat unserer Statistik! Unter *nichtblutsverwandten* Verschwägerten unserer m. S.-Kranken ist die m. S. statistisch deutlich häufiger als es der Verteilung der m. S. in der allgemeinen Bevölkerung entsprechen würde.

Wir fanden sie sechsmal unter Schwägern oder Schwägerinnen eines Polysklerotikers. Dies entspricht einem Prozentsatz von 0,8 oder 800 auf 100000. Dies muß umgerechnet werden auf die Größe des Familienkreises der Verschwägerten (nur Schwäger und Schwägerinnen). Die Höchstzahl von Verschwägerten war 5 in unseren Fällen. Mit dem Ansatz 800/5 = 160:100000 gelangen wir wiederum zu einer statistisch bedeutsamen, größeren Verteilung der m. S. in dieser Gruppe der Verschwägerten. Bei diesen Doppelerkrankungen unter Verschwägerten konnten immer Kontaktmöglichkeiten lokal-fokaler Art erhoben werden. In einem meiner Fälle befanden sich die Wohnungen der beiden verschwägerten Polysklerotiker in derselben Straße des Städtchens, aber einander gegenüber, in einem anderen Fall waren häufige Ferienaufenthalte in einem gemeinsamen Cottage, in einem dritten Fall gemeinsame Tätigkeit der beiden verschwägerten Polysklerotiker in demselben Obst- und Ge-

müsehandelsgeschäft zu verzeichnen, während ihre Wohnungen räumlich sehr weit voneinander lagen.

Es ist auffällig, daß dieser geomedizinisch äußerst wichtige Tatbestand nicht früher beobachtet worden ist. Der erste, der eine statistische Verschwägertenziffer brachte, war SALLSTROM (1942), ohne aber auf ihre Bedeutung aufmerksam zu machen. 1956 betonten ABB und SCHALTENBRAND die gleiche Häufigkeit des Vorkommens der m. S. unter den nicht-blutsverwandten Verschwägerten mit dem Vorkommen unter blutsverwandten Familienmitgliedern. In BAMMERS Studien fanden sich in 46 untersuchten Gemeinden 9 m. S.-Kranke, die mit einem anderen m. S.-Kranken dieser Gemeinden blutsverwandt waren. Im gleichen Zeitraum und in den gleichen Gemeinden fanden sich 7 m. S.-Kranke, die mit einem anderen m. S.-Kranken durch Verschwägerung verbunden aber nicht blutsverwandt waren.

Wenn irgend etwas für die von außen kommende Ursache der m. S. spricht, so ist es die nahezu gleichermaßen gesteigerte Häufigkeit der m. S. bei Blutsverwandten verglichen mit nicht-blutsverwandten Verschwägerten. Wir haben auch einen Fall von konjugaler m. S. (beide Ehegatten) in unserer Kasuistik. In diesem Fall hatten die beiden Ehepartner lange Jahre vorehelichen Kontaktes mit einander aufzuweisen. Die Wohnungen der Eltern der späteren Ehegatten waren im gleichen Haus, jedoch in verschiedenen Stockwerken. Außerdem trafen sie sich häufig in dem Laden der Mutter des männlichen Ehepartners. Dieser Laden war ein Kleinhandelsgeschäft mit Gemüse und anderen Vegetabilien. Die klinische Erscheinungsweise und der Verlauf war bei beiden Ehepartnern sehr verschieden. Der Beginn der m. S. lag beim männlichen Partner weiter zurück als beim weiblichen. Hier waren jedoch 2 Attacken von retrobulbärer Neuritis zu verzeichnen, die beim männlichen Partner fehlten.

c) *Gibt es eine berufliche Bevorzugung der m. S.?* In früheren Zeiten habe ich durch meine Schüler HEINRICH DREIFUSS und ILSE KOCH Berufsstatistiken vornehmen lassen, weil uns aufgefallen war, daß die Holzberufe eine stärkere Beteiligung an m. S. aufzuweisen schienen als ihnen entsprechend ihrer beruflichen Häufigkeit zukommen würde. ADAMS hat dies auch für Schottland als wahrscheinlich erklärt. Unsere Berufsstatistik in Detroit hat uns in dieser Beziehung keine sicheren Resultate ergeben. Dagegen haben wir eine statistisch vielleicht bedeutungsvolle berufliche Bevorzugung feststellen können, nämlich im Schullehrerberuf. Unter unseren 737 Fällen von m. S. waren 30 Lehrer und Lehrerinnen. Dies ist etwa viermal mehr als dem Prozentsatz der Verteilung des Schullehrerberufs in der Gesamtbevölkerung entsprechen würde. Man mag dem entgegenhalten, daß Lehrer und Lehrerinnen mehr dazu neigen könnten, klinische neurologische Institutionen aufzusuchen, und damit zu einer scheinbaren tatsächlich unrichtigen höheren Verteilung dieses Berufes unter der hilfesuchenden Bevölkerung beitragen. Wie dem auch sein mag, jedenfalls ist dieses Resultat einer Berufsstatistik der m. S. weiterer Beachtung und Analyse wert.

Es ist ein paradoxes Verhalten, wenn Lehrer und Lehrerinnen eine erhöhte Erkrankungshäufigkeit an m. S. zeigen im Gegensatz zu den überhaupt nicht betroffenen kindlichen Schülern und Schülerinnen. Wäre eine vielleicht größere Ansammlung der Infektionsquellen in den oder um die zum Teil sehr veralteten Schulgebäude oder an den mit Ungeziefer behafteten Kindern möglich? Daß die Kinder selbst verschont bleiben, wäre dann möglicherweise auf den im Kindesalter erhöhten Immunstoffsättigungsgrad des zentralnervösen Parenchyms zu beziehen.

d) *Mortalität.* Die *Sterblichkeitsstatistik* bietet kaum etwas Neues. Das Gesundheitsamt des Staates Michigan lieferte uns dankenswerter Weise alle die Todesurkunden der mit der Diagnose m. S. versehenen Fälle. Aus diesem urkundlichen Stoff können folgende Schlüsse gezogen werden: 1. Durch *Autopsie* gesicherte Fälle sind in der großen Minderzahl, nicht mehr als 5 Prozent. 2. Die ärztlichen Diagnosen sind gelegentlich irrtümlich, indem multiple atherosklerotische Gehirnveränderungen offenbar fälschlicherweise mit m. S. identifiziert worden sind (KURLAND). Insbesondere ist dies beim Tod in höheren Lebensjahren und relativ kurzer Krankheitsdauer anzunehmen. Jedoch scheinen solche Fehldiagnosen nicht mehr so häufig zu sein, als sie früher waren. Dies ist offenbar besserer neurologischer Kenntnis der praktischen Ärzte und größerer Neigung der Patienten, Fachneurologen zuzuziehen, zu verdanken. 3. Unmittelbare *Todesursachen* sind häufig Bronchopneumonien, Pneumonien und Krankheiten der Harnausscheidungsorgane (Pyelonephritiden und Cystopyelitiden), Septicämien durch ausgedehnte decubitale Hautläsionen. Schwierigkeiten der Ernährung bedingt durch Schluckstörungen oder durch starken Intentionstremor u. a. führen gelegentlich zu einer stark marantischen Verfassung der in Heimen für chronisch Kranke untergebrachten Patienten. Damit werden solche Kranke natürlich anfälliger für sekundäre Infektionen und im allgemeinen weniger widerstandsfähig. 4. *Kombinationen* mit anderen Krankheiten, abgesehen von sekundären Infektionen der eben beschriebenen Art, sind *nicht* häufiger als Todesursache zu verzeichnen als es dem zufälligen Zusammentreffen der beiden Krankheiten entsprechend ihrer Häufigkeit in der Gesamtbevölkerung entsprechen würde. Insbesondere kann ich SCHALTENBRANDS Meinung einer statistischen Sonderstellung einer Minuskombination von Geschwülsten und m. S. nach unserem hiesigen Material nicht teilen. Auch Tuberkulose unter den Opfern der m. S. ist nicht häufiger als dem Verteilungsgrad in der Allgemeinheit entspräche. Lungentuberkulose wird heute seltener unter den Polysklerotikern gefunden als früher. Aber auch früher war Tuberkulose unter den Polysklerotikern nicht häufig. Dies kann somit als einer der Gegenbeweise gegen die Theorie der Metatuberkulose angeführt werden. 5. Die Dauer der m. S. wird in den Todesurkunden meistens *unrichtig* vermerkt. Bei den Fällen, bei denen wir die Dauer der Krankheit beim Vergleich *unserer* Krankengeschichten mit den Angaben in den Todesurkunden feststellen konnten, hat sich gezeigt, daß die Dauer in den Todesurkunden allermeistens (80 Prozent) zu kurz bemessen war. Dies ist darauf zurückzuführen, daß m. S. eine eminent chronische Krankheit, mit beginnenden akuten Schüben und weitgehenden Remissionen ist, daß solche Ereignisse bei Todeseintritt meistens so weit zurückliegen, daß der zuletzt behandelnde Arzt in der weitaus größten Anzahl der Fälle keine persönliche Kenntnis von solchen früheren Geschehnissen hat und daß der Kranke selbst in der zeitlichen Datierung solcher früherer Ereignisse sehr ungenau ist. 6. In unserer Todesstatistik überwiegt das weibliche Geschlecht nur um Weniges und dies ist somit statistisch nicht bedeutsam.

XI. Therapeutische Empfehlungen und Probleme der Vorbeugung

Vor einer Inangriffnahme der speziellen Probleme einer Therapie der m. S. sollte einiges über die möglichen Fehler bei der *medizinischen Therapie* im allgemeinen gesagt und dann erst auf die Problematik der m. S.-Therapie eingegangen werden.

A. Allgemeines

1. *Statistische Verläßlichkeit in der Auswahl des zu beurteilenden Krankenmaterials* ist äußerst wichtig. Die Auswahl der Fälle aufs Geratewohl („Random“) wird zur Vermeidung von Fehlschlüssen zu empfehlen sein. Gelegentlich mag sich hier ein verkapptes Auswahlprinzip einschleichen. Damit wird es unstatthaft, das untersuchte Muster einer Bevölkerung mit dieser selbst gleichzusetzen. Viele unserer medizinisch-statistischen Untersuchungen beziehen sich nur auf Krankenhauspatienten. Solche Studien schließen milde, des Krankenhausaufenthaltes nicht bedürftige Fälle aus. Auch von Quacksalbern betreute Fälle mögen gelegentlich der Erfassung entgehen und damit ein statistisches Resultat verzerren. Eine *geschichtete* Auswahl ist eine voreingenommene Auswahl, es sei denn, daß die Schichtkategorien aufs Geratewohl ausgewählt werden. Die Person des Untersuchers mag eine Quelle der Voreingenommenheit enthalten. Auswahl, Art der Fragestellung, unbewußte Unterlassung oder Überschätzung von Merkmalen während der Untersuchung sind Umstände, die statistische Resultate fälschen können.

Auswahl von Kontrollgruppen, wie z. B. in statistischer Vergleichung unbehandelter oder anderswie behandelter mit den *spezifisch* behandelten Fällen sind nicht selten wertlos, weil in der Kontrollgruppe eine exakte Möglichkeit, identische Fälle aufzustellen, fehlt. Ärztliche Beobachtungen der Kontrollgruppe und der Prüfungsgruppe müssen unter den gleichen Bedingungen erfolgen. Dies ist bei einem ausgedehnten Untersuchungsstoff nicht selten undurchführbar (individuelle Verschiedenheit der Untersucher, Wechsel der Untersucher während der Beobachtungszeit). Auch ist es oft schwierig, gleiche Zahlengrößen der Test- *und* der Kontrollgruppe einzuhalten.

Krankenhausbehandlung, ambulante Behandlung in einer Poliklinik oder in der Sprechstunde des Arztes werden oft *ohne* Unterscheidung statistisch in Rechnung gesetzt. Dies ist unzulässig, da die Krankheitsverläufe im Krankenhaus, in ambulanter oder häuslicher Behandlung sehr verschieden sein können. Identische *Kontrollfälle* dieser drei verschiedenen Schichten sind schwer oder gar nicht zu beschaffen. Vor allem wird es schwierig sein, Gruppen von gleicher Zahlengröße zum Vergleich bereitzustellen. Solche *gleichgroßen* Gruppen dienen aber der Genauigkeit des Vergleichs. Oft wird es auch unmöglich sein, die einzelnen Individuen der Prüfungsgruppe mit solchen der Kontrollgruppe nach den Merkmalen Alter, Geschlecht, vorkrankheitliche Geschehnisse, Verlauf und Symptomen der Krankheit usw. zu *paaren.* Je mehr Merkmale zum Vergleich gestellt werden, desto geringer wird die Wahrscheinlichkeit identische Einzelexemplare *gepaart* zu vergleichen.

Das „doppelt-blinde“ Prinzip der Kontrolle einer Behandlung kann nur in einem Krankenhaus durchgeführt werden, wo Kranke, Krankenschwestern, anderes Hilfspersonal und der ordinierende Arzt selbst nicht wissen, welche der verordneten Tabletten oder Einspritzungen die wirksame ist. Der Gebrauch einer absolut identisch schmekkenden und aussehenden Scheinmedikation als Kontrolle ist unbedingtes Erfordernis.

Die Ungewißheit der Wirksamkeit einer Behandlung kann bis zu einem gewissen Grad auch *ohne* Kontrollpatienten ausgeschaltet werden. Nämlich dann, wenn *ein und derselbe Patient als Kontrolle* dient. Dies erfordert besonders bei langdauernden chronischen Krankheiten eine längere Zeitdauer der Beobachtung. Ein solches alternierendes Vorgehen von Behandlung und Freisein von Behandlung am selben Kranken mag eine statistische Massenserienvergleichung ersetzen.

Vernachlässigung der Risikozeiten ist ein häufiger Fehler. Bei akuten Krankheiten sind die Risiken der Heilung viel besser umschrieben und bekannt, als bei chronischen. Bei diesen liegt oft eine große Schwankungsbreite der Gefährdungen in Richtung von Schüben und Remissionen, Komplikationen, aufgesetzten neuen Attacken mit neuen Krankheitszeichen vor. Dies macht die statistische Erfassung des Risikos zu einer fast unlösbaren Aufgabe. Auch die Anwendung einer Vergleichung der tatsächlichen Längen der Beobachtungsdauer der Gefährdungsperioden („Person years concept" der amerikanischen Statistiker) kann uns hier in Anbetracht der großen individuellen Variabilität der Krankheitsverläufe nicht helfen.

2. *Verkennung der kausalen Verkettung.* Die Aufstellung von Ursache und Wirkung ist oft Irrtümern unterworfen. Zeitliches Nacheinander oder Miteinander wird oft fälschlich als ursächliche Verknüpfung gedeutet. Dies gilt nicht nur für das Gebiet der medizinischen Ursachenlehre, sondern auch auf dem der Beurteilung der Wirksamkeit einer besonderen Therapie. Statistisch bedeutsames Vorkommen einer Verknüpfung der Veränderung in *einer* Variablen mit der Veränderung in einer *anderen* Variablen muß nicht unbedingt eine kausale Beziehung bedeuten. Die Verbindung kann einem gemeinsamen Faktor ihren Ursprung verdanken, ohne daß zwischen den beiden Variablen eine kausale Verknüpfung existiert.

Verkennung der kausalen Verkettung macht sich in zwei Richtungen geltend: überskeptische Ablehnung von augenscheinlich kausalen Zusammenhängen oder unkritische Anerkennung von offenbar unrichtigen kausalen Verknüpfungen.

Von besonderer Bedeutung ist die Unparteilichkeit eines Beurteilers gegenüber neuen Tatsachen und Theorien. Ein großes Hindernis sachlich-kritischer und unparteiischer Beurteilung liegt in der *Voreingenommenheit.* Kritiker, die sich selbst früher auf eine ätiologische Theorie und ein Heilverfahren einer bestimmten Krankheit z. B. das der sogenannten Leberstütztherapie bei m. S., festgelegt haben, müssen natürlich als besonders voreingenommen angesehen werden, wenn es gilt etwas Neues zu prüfen. Manche Kritiker sind nicht fähig die Persönlichkeit des Entdeckers neuer Tatsachen oder des Erfinders neuer Verfahren scharf von dem sachlichen Wahrheitswert der Ergebnisse zu trennen. Dies gilt besonders für den Fall, daß der Verfechter der neuen Tatsachen und sein Gegner schon in früheren Veröffentlichungen in Fehde gelegen waren. Ein nicht zu unterschätzender Mißstand in der kritischen Beurteilung ist der, daß oft die Sachkenntnis nicht ausreicht, um Wert oder Unwert der neuen Ergebnisse zu beurteilen. Im Bereich der chronischen Krankheiten wird oft vorschnell ein ablehnendes Urteil abgegeben und eine zeitlich viel zu kurze Beobachtungsfrist der verneinenden Haltung zugrunde gelegt. Nur eine hinreichend lange Prüfungszeit erlaubt es, die Spreu vom Weizen zu trennen.

3. *Experimentelle Therapie und ihre Verwertung für die Klinik.* Der therapeutische Tierversuch wie die bakteriologische Prüfung der Sensitivität eines Erregers für ein antibiotisches Verfahren stellen nur ein Hilfsmittel unserer Beurteilung einer therapeutischen Wirksamkeit dar. Die letzte Antwort muß der Klinik vorbehalten bleiben.

Eine *Heilung* mag irrtümlich angenommen werden. Es könnte sich nur um eine *Remission* von kürzerer oder längerer Dauer gehandelt haben. Die Annahme einer therapeutisch erzielten Besserung kann unrichtig sein, wenn spontane Schwankungen des Krankheitsbildes vorliegen.

4. Bei *remittierenden* chronischen Krankheiten mag ein statistischer Vergleich spezifisch behandelter und nicht behandelter Fälle einen Anhaltspunkt für die Wirk-

samkeit einer Therapie geben. Zeitdauer der Remissionen, d. h. ihre Nachhaltigkeit und Vollständigkeit der Erscheinungsfreiheit können hier als Vergleichskriterien gegenüber Spontanremissionen dienen. Aber auch hier liegen zahlreiche Fehlerquellen verborgen.

5. In unserer medizinischen Fachsprache pflegen wir *subjektive und objektive* Krankheitszeichen zu unterscheiden und diesen letzteren ein Übergewicht in der Beurteilung zuzusprechen. Die diagnostische und prognostische Bewertung von subjektiven und objektiven *Krankheitszeichen* ist ein komplizierter Denkvorgang, der Kenntnis, Erfahrung und kritisches Urteil voraussetzt. Dasselbe gilt für die prognostische Beurteilung therapeutischer Wirkungen und Erfolge. Nicht immer ist eine scharfe Grenze zwischen subjektiven und objektiven Krankheitszeichen zu ziehen. Blutungen, Flüssigkeitsansammlungen, Gelbsucht, Anämien und pathologische Befunde bei Laboratoriumsuntersuchungen sowie Reflexstörungen sind objektive Krankheitszeichen. Wie steht es aber mit Sensibilitätsstörungen z. B. in Form von Parästhesien und Schmerzen? Wir unterscheiden zwischen Zeichen, die der Untersucher ohne oder gegen den Willen des Patienten oder ohne daß der Kranke des Zeichens bewußt ist, feststellen kann, und solchen Zeichen, die *nur* vom Kranken selbst empfunden werden ohne äußerlich erkennbar zu sein. Die subjektiven Zeichen von Schmerzen und Parästhesien sollten aber keineswegs *unter*schätzt werden. Lokalisierte Bewegungshemmungen sind oft eine Folge einer örtlichen, durch eine Bewegung ausgelösten oder verstärkten Aktivierung von Schmerzen. Im Lhermitteschen Zeichen (in die Extremitäten ausstrahlende Schmerzen von radikulärem Typ bei Vornüberbeugung des Kopfes auf die Brust) liegt ein subjektives Zeichen vor, das aber durch seine Spezifität an Objektivität gewinnt. Die peripheren Parästhesien in Fällen von perniziöser Anämie zeigen eine charakteristische Prägung. Jedes Krankheitszeichen ist in seiner Verknüpfung mit anderen zu beurteilen. Der psychophysische Gleichlauf ist bei jedem Zeichen zu beachten.

Besserungen des Krankheitszustandes werden ebenfalls in *subjektive* und *objektive* gegliedert. Es ist nicht richtig, *nur* objektivierbare Besserungen zu werten, ist es doch von größter Bedeutung, wie der Kranke selbst sich fühlt. Damit ist aber nicht gesagt, daß objektive Besserungen vernachlässigt werden sollten. Im Gegenteil ist die Besserung objektiver Zeichen der *maßgebliche* Umstand für die Auswertung eines Heilverfahrens.

6. *Nebenwirkungen unserer Heilversuche.* Es ist unerläßlich, in jedem Fall der Prüfung eines therapeutischen Vorgehens über unerwünschte Nebenwirkungen sich Klarheit zu verschaffen. Gefährdungen durch eine neue Behandlung sind sorgfältig zu studieren. Man wird die positiven und negativen Seiten eines Heilverfahrens mit Einschluß der geldlichen Ausgaben abzuwägen haben. Die große Zahl verfügbarer antimikrobischer Heilmittel mit ihrer Mannigfaltigkeit therapeutischer und toxischer Wirkungen, die Verschiedenheit der Namengebung für ein und dasselbe Präparat, die oft überschwengliche Anpreisung macht die praktische Anwendung schwierig. Die nicht seltene Allergie gegenüber Penicillin ist ein wohl zu beachtendes Hindernis des Gebrauchs. In solchen Fällen mögen Antihistaminica, Desensitation oder Penicillinase als Mittel zur Bekämpfung von hyperergischen Penicillinreaktionen von Nutzen sein. Die gelegentliche Schädigung des 8. (vestibularis und cochlearis) Hirnnerven durch Streptomycin und Dihydrostreptomycin muß berücksichtigt werden. Einnahme der Tetracycline ist gelegentlich mit Brechreiz, Erbrechen und Diarrhoe verknüpft. Im

Falle dünner Stühle sollte eine Kultur zum Nachweis von Staphylokokken vorgenommen werden. Nach Erfahrung der Mayo-Klinik kann die Häufigkeit von Brechreiz und Erbrechen durch Darreichung kalter, pasteurisierter Milch oder von Calciumcarbonat verringert werden. Große, längere Zeit angewandte Gaben der Tetracycline, mögen zu einer Schädigung der Leberfunktion führen. Manche Antibiotica (Chloramphenicol und Sulfonamide) können ein pathologisches Blutbild infolge Knochenmarkdepression erzeugen. Selbstverständlich müssen im Falle der Anwendung der Antibiotica Herz- und Kreislauf-, Nieren- und Leberkrankheiten und solche des blutbildenden Apparates (Knochenmark!) berücksichtigt werden.

Bei der Behandlung mikrobischer Infektionskrankheiten wird oft eine Kombination von zwei antibiotischen Mitteln gewählt. Eine solche Behandlung *chronischer* Infektionskrankheiten mit *zwei verschiedenen* antibiotischen bzw. chemotherapeutischen Mitteln im selben Fall erscheint gerechtfertigt. Sie basiert auf der Tatsache einer kumulativen therapeutischen Wirkung. An die Möglichkeit einer Verringerung oder Aufhebung der therapeutischen Wirksamkeit durch Kombination muß aber auch gedacht werden. Als zwei günstige Beispiele der Behandlung chronischer Infektionskrankheiten mit *zwei* verschiedenen Mitteln lassen sich die *Tuberkulose* und die *Brucellose* anführen. Die Therapie der Tuberkulose mit dem Chemotherapeuticum Isonicotinsäurehydrazid und dem Antibioticum Streptomycin oder Dehydrostreptomycin ist medizinisches Allgemeingut geworden. Bei Brucellose spricht die Abnahme der Zahl der Rückfälle und die verlängerte Dauer der Rückfallfreiheit sehr für den therapeutischen Erfolg. Von W. J. Martin u. Mitarb. werden vorzügliche Erfolge bei bakteriämischer Brucellose berichtet. Knight, Crisciola u. Mitarb., Mazill und Killough geben bei Brucellose der kombinierten Therapie mit den zwei verschiedenen antibiotischen Heilmitteln, Tetracyclin und Streptomycin, den Vorzug vor Tetracyclin allein. Die Rückfallrate bei einer solchen kombinierten Therapie wird mit 14% angegeben im Vergleich zu 71% beim Gebrauch von Tetracyclin allein.

Bei m. S. habe ich den Eindruck, daß eine kombinierte Behandlung mit zwei antiinfektiösen Mitteln mehr leistet als nur mit *einem*. In mehreren Fällen mit subakuten und akuten Schüben habe ich mit einer Kombination von intramuskulären Einspritzungen von Streptomycin und Penicillin (30 insgesamt) vollkommene Remissionen in mehreren Fällen erzielt. Dies geschah, nachdem im selben Fall die Darreichung von Mysteclin oder Tetracyclinen sich als unwirksam erwiesen hatte.

Wir haben zu beachten, daß bei Krankenhauspatienten die orale Darreichung der Tetracycline einen starken Einfluß auf die normale bakterielle Darmflora haben kann. Daraus resultiert gelegentlich ein Überwuchern Tetracyclin-resistenter Staphylokokken mit der Gefahr einer aufgesetzten Infektion. In der Mayo-Klinik wird deshalb die Darreichung der Tetracycline an Krankenhauspatienten so weit als möglich vermieden. Unsere hochentwickelte pharmazeutische Industrie gibt uns oft sicheren Schutz gegen toxische Gefahren, ein neues Heilmittel ersetzt aber keineswegs die Erfahrung am kranken Menschen selbst.

7. *Das moralische Problem.* Ein solches stellt sich unmittelbar mit der Frage ein, ob ein neues Heilmittel oder Heilverfahren im jeweiligen Krankheitsfall angewandt werden soll oder nicht. Die Anpreisung übertriebener Heileffekte verwirrt oft die Sachlage und macht es dem behandelnden Arzt schwer, die Anwendbarkeit im Einzelfall zu bejahen oder zu verneinen. Im Bereich chronischer bisher unheilbarer Krankheiten wird man sich jedoch viel leichter zu einem Versuch mit neuen thera-

peutischen Maßnahmen entschließen dürfen, wenn ihre Unschädlichkeit feststeht. Die Unsicherheit eines therapeutischen Effektes ist *kein moralisches* Hindernis gegen die Anwendung bei einem chronisch-progressiven, zur Zerstörung führenden, bisher unheilbaren Leiden. Die Gewissensfrage ist hier leicht zu beantworten.

Es ist verfehlt, wegen der Unheilbarkeit einer Krankheit in eine nihilistische Einstellung zu verfallen. Manche Einzelsymptome einer nicht-heilbaren Krankheit sind besserungsfähig. Wir nennen eine solche Behandlung symptomatisch. Auch vom psychologischen Standpunkt aus ist eine im Endziel aussichtslose und bezüglich der Besserung von Einzelsymptomen begrenzte Therapie viel besser als gar keine Behandlung. In jeder Therapie liegt eine *Er*mutigung für den Kranken, in der Vernachlässigung jedweder Therapie eine starke *Ent*mutigung. Schwierig ist die Antwort auf die Frage, ob eine Behandlung in milden oder *stationären* Fällen einer chronischen Krankheit stattfinden soll. Das Risiko einer im spontanen Verlauf chronischer Krankheiten einsetzenden Verschlimmerung ist immer zu beachten. Auch ist nicht von der Hand zu weisen, daß ein wirksames Heilmittel im Frühstadium einer zunächst oligosymptomatischen Erkrankung die weitere Ausbreitung von Krankheitszeichen und damit ihre Schwere verhindern könnte und so auch ethisch gerechtfertigt ist. Des Kranken Wohl und Wehe sind oberste Richtlinien für die gewissenhafte Entscheidung des behandelnden Arztes. So werden Verstöße gegen die therapeutische Moral leicht zu vermeiden sein.

B. Die Therapie der m. S.

Die m. S. ist ein langdauernder, mit leicht erkennbaren anatomischen Veränderungen einhergehender Erkrankungsprozeß des Gehirns und Rückenmarks. Sie ist nicht von Mensch zu Mensch übertragbar und nicht hereditär. Ihre Ursache ist noch nicht endgültig geklärt, obwohl neuere Forschungen auf eine spezifische infektiöse Ursache richtunggebend hinweisen. Die neuen Tatsachen sprechen mehr *für* als *gegen* die ursächliche Bedeutung der Myelophthora-Spirochäte als Krankheitserreger. Wir werden nicht umhin können, im Gegensatz zur Ansicht mancher Nervenärzte, die *infektiöse Natur der m. S.* als die wahrscheinlichste anzusehen. Haben sich doch alle anderen ätiologischen Theorien als unrichtig oder unzureichend begründet herausgestellt. Auch die in Analogie zur experimentellen isoallergischen Encephalomyelitis aufgestellte Hypothese des Ursprungs der m. S. auf neuro-allergischer Grundlage ist unbewiesen. Die infektiöse Ursache ist mit der Exklusivität, Spezifität, Regularität des Vorkommens der Spirochaeta myelophthora, dem Gleichlauf ihrer Anwesenheit im Zentralnervensystem mit dem klinischen und anatomisch-pathologischen Verhalten wohl begründet.

Über Fallen und Tücken der statistischen Erfassung medizinischen Beobachtungsgutes ist im ersten Teil dieses Abschnittes berichtet worden. Es scheint statistisch sicher erwiesen, daß die Häufigkeit („Incidence“ und „Prevalence“) der m. S. geographisch sehr stark schwankt, daß m. S. in nördlichen Klimaten häufiger ist als in südlichen und daß die Epidemiologie der Krankheit für eine in der äußeren Umwelt des m. S.-Kandidaten gelegene Quelle der Krankheit spricht.

Die klinische Erscheinungsweise der m. S. wird gerne als proteusartig bezeichnet. Gemeint ist damit die ungemeine Vielgestaltigkeit in Krankheitszeichen und Krankheitsverläufen beim Vergleich der individuellen Fälle untereinander. Diese Variabilität erschwert ungemein eine exakte statistische Erfassung von Erfolgen unserer Behandlungsverfahren. Vor allem sind es die spontanen Schwankungen in Stärke, Ausbreitung und Dauer der Krankheitszeichen, die zahlenmäßige Vergleiche unmöglich machen. Ich begnüge mich mit dem Urteil solcher erfahrener Neurologen wie RUSSEL BRAIN, BERINGER, MC. INTYRE. Der erstgenannte äußerte sich im Jahre 1936 dahin, daß wenig andere Krankheiten der ärztlichen Vorhersage größere Schwierigkeiten bereiten als m. S. In therapeutischer Hinsicht hebe ich aus der Arbeit von BERINGER hervor, daß diejenigen Kranken, die gleich beim ersten *klinischen* Schub mit Quecksilberschmierkur und Neosilbersalvarsan behandelt worden waren, einen „günstigeren Krankheitsverlauf“ zeigten, als die Fälle, die später in Behandlung kamen. Die Vorhersage der m. S. stellt ein außergewöhnlich individuelles Problem dar. Nicht ein Fall von m. S. gleicht genau dem anderen. Es gibt milde und rudimentäre Fälle, akute und chronische Formen, Fälle mit oder ohne Remissionen. Wer sich für die kaleidoskopische Symptomatologie interessiert, möge den klassischen Beitrag zum Formenreichtum der m. S. von HERMANN OPPENHEIM lesen. In Anbetracht dieser großen individuellen Verschiedenheit der Fälle bezweifeln wir den Wert massenstatistischer therapeutischer Zahlen und möchten der sorgfältigen Beobachtung von Einzelfällen den Vorzug geben. Wie schon oben gesagt, kann ein und derselbe Patient als Kontrolle eingesetzt werden. Dies ist vornehmlich der Fall, wenn der polysklerotische Patient zu *verschiedenen* Zeiten *verschiedenen* Behandlungsverfahren unterworfen worden war.

Die Bewertung eines Heilerfolges hängt von der Möglichkeit einer exakten Prognosenstellung ab. Nur wenn eine hinreichende Sicherheit der Voraussage in unbehandelten Fällen von m. S. vorliegt, kann der Erfolg einer neuen Behandlung sicher genug beurteilt werden. Die Prognose der m. S. im Einzelfall ist meistens unvorhersehbar außer in den schon lange währenden, weit fortgeschrittenen alten Fällen.

Der gegenwärtige Stand *unserer* Therapie der m. S. mag summarisch in den folgenden 12 Punkten dargestellt werden:

a) Unsere therapeutischen Bestrebungen in der Behandlung der m. S. beruhen auf der wohl begründeten Annahme des infektiösen Ursprungs dieser Krankheit.

b) Zur Bekämpfung der m. S. stehen eine große Reihe antiinfektiöser Heilmittel (antibiotische, chemotherapeutische Mittel), geschluckt oder eingespritzt, zur Verfügung.

c) Die *tierexperimentelle* Prüfung solcher Heilmittel gegen m. S. ist bis jetzt nicht möglich, da die m. S. auf das Tier nicht regelmäßig übertragen werden kann.

d) Die Prüfung eines Heilmittels durch die bakteriologische Kultur steht in Aussicht (ICHELSON), entweder durch die Scheibenmethode auf festem Nährboden oder durch die Serienverdünnungsmethode im flüssigen Medium.

e) Bis jetzt beruht die Auswahl antibiotischer und chemotherapeutischer Heilmittel lediglich auf ihrer Anwendung am erkrankten Polysklerotiker und damit auf unvollständiger und unschlüssiger Auswertung.

f) In der Erregerbesiedlung des Zentralnervensystems nimmt dieses eine Sonderstellung gegenüber anderen Organen und zirkulierenden Körperflüssigkeiten, wie Blut, Lymph- und Cerebrospinalflüssigkeit, ein. Auch zwischen den genannten Flüssigkeiten bestehen Unterschiede in bezug auf das Vorkommen der Erregerpersistenz und ihr Verbleiben im Gewebe. Das Hirnparenchym selbst und seine Gewebsflüssigkeit scheinen die hartnäckigsten Herbergen bei Spirochätosen darzustellen. In experimentell-therapeutischer Hinsicht ist auf die Sonderstellung der Gewebe und Körperflüssigkeiten kaum geachtet worden.

g) Jede *Infektionskrankheit* stellt einen Kampf zwischen zwei biologischen Einheiten oder Gruppen von Einheiten dar. Die natürliche Folge dieses Kampfes ist entweder ein Sieg der Kräfte des Erregers über die des Wirtes mit dem Ergebnis seiner Vernichtung oder umgekehrt die Überwältigung des Erregers durch den Wirt mit Ausgang in Heilung der Wirtskrankheit. In dieses Spiel der Kräfte suchen wir künstlich mit unseren Heilmaßnahmen einzugreifen. Diese einfach scheinende Sachlage wird bei Krankheiten mit chronischem und cyclischem Charakter wie der m. S. ungemein kompliziert. Möglichst umfassende Kenntnis der Biologie des Krankheitserregers, auch außerhalb des Wirtskörpers, ist äußerst wichtig. Mikrobiologie und Ökologie werden damit zu einem überragenden Wissenszweig der Infektionspathologie und -therapie. Die m. S. als Infektionskrankheit äußert sich in Entzündung. Es liegt deshalb nahe, entzündungshemmende oder auslöschende Heilmittel anzuwenden. Als solche kämen die *Corticosteroide* in Betracht. Ihre heilsame Wirkung bei m. S. ist jedoch zweifelhaft (MERRITT u. Mitarb.). Die Anwendung von *Chloroquin*, das zur Zeit in der Deutschen Bundesrepublik geprüft wird, geht von den günstigen Erfolgen der Malariatherapie aus. Die Zukunft wird lehren, ob wir auf einem therapeutisch aussichtsreichen Weg stehen.

h) Im erkrankten Polysklerotiker erschweren die eigentümlichen *Schübe* (Relapse) und Remissionen außerordentlich stark die Beurteilung therapeutischer Erfolge. Die spontanen Remissionen treten, besonders in den Frühstadien der m. S., nicht selten auf. Doch erlaubt uns die Remissionsneigung den Verlauf der Krankheit im Längsschnitt des Einzelfalles auf die Wirkung äußerer Einflüsse hin zu studieren. Verläufe *während* und *nach* einer Therapie können neurologisch kontrolliert und retrospektiv mit dem Verlauf *vor* Einsatz einer besonderen Behandlung (Aufzeichnungen in Krankenhäusern, Polikliniken etc.) verglichen werden. PAUL THYGESEN hat 1953 den interessanten Versuch gemacht, den Verlauf der m. S. in Fällen zu vergleichen, die einer blutgerinnungshemmenden Therapie unterzogen wurden (35 an der Zahl) mit anderen (25), die keiner „kausalen" Therapie zugeführt worden waren.

Er analysierte eine Gesamtzahl von 104 Attacken. Die Beobachtungszeit war kurz, sie betrug maximal nur 18 Monate. 30 Patienten hatten mehr als einen Schub, nur 8 von diesen Patienten boten ein mehr oder weniger gleichförmiges klinisches Bild. Es ist zu bedauern, daß von THYGESEN eine detaillierte retrospektive Analyse des früheren Verlaufs der Krankheit als außerhalb des Zwecks seiner Untersuchung betrachtet wurde. Eine Analyse von Schüben aus der Zeit *vor* Beginn der Beobachtung wurde von ihm unterlassen, obwohl in den angeschlossenen Krankengeschichten reichliche Gelegenheit geboten gewesen wäre. Monosymptomatische Frischfälle und schwerst fortgeschrittene Fälle wurden statistisch ausgeschlossen. In der Hälfte der Fälle mußte das Aufschießen *neuer* Herde mit gleichzeitigem Aufflackern alter angenommen werden. *Kein Patient mit mehr als zwei Schüben innerhalb eines Jahres konnte als frei von neuen pathologischen Läsionen betrachtet werden.* Die Anzahl der *durchschnittlichen* jährlichen Häufigkeit der Schübe betrug 1,15. Die Remission dauerte im Durchschnitt ungefähr 3 Monate. Mit vermehrter Häufigkeit der Schübe wurde die Zeitdauer der Remission verkürzt. Der Krankheitszustand verschlimmerte sich bei etwa der Hälfte der Kranken während der durchschnittlichen Beobachtungszeit von 18 Monaten. Der Rest blieb unverändert. Besserung fand sich *selten*. In nur 15% blieben Schübe aus. 3 oder mehr Schübe waren meistens erforderlich, um die funktionelle Leistungsfähigkeit der Kranken dauernd herabzusetzen. Von Interesse ist ein Vergleich der Patienten, die der gerinnungsherabsetzenden Behandlung (Dicumarol) unterworfen wurden mit einer unbehandelten Kontrollserie, die mehr nicht-progrediente, milde Fälle betraf. Dieser Unterschied in den Auswahlprinzipien macht den statistischen Vergleich schwieriger. Nach THYGESEN ist es mit der Dicumaroltherapie *unmöglich* den spontanen Verlauf der Krankheit und die Häufigkeit der Schübe günstig zu beeinflussen. Wenn auch das Material seiner Studie zu klein (105 Schübe in 60 Fällen, 35 behandelte und 25 unbehandelte Fälle) und die Beobachtungszeit zu kurz ist, so ist doch hier zum ersten Mal ein prinzipiell neuer und wichtiger Weg zur kritischen Beurteilung der Heilerfolge der m. S.-Behandlung beschritten. Das Prinzip des Studiums der Remissionen im Einzelfall vom frühesten Stadium der Krankheit an bis über einen möglichst langen Zeitraum hinweg, ist für die Beurteilung unserer Therapie äußerst wertvoll. Je länger die Beobachtungsdauer ist, desto leichter ist es, andere Behandlungsverfahren im einzelnen Fall einzuschalten und so Vergleiche am selben Individuum zu machen. Jedenfalls ist eine Identität der Vergleichsobjekte besser gewahrt als beim Vergleich verschiedener Fälle miteinander.

i) Die *ethische Frage*, ob es erlaubt ist, solche therapeutischen *Versuche* anzustellen, kann in Anbetracht der Gefahrlosigkeit der Verfahren unbedingt bejaht werden. Das völlig verlassene Dicumarolverfahren ist jedoch auszuschließen. Die häufige Kontrolle des Prothrombinspiegels, die Neigung zu Blutungen als Komplikation und die lange Dauer einer solchen *Behandlung* würden ihre Anwendung schwierig machen. Außerdem ist ja auch die ätiologische Grundlage des Dicumarolverfahrens unrichtig. In Anbetracht der Unheilbarkeit der m. S. sind aber *unschädliche* Behandlungsverfahren moralisch gerechtfertigt.

k) *Messung und Objektivierung des Behandlungserfolges*. Der Vorschlag von L. ALEXANDER (1951), den einzelnen Krankheitszeichen Zahlenwerte zuzuordnen, sie zusammenzurechnen und so zu einer besser vergleichbaren Beurteilung der jeweiligen neurologischen Situation zu kommen, ist sehr zu begrüßen. Auch der verschiedene Invaliditätsgrad kann hierdurch zum Ausdruck gebracht werden.

Die einzelnen Krankheitszeichen werden je nach ihrer Eigenart und Schwere mit einem Zahlenwert bedacht und ihre Gesamtsumme zwischen 0 und 500 bewertet. Wenn eine wesentliche Besserung zu verzeichnen war, kam dies im Gesamtzahlenwert zum Ausdruck. 3 hauptsächliche *kritische Schwellenwerte* bei 50, 120 und 260 wurden gewählt als Markierungen für Besserung oder Verschlechterung der klinischen Befunde. Eine mehr objektive Beurteilung einer therapeutischen oder spontanen klinischen Besserung oder Verschlimmerung ist hiermit gewährleistet. THYGESEN gibt Beispiele in zwei Fällen zum Beweis seiner Kritik der Methode von ALEXANDER. Er bemängelt, daß ALEXANDERS Methode uns ein trügerisches Sicherheitsgefühl gäbe und zu einer fälschlichen Annahme *exakter Messung* der Behinderung durch die Krankheit im ganzen zur Zeit der Untersuchung führe. Die Methode würde den tatsächlichen Verhältnissen des Krankheitsgeschehens besser angepaßt sein, wenn Funktionsschädigungen der Hirnnerven in der Berechnung überhaupt nicht einbezogen würden. Ich kann mich dieser Ansicht THYGESENS nicht anschließen, möchte aber bemerken, daß mir die Alexandersche Meßmethode an *einem* Hauptmangel zu leiden scheint. Es ist das Prinzip der *Addierung* der Zahlen. Zusammenzählen eines Krankheitszeichens A und eines anderen B gibt oft den Sachverhalt der tatsächlichen totalen Schädigung nicht richtig wieder. Zum Beispiel würde eine Stand- und Gehataxie (Zeichen A) durch eine gleichzeitige Sehstörung (Zeichen B) die Gesamtfunktion *mehr* stören, als bei einfacher additiver Zusammenrechnung zum Ausdruck kommt. Umgekehrt müssen ein positives Babinskisches oder Oppenheimsches Zeichen, der Verlust der Bauchdeckenreflexe, ja selbst ein vorhandener Nystagmus ohne Oscillopsie den Gesamtinvaliditätsgrad überhaupt nicht beeinflussen. Eine Korrektur der Einzelzahlen beim Vorliegen von Symptomkombinationen ist, je nach der Schwere des hierdurch entstandenen Invaliditätsgrades erforderlich.

Wir selbst haben für unsere Beurteilung von Heilerfolgen physikalische Meßmethoden (Dynamometer, Maßstäbe, Winkelmessungen, photoelektrische Aufzeichnung des Intentionstremors im Dunkelraum etc.) gebraucht. Wir gelangten so zu einem zahlenmäßigen Vergleich zu verschiedenen Zeiten des Einzelfalles vor, während und nach seiner therapeutischen Behandlung.

l) Bei vielen chronischen Infektionskrankheiten ist die *Frühdiagnose* der Krankheit von entscheidender therapeutischer Bedeutung. In frühen Stadien der m. S. sehen wir oft scheinbar *völlig* ausheilende klinisch mono- oder oligosymptomatische Krankheitsbilder, die diagnostisch leicht verkannt werden. Eine rationale antiinfektiöse Therapie wird besonderen Wert auf die *Frühbehandlung der m. S.* legen müssen. Die Frage, ob ein Polysklerotiker auch *nach* Abklingen eines ersten Schubes antiinfektiös behandelt oder weiterbehandelt werden soll, muß bejaht werden. Dauernde neurologische Kontrolle in längstens halbjährlichen Zwischenräumen versteht sich von selbst.

m) Bis auf weiteres steht bei der m. S. zur Prüfung des therapeutischen Effekts eines Heilmittels nur die Methode klinischer Beobachtung und Messung der Krankheitserscheinungen zur Verfügung. Zusätzliche *Laboratoriumsmethoden* stehen noch aus. Das Komplementbindungsverfahren (Sachs und Steiner, Frick, Römer, Schild, Schrader in Deutschland, Ichelson, Raskin, Roach und Rosenberg in Nordamerika) verspricht hier wertvoll zu werden. Andere immunologische Methoden werden zukünftig für die Auswertung unserer Heilbehandlung nutzbar gemacht werden können.

Wenn wir die in der Literatur niedergelegten Behandlungsvorschläge durchsehen, können wir uns dem Eindruck einer chaotischen Verwirrung nicht verschließen. Das war schon 1936 so, als R. Brickner möglichst alle veröffentlichten Behandlungsversuche der m. S. zusammenstellte und seine Kritik an den über 200 betragenden übte. Dies ist auch heute noch so. Ich möchte mich vor allem gegen ein vielfach gebrauchtes Vorgehen wenden: die Aufstellung einer ätiologischen Hypothese und die darauf unmittelbar aufgebaute therapeutische Anwendung. Ein paar Beispiele mögen genügen:

Die im Jahre 1931 erfolgte Entdeckung eines angeblichen mikrobischen Erregers der m. S. (Sphcrula insularis) führte zur Entwicklung einer „Vaccine“ und Behandlung von Polysklerotikern mit dieser „Vaccine“ (Purves-Stewart und Kathleen Chevassut).

Vor etwa einem Jahrzehnt machte ein bedeutender amerikanischer Neurologe den Vorschlag, die m. S. mit einem blutgerinnungshemmenden Stoff (Dicumarol) zu behandeln. Eine solche Behandlung gründete sich auf der irrtümlichen Annahme, daß einer der fundamentalen pathogenetischen Vorgänge bei der m. S. eine *Thrombose der Blutgefäße* im Hirn sei. Diese Behandlung ist allgemein aufgegeben. — Ein anderer prominenter amerikanischer Neurologe riet dazu, den Polysklerotikern des Nordens der Vereinigten Staaten, wenn möglich, eine Übersiedlung in den Süden zu empfehlen, da doch die Häufigkeit der m. S. im Süden viel geringer sei. — In der obengenannten Endemie unter Swayback-Forschern kamen diese selbst auf die Idee, eine Behandlung ihrer m. S. mit Kupfersalzen zu versuchen. Es hatte sich nämlich ergeben, daß die Swayback-Erkrankung der neugeborenen Lämmer durch Kupferdarreichung an die werdenden Mütter vermieden werden konnte. — Die Tatsache, daß in Norwegen die Bevölkerung der Küstenstriche einen geringeren Verteilungsgrad an m. S. aufweist als die meistens im landwirtschaftlichen Beruf tätige Inlandbevölkerung, veranlaßte einen kanadischen Neurologen, die Fettarmut der Nahrung für die geringere Häufigkeit der m. S. verantwortlich zu machen, und den m. S.-Opfern eine möglichst fettarme Ernährung anzuraten. Wohingegen schon vor vielen Jahren ein um die Erforschung der m. S. verdienter anderer amerikanischer Neurologe den m. S.-Opfern empfahl, möglichst viel Butter zu essen.

Die Auffassung der m. S. als chronisch-infektiöser Krankheit eröffnet hoffnungsvollere Ausblicke in die Zukunft. Ist doch im allgemeinen die Problematik der

Bekämpfung der Infektionskrankheiten des Menschen und der Tiere, auch der zentralnervösen Infektionen (Neurosyphilis, Meningitis, Poliomyelitis) mit Hilfe der sogenannten Antibiotica und Immunisierungsmaßnahmen viel günstiger geworden als sie früher war. Dabei ist allerdings zu bedenken, daß das Zentralnervensystem verglichen mit den anderen Organen unseres Körpers eine Sonderstellung in den Permeabilitätsverhältnissen zwischen Blutcapillaren, Liquor und Parenchym einnimmt. Dies gilt nicht nur für Mikroorganismen, sondern auch für therapeutische Stoffe. Unsere eigenen Behandlungsversuche auf der Basis der Anschauung der m. S. als einer chronisch-entzündlichen und infektiösen, aber nicht kontagiösen Erkrankung sind sehr ermutigend. Ich möchte aber keineswegs behaupten, daß unser Behandlungsverfahren nicht noch sehr verbesserungsfähig wäre. Ich betrachte es als einen *Anfang*. Deshalb habe ich auch von jeder Veröffentlichung dieser unserer seit über fünf Jahren systematisch angewandten Therapie abgesehen und sie *nur auf Drängen meiner wissenschaftlichen Freunde* in einem Vortrag vor der „Schweizer m. S.-Liga für die Erforschung und Bekämpfung der m. S." am 4. Juli 1958 *erstmalig bekanntgegeben*. In der Zwischenzeit sind in der Schweiz und in der Deutschen Bundesrepublik Behandlungsversuche mit unserer Therapie unternommen worden, deren Ergebnisse für einen Erfolg dieser Behandlung sprechen.

PARSON-SMITH macht mit Recht darauf aufmerksam, daß von neurologischer Seite eine optimistischere Haltung in der Behandlung der m. S. eingenommen werden solle. Es sei wesentlich, diesen Optimismus auf den Kranken zu übertragen. Hierzu möchte ich bemerken, daß Polysklerotiker häufig an und für sich zu einer euphorischen Gemütslage neigen und gierig in der ihnen zugänglichen Tagespresse nach neu angepriesenen Behandlungsverfahren Ausschau halten und diese angewendet wissen wollen. PARSON-SIMTH geht auch auf die Frage ein, ob dem Patienten die wahre Diagnose offenbart werden solle. Für die Behandlung einzelner Symptome werden Ratschläge gegeben. Als solche Einzelsymptome werden Schmerzen, starke Spastizität, Drehschwindel, Störungen der Harnentleerung, emotionelle und andere psychisch bedingte Zeichen, nicht aber die Ataxie und Intentionstremor erwähnt. *Physio*therapie wird als wertvoll bezeichnet. Im allgemeinen wird gesagt, daß in ihrer Wirkung lang anhaltende, gefäßerweiternde Mittel therapeutisch brauchbar zu sein scheinen.

Die *Therapie der m. S., wie wir sie anwandten und noch anwenden*, beruht auf *drei Prinzipien:*

Das *erste* ist das *anti-infektiöse Prinzip*. Wir haben eine Reihe von antibiotischen Mitteln geprüft. Die ideale Möglichkeit, die uns bisher nicht zur Verfügung stehen konnte, wäre eine antibiotische Behandlung auf der Basis einer Laboratoriumsuntersuchung des Erregers in seiner Empfindlichkeit (Sensitivität) gegen die einzelnen Antibiotica. Insbesondere wäre die cerebrale Persistenz des Erregers unter Darreichung der Antibiotica experimentell zu prüfen. Wir wissen ja, daß bei vielen Spirochäten-Krankheiten, z. B. bei Syphilis und auch bei den Borrelia-Spirochätosen, die Krankheitserreger im menschlichen Körper das akute Stadium der Krankheit geraume Zeit überdauern und als einzigem Organ im Gehirn und Rückenmark lebend zurückbleiben, bis sie auch hier dann schließlich absterben. Wir sprechen in einem solchen Fall von zentralnervöser Spirochäten-Persistenz. Wir würden so im Tierversuch eine experimentelle Handhabe für die Beurteilung der Wirksamkeit unserer Heilmittel in Richtung der Abtötung der zentralnervös persistenten Myelophthora-Spirochäten bekommen. Mit der vorauszusehenden Möglichkeit einer Routinekultur der Myelophthora könnte im Einzelfalle die antibiotische Empfindlichkeit oder aber Resistenz des Erregers geprüft und therapeutisch danach gehandelt werden. Infolge der bisherigen Unerreichbarkeit solcher rationaler Methoden waren wir auf eine rein empirische Prüfung der Antibiotica angewiesen. Wir haben Penicillin und die verschiedenen Tetracycline, Aureomycin, Streptomycin, Chloromycetin, das neueste Declomycin eingeschlossen, aber auch nicht eigentlich zu den Antibiotica gehörende Chemotherapeutica wie Paraaminosalicylsäure, Sulfonamide und Isonicotinsäurehydrazid (Rimifon) geprüft. Als bestes Mittel hat sich uns das Mysteclin-V (identisch mit Achrostatin) — der deutsche Name ist Steclin PM — bewährt. Dies ist ein Kombinationspräparat von Tetracyclin und Nystatin, welch letzteres gegen Pilzerkrankungen wirksam ist. Wir geben das Antibioticum mehrere Tage lang *vor* der Anwendung des zweiten Prinzips unserer Behandlung, beginnend mit zwei Kapseln, das erste- und zweitemal in 6-stündigem Abstand, dann eine Kapsel alle 6 Std, im ganzen 16—24 Tage lang, d. h. eine Gesamtdose von 66—98 Kapseln. Ein Nachteil ist der zur Zeit noch sehr hohe Preis dieser Präparate. Unangenehme oder bedrohliche Komplikationen haben wir *nie* erlebt. Eine gelegentliche Durchfallneigung kommt vor, im allgemeinen verlangt sie aber nicht die Aussetzung der Behandlung. Jedoch sollten keine Abführmittel gegeben werden. Bei der Obstipationsneigung vieler Polysklerotiker führt die Mysteclin-Behandlung oft zur Regulierung der Darmentleerung. Das *zweite Behandlungsprinzip* beruht vielleicht auf einer besseren Durchblutung der befallenen Organe. Der erste Befürworter dieser Behandlung, HORTON (Mayo-Klinik), konnte damit Erfolge in der Behandlung der m. S. erzielen. Er führte die intravenöse Infusionsbehandlung mit Histamin (1,75 Milligramm des Diphosphats gelöst in 250 cm^3 physiologischer Kochsalzlösung) in die Therapie der m. S. ein. Daß Histamin einen der stärksten Gefäß-, speziell Capillarerweiterer, darstellt, ist bekannt. Ob die Capillaren im zentralen Nervensystem ähnlich denen der Haut reagieren, ist aber noch nicht sichergestellt. Wenn sie es tun, ist anzunehmen, daß eine Capillargefäßerweiterung zum verstärkten Eindringen der im Blut kreisenden Antibiotica und auch der aller Wahrscheinlichkeit nach im Blut vorhandenen spirochätociden Antikörper in das zentralnervöse Parenchym hinein führt. Während der intravenösen Infusion ist eine individuell variierende, aber deutliche Rötung im Gesicht und anderen Körperstellen der Haut wahrnehmbar. Die Schnelligkeit der Tropfinfusion kann leicht reguliert werden. Sie sollte nicht zu schnell erfolgen und etwa in $1^1/_2$ bis 2 Stunden beendet sein. Sie wird in horizontaler Lage des Patienten gegeben. Fast regelmäßig ist während dieser Infusion ein leichter, klopfender *Kopfschmerz* zu verzeichnen. Er stellt *keine Gegenindikation* dar. Gegen die vermehrte Salzsäuresekretion des Magens durch das Histamin sollte stets unmittelbar vor Einleitung der Infusion Natriumbicarbonat gegeben werden. Wir haben den Versuch gemacht, Besserung in der Motorik unserer Patienten *vor* und *unmittelbar nach* der Histamin-Infusion zu messen und haben temporär bessere Funktionsleistungen, wie z. B. Zunahme der motorischen Kraft und Verringerung von Paresen, Abnahme der Ataxie, geringere Spastizität usw. feststellen können. Die Histamin-Infusionen sollten einmal täglich verabreicht werden. Aus praktischen Gründen setzten wir samstags und sonntags aus. Die Dauer der Histamindarreichung sollte nicht weniger als 4 und nicht mehr als 6 Wochen betragen. Sie kann auch ambulant in der Poliklinik durchgeführt werden. Wenn sich eine selbst geringe Besserung gezeigt hat, sollte die Kur nach einem halben Jahr wiederholt werden und dann in jährlichen Abständen. Neurologische Kontrolle in kürzeren Abständen ist dringend anzuraten. Das *dritte Behandlungsprinzip* ist das der individualisierenden aktiven und passiven Bewegungstherapie. Sie wird bei uns in

Detroit von einem ärztlichen Spezialisten in „Physiatrics“ angeordnet und von einem besonders geschulten Physiotherapeuten durchgeführt. Wichtig ist, daß diese physikalische Therapie immer *zeitlich unmittelbar im Anschluß an die Beendigung jeder Histamin-Infusion* erfolgt.

Unsere Erfolge mit dieser Dreifachtherapie, die wir „Triple Therapy“ oder kurz „T. T.“ nennen, waren und sind vielversprechend.

Wie schon gesagt, empfiehlt es sich bei der intravenösen Infusionstherapie einfache Meßmethoden der Muskelleistungen, der Ataxie, des Intentionstremors usw. anzuwenden. Dies kann mit einem Dynamometer für die Hände, mit einem vertikalen kalibrierten Stock als Maßstab für die Beugung des im Knie gestreckten Beines im Hüftgelenk am flach liegenden Patienten, mit photoelektrisch im Dunkelraum aufgenommenen Kurven des Intentionstremors und anderen leicht konstruierbaren Hilfsapparaten geschehen. Dabei stellt sich dann eine sofort nach der *ersten* Histaminverabreichung erkennbare Besserung der jeweiligen Leistung heraus. Diese ist als *Anzeige einer Dauerbesserung* zu betrachten. Man kann auch die zahlenmäßig festlegbare Besserung diagrammatisch aufzeichnen und damit die Beobachtung des Dauererfolges in objektiver Weise festlegen. Zuerst ist die Leistungsbesserung oft nur vorübergehend, d. h. 3—4 Std nach der Histamininfusion mag sie wieder verschwinden. Mit der Wiederholung der Infusionen bleibt aber die Leistungsbesserung dauernd bestehen. Die dem Patienten, seinen Angehörigen und dem Pflegepersonal ins Auge fallende Besserung der geschwächten Leistungen tritt oft in dramatischer Weise auf; sie stärkt die Zuversicht des Patienten. Diese unmittelbare Besserung nach der Histamininfusion kann keinesfalls mit einer Neubildung der Markhüllen der zentralen Nervenfasern erklärt werden. Dafür erfolgt sie zu unmittelbar. Es könnte aber eine bessere capilläre Durchblutung der nervösen Zentralorgane und vielleicht auch der Muskeln zustande gekommen sein.

Horton erwähnt die unmittelbare Wirkung des Histamins in seiner kurzen Mitteilung nicht, auch Jonez, der wohl die größte Erfahrung in der intravenösen Histaminbehandlung hatte, spricht nicht von ihr. Wohl aber hat sie R. Brickner erkannt. In seiner letzten Arbeit 1958 nennt er das Phänomen „Pharmakologische Reduktion von Abnormalitäten innerhalb von Minuten“ (PRA). Er bezeichnet Histamin als das hauptsächlichste Mittel, nennt aber auch Amylnitrit und Kohlenstoffdioxyd. Er definiert dieses Phänomen (PRA) als Reduzierung neuraler Defekte jeder Art innerhalb einer Stunde oder kürzer. Die Möglichkeit, das Phänomen hervorzurufen, hänge von der Länge der bisherigen Dauer der polysklerotischen Symptome ab. Franklin und Brickner konnten schon 1947 am Augenhintergrund Gefäßspasmen unmittelbar beobachten und diese spastischen Gefäßverengerungen durch gefäßerweiternde Mittel beeinflussen. Diese Befunde wurden durch Hirschmann, Bente und Schmid bestätigt. Die von Bente und Schneider empfohlene indirekte Röntgenbestrahlung des Grenzstranges des Sympathicus hat sich nicht durchzusetzen vermocht. Neuestens hat Watson 8 Polysklerotiker kaltem Wasser (21—26 2/3°) und kalter Luft (44/9° Fahrenheit) ausgesetzt entweder in einem gekühlten Raum oder in einer plastischen Hülle, Gebrauch eines Kühltuches, lokale Anwendung von Eis zur Haut und Verbringung einzelner Extremitäten in kaltes Wasser. Die drei ersten Methoden erwiesen sich als wirksam für die Herabsetzung der Körpertemperatur. Diese ist für die Besserung der Einzelsymptome verantwortlich. Die Besserung der Einzelsymptome ist nur vorübergehend und die Kühlprozeduren müssen wiederholt werden, da die Besserungen nur solange anhielten, als die Körpertemperatur erniedrigt blieb. Augenscheinlich hatte die Behandlung keinen *dauernden* Einfluß auf eine stationäre Besserung der Symptome. Die vorübergehenden Besserungen betrafen die Sehkraft, Augenmuskelbewegungen und am Bewegungsapparat der Extremitäten, Schluck- und Sprachstörungen wie Spastizität in den Beinen. Dagegen wurden deutliche Änderungen an den plantaren Reflexen nicht beobachtet.

Wir haben mit unserer Dreifachbehandlung in etwas über 70% der behandelten Fälle objektiv beweisbare *Dauerbesserungen* gesehen. Von dieser Behandlung wurden aber die fortgeschrittenen Fälle ausgeschlossen. Wie lange „Dauerremissionen" anhalten mögen, wissen wir nicht; dafür ist die Beobachtungsdauer zu kurz.

Die Frage, ob die verhältnismäßig kostspielige und lange intravenöse Histamin-Infusionsbehandlung nicht durch eine *einfachere orale* oder *hautiontophoretische Behandlung* ersetzt werden könnte, haben wir geprüft. Uns erscheint aber die Infusionsbehandlung in ihrer Stärke verglichen mit anderen Methoden diesen überlegen. Wir haben z. B. die Kombination oraler Darreichung von Nicotinsäure und Antibiotica versucht, sind aber wieder davon abgekommen.

In der vorantibiotischen Zeit der Syphilisbehandlung spielte die sogenannte *Liquorsanierung* eine Rolle, d. h. die Sterilisierung der Cerebrospinalflüssigkeit mit in sie eingespritztem Salvarsan. Vor solchen Einspritzungen in den Liquorraum der Polysklerotiker ist zu warnen. Sehen wir doch oft eine ungünstige Wirkung einfacher Lumbalpunktionen bei Polysklerotikern. Schwerwiegender ist die Tatsache, daß Teilungsfiguren der Spirochaeta myelophthora im *zentralnervösen Parenchym, in intracerebralen* und in *intraspinalen Blutgefäßwänden* beobachtet worden sind. Die so gelagerten Spirochäten sind wohl besser mit dem zirkulierenden Blut als mit der Cerebrospinalflüssigkeit zu erreichen.

Sorgfältige Auswahl der für die „T. T."-Behandlung geeigneten Fälle ist nötig. Für eine *erfolgreiche* Behandlung ist die *Frühdiagnose* der m. S. von *äußerster Wichtigkeit.* Wir sind heute in unserer Frühdiagnose viel besser daran, weil wir mehr über die Frühstadien der m. S. wissen. Lhermittes Zeichen, anscheinend ausgeheilte Neuritis retrobulbaris, Parästhesien in Händen und Fingern mit leicht pathologischem Reflexbefund, z. B. Hoffmans Zeichen, und Liquorveränderungen mit erhöhtem Gamma-Globulingehalt oder einer paretischen Goldsolkurve ohne positive Wassermannsche Reaktion machen die Diagnose einer m. S. sehr verdächtig. Solche Fälle erfordern sofortige Behandlung, die sehr *viel Erfolg* verspricht. Die Zeit einer spezifischen Komplementbindungsreaktion oder einer spezifischen positiven Hautempfindlichkeitsprobe gegen Myelophthora-Antigene und einer Kontrolle unserer Therapie mit diesen Proben wird nicht mehr allzu lange auf sich warten lassen. Mit solchen Reaktionen wird dann auch unsere Laboratoriumsdiagnose der m. S. wesentlich verfeinert sein. Weit fortgeschrittene, jahrelang progressive Fälle mit schweren Lähmungen, Blasen- und Mastdarmstörungen, Decubitus und fortgeschrittenem psychischem Verfall, eine große und lange bestehende Vielfältigkeit der Entmarkungsherde anzeigend, sollten nicht dieser Behandlung unterzogen werden. Wir haben aber auch in solchen Fällen noch symptomatische Besserungen, z. B. der Sprache, des Schluckens und Wiedererscheinens freilich geringfügiger Bewegungsfunktionen gesehen.

Am besten geeignet sind Fälle, die mit ausgesprochener Remissionsneigung einhergehen. Man könnte hiergegen einwenden, daß in solchen Fällen die Remissionen in zeitlicher Folge nach der Dreifachtherapie nur ein *zeitliches* Zusammenfallen einer

*Spontan*remission mit der Behandlungsperiode bedeuten könnten und nicht eine *ursächliche* Folge. Dem steht entgegen die Häufigkeit einer solchen Koinzidenz unserer Behandlung mit der Remission. Vor allem aber verfügen wir über eine größere Anzahl von Fällen, die nach monatelanger erfolgloser Behandlung in anderen Krankenanstalten mit dem Einsetzen der Dreifachbehandlung sich wesentlich besserten. Wir haben auch den Eindruck, daß mit unserer Therapie der Rückgang der Krankheitszeichen rascher vor sich geht und unter weitergehender Besserung erfolgt als in der Spontanremission. Eine statistisch exakte Erfassung der Differenz zwischen Besserungen in Spontanremissionen und den therapeutischen Remissionen ist aber außerordentlich schwierig. Es scheint, daß die Nachhaltigkeit in der Dauer der Befreiung von Krankheitszeichen länger ist in der therapeutischen als in der spontanen Remission. Warum sollten wir das Experiment der Natur, das die Spontanremission darstellt, nicht nachzuahmen in der Lage sein? Es wäre noch vieles über die Behandlung der m. S. zu sagen, z. B. über die Behandlung der einzelnen Symptome, über die Frage, welches die hartnäckigsten, der Behandlung am schwersten zugänglichen Symptome und welches die am leichtesten beeinflußbaren Zeichen der Krankheit sind; über das Problem, wie der Rückgang der Symptome in der Remission anatomisch zu erklären ist; warum die zur Remission neigenden Fälle die besten Behandlungsaussichten haben usw.

Auch ein ganz anders gezieltes Behandlungsprinzip bedarf der Erwähnung: die Möglichkeit eines medikamentösen Markscheidenwiederaufbaus. Von diesem Gedanken ausgehend hat Bodechtel die Behandlung mit B 638 vorgeschlagen, die unreifen Säugetierhirnstoff verwendet. In diesem könnten die Wachstumshormone vermehrt vorhanden sein. Unser Wissen um die Wachstumsbiochemie der sich bildenden Markscheide ist aber viel zu gering, um gegenwärtig einen therapeutischen Erfolg mit einem solchen Stoff zu versprechen. Die Fütterungsversuche der kanadischen Forscher Noble, Carroll und Douglas (1957) mit aus Cerebrosiden gewonnenen Fettsäuren in Fällen von m. S. erscheinen mir wenig aussichtsreich.

Wer an der erfolgreichen Bekämpfung der progressiven Paralyse mit einer künstlich beigebrachten *Infektion* teilgenommen hat, konnte die Stadien der Rückbildung des Krankheitsprozesses klinisch, pathologisch-anatomisch und immunologisch studieren. Ich war damals erstaunt zu sehen, wie selbst schwere scheinbar dauernde und nicht rückbildungsfähige Defekte im Sinne einer Demenz ausgeglichen werden konnten. Die Paralysebehandlung mit künstlichen Infektionen, wie Malaria oder Rückfallfieber ist heute verlassen, da wir ebenso oder besser wirksame antibiotische Mittel haben. Für die m. S.-Therapie lehrt uns diese Erfahrung zweierlei: die Vergänglichkeit therapeutischer Methoden und die klinische Restitution selbst schwerer organischer Defekte.

Die medizinische Heilbehandlung der m. S. ist trotz aller Fortschritte immer noch Stückwerk. Sie bedarf in den meisten Fällen der Ergänzung durch die soziale Betreuung. Hier ist Mustergültiges geleistet worden. Ich erwähne besonders die Deutsche m. S.-Gesellschaft, deren Ziele und Erfolge in einer 1956 gedruckten Denkschrift „Soziale Hilfe bei m. S.“ deutlich zum Ausdruck kommen. Auch manche lokale Organisationen der nordamerikanischen m. S.-Gesellschaft, sog. Chapters, haben viel Gutes zur Besserung der sozialen Nöte der m. S.-Opfer beigetragen. Es kann hier nicht meine Aufgabe sein, auf Einzelheiten der sozialen Betreuung einzugehen. Die medizinische Forschung stellt künftige Heilung oder wenigstens Verhinderung der

Verschlimmerung des Leidens in Aussicht. Mit Nachdruck muß aber nochmals betont werden, daß die Erfassung der Krankheit in den *frühesten Stadien* ihrer Erscheinung, gerade therapeutisch, von äußerster Wichtigkeit ist. Eine Aufklärung in diesem Punkt muß durch wohlgezielte publizistische Maßnahmen mit ärztlicher Beihilfe erfolgen. Hier steht den Laienorganisationen eine erfolgversprechende Aufgabe bevor.

C. Vorbeugung

Mit der Anerkennung der infektiösen Entstehung der m. S. tritt die Frage ihrer *Vorbeugung* in das Blickfeld der Forschung. Da aber so gut wie nichts über die kausalen Umweltbedingungen der Polysklerotiker und im besonderen über die lokalen Infektionsquellen, über die Art des menschlichen Kontaktes mit dem Erreger oder seiner Eintrittspforten in den menschlichen Körper bekannt ist, hat es keinen Sinn weiter hierauf einzugehen. Erwähnen möchte ich nur die künftige Notwendigkeit des Studiums der Häufigkeitsverschiedenheiten des Vorkommens der Krankheitserreger in der Außenwelt. Mit Schwankungen dieser Häufigkeit könnte die stärkere oder schwächere Anfälligkeit einer Bevölkerung erklärt werden. In der Infektionspathologie der *Pflanzen* sprechen wir von einem Inoculationsgefälle („inoculum potential", Horsfall und Dimond) und verstehen darunter die Verschiedenheit der Anzahl der infektionsvermittelnden Einzelexemplare des Krankheitserregers in der Umgebung des Wirtes *vor* seiner Infektion. Bei der m. S. könnten die jetzt schon festgestellten Häufigkeitsunterschiede in der Anfälligkeit der Bevölkerung mit einem variierenden Kontaktpotential hinreichend erklärt werden. Für jede *Vorbeugung* der m. S. ist aber die Erforschung des Kontaktpotentials von größter Bedeutung. Ich weise auf einen weiteren Punkt hin: Auf Seite 105 ist auf eine eventuelle Analogie mit anderen Infektionen und ihren schmalen, streng umschriebenen Infektionsquellen aufmerksam gemacht worden. In Zukunft wird die ökologische Forschung der m. S. sehr auf diese Möglichkeit zu achten haben. Von ihrer Aufklärung werden praktische Maßnahmen der Vorbeugung der m. S. abhängen.

XII. Zusammenfassung und Ausblick

Außer hier beabsichtigten summarischen Darlegungen verfolgt diese Zusammenfassung einen besonderen Zweck. Es ist der, das Problemgebiet der m. S. vom Standpunkt der einzelnen medizinischen und biologischen Fachwissenschaften aus zu beleuchten und auf die Verkettung dieser Teilgebiete im Gesamtrahmen der m. S.-Forschung hinzuweisen. Von besonderer Wichtigkeit sind vier Fächer: die Pathologie mit ihrer pathogenetischen Verzweigung, die Bakteriologie, insbesondere Spirochätologie, die Immunologie und die geomedizinische (ökologisch-epidemiologisch-statistische) Erforschung des Tatsachenstoffes.

Im Problemgebiet der *Pathologie* und *Pathogenese* sind *vier Hauptpunkte zu betonen: Erstens* der Wechsel in der Aktivität des pathologischen Krankheitsprozesses mit seinen Remissionen und Relapsen als Zeichen eines Erscheinens und Verschwindens der Noxe. *Zweitens* der Charakter der m. S. als einer *initialen Oberflächenerkrankung* des

Zentralnervensystems. Im *ersten* Punkt sehen wir einen Hinweis auf eine im befallenen menschlichen Körper sich dauernd erneuernde, in ihrer Aktivität schwankende, unterbrochene und wiederaufgenommene Schädlichkeit mit *Eigenwachstum*. Die nächstliegende Erklärung hierfür ist ein *lebender Krankheitskeim*. Der *zweite* Hauptpunkt, die *anfängliche* Oberflächennatur der Krankheit, weist auf die Verbreitung des Krankheitsprozesses von der äußeren und inneren *Oberfläche* des Zentralnervensystems aus hin und damit auf die Cerebrospinalflüssigkeit als *eines* der Beförderungsmittel der Schädlichkeit. An den äußeren und inneren Oberflächen des Zentralnervensystems werden die Erreger durch ihre Eigenbeweglichkeit und Penetrationskraft in die angrenzenden zentralnervösen Oberflächen des Rückenmarks und Gehirns vom Liquor aus hineingebracht. Damit ist der Oberflächencharakter der m. S. in ihren anfänglichen Stadien erklärt. In der Folgezeit erfolgt eine Wanderung der Erreger entlang der Blutgefäß*wand* und ins nervöse Parenchym hinein. Es scheint, daß die genetische Fortpflanzung in Form der Teilung und Vermehrung der Erreger im Liquor, in der Blutgefäß*wand* und im Parenchym, jedoch nicht im Blutgefäßlumen eine Rolle spielt. Der *dritte* Hauptpunkt im pathologischen Geschehen ist die histologische und mikrobiologische *Heterophasie*, d. h. die ungleiche Erscheinungsweise der histologischen Schäden und der Erreger in Form von gut erhaltenen, desintegrierenden Keimen, Erregertrümmern, Teilungsfiguren und Agglomerationen in *einem* und *demselben* Krankheitsfall. Der *vierte* pathogenetische Hauptpunkt ist die *entzündliche* Natur der m. S. und ihre einzigartige anatomisch-histologische Sonderstellung als Krankheitseinheit. Der *herdförmige Entmarkungsvorgang* als solcher ist nur *ein* Zeichen des pathologischen Geschehens.

Die *vergleichende Pathologie* trägt Wesentliches zur Unterscheidung der m. S. von anderen Entmarkungsprozessen bei (Abschnitt IV).

Im Zentrum der Problematik der m. S. steht die *Ätiologie*. Wir befinden uns hier an einem *Wendepunkt*. Ich glaube in den vorhergehenden Abschnitten, insbesondere in den Kapiteln VI, VII und VIII gezeigt zu haben, daß die *Spirochaeta myelophthora eine entscheidende Rolle in der Verursachung der m. S. spielt*. Ob auch ein anderer, nämlich viraler Keim mitwirkt, ist noch nicht ausgeschlossen. Es ist aber bisher bei anderen wohlbekannten Spirochätenkrankheiten mit vorwiegender Beteiligung des Zentralnervensystems *kein* Fall einer Kombination eines Virus mit einer Spirochäte als Krankheit-verursachend beschrieben worden. Auch bei der m. S. spricht vieles *gegen* eine solche Kombination.

Die Widerstände gegen die neue Ursachenlehre bewegen sich in *zwei* Richtungen. Die *erste* Kritik ist gegen die Spirochaeta myelophthora als Krankheitserreger der m. S. gerichtet. Der *zweite* Angriff geht gegen den von mir empfohlenen Behandlungsversuch.

Die Kritik und Selbstkritik gegen die von mir und anderen gefundenen spezifischen Spirochäten als Krankheitserreger der m. S. ist im Abschnitt VII (Kritischer Teil B. S. 48) behandelt worden. Sie hat aber auch ihren Ausdruck in der *Tagespresse* (Bericht über die Sitzung des ärztlichen Beirats der schweizerischen m. S.-Gesellschaft am 30. Januar 1960 und Artikel der Professoren v. ALBERTINI und GEORGI in der Neuen Züricher Zeitung vom 6. Juni 1960) gefunden. Meiner Meinung nach gehören ursächliche Streitfragen der Medizin *nicht* in die Tagespresse. Diese sollte kein Sprachrohr für noch im Fluß befindliche medizinisch-wissenschaftliche Probleme sein. Ich habe mich aber in Anbetracht dieser Zeitungsartikel zu einer Entgegnung in der Tagespresse entschließen müssen, weil die Unterlassung einer solchen Veröffentlichung wie eine Kapitulation ausgesehen hätte. Ein weiterer Grund ist der, daß offenbare sachliche Irrtümer, z. B. in der Annahme einer Wiederummarkung zerstörter Markscheiden und des Mechanismus der Remissionen, eine Richtigstellung erforderten.

Die unter den *Neurologen* weit verbreitete Voreingenommenheit gegen die infektiöse Verursachung der m. S. steht der diesbezüglichen Forschung sehr hinderlich im Wege.

Eine *Revision* der *klinischen* und *pathogenetischen* Fragestellungen der m. S. vom Gesichtswinkel der infektiösen, d. h. spirochätalen Verursachung ist dringend geboten. Das Phänomen der Remissionen und Relapse, die rationale Behandlung mit antibiotischen Mitteln und andere bisher vernachlässigte Erscheinungsweisen der m. S. (Abschnitt IX) verdienen eine neue Bearbeitung. Nicht zuletzt sollte hier die *geomedizinische Erforschung der m. S.* vom infektionsätiologischen Standpunkt aus *erneut* und in intensiverer ökologisch-epidemiologischer Detailarbeit (Abschnitt X), als es mir selbst möglich war, aufgenommen werden. M. S. ist *keine kontagiöse*, d. h. von Mensch zu Mensch unmittelbar übertragbare Krankheit. Die Ansteckung mit dem Keim der m. S. erfolgt von einer gemeinsamen *außermenschlichen*, *umweltlichen* Quelle aus. Diese Quelle ist uns noch völlig unbekannt. Es sind aber jezt schon genügend Einzelbeispiele bekannt geworden, die uns eine *Vermutung der Quelle in Grund und Boden* gestatten. *Eine* Tatsache erscheint sicher begründet: der Unterschied in der Erkrankungshäufigkeit zwischen *Nord* und *Süd*. Wo die m. S. häufiger auftritt, scheinen sich auch die familiären Fälle (Eltern und filiale Generation oder Geschwister) zu mehren. Die Erkrankungshäufigkeit nichtblutsverwandter Verschwägerter ist weit häufiger als statistischen Regeln gleichmäßiger Verteilung entspräche. Ich betrachte dies als einen weiteren Hinweis auf die ursächliche Verknüpfung der m. S. mit der äußeren Umwelt. Andere Gruppenerkrankungen verdienen unsere Beachtung. Ob im Schullehrerberuf eine höhere Erkrankungshäufigkeit besteht als dem Durchschnitt entspräche, bedarf noch weiterer Erforschung. Jedenfalls ist in allen diesen geomedizinischen Fragen intensive ökologisch-epidemiologische Zusammenarbeit erforderlich. Ob Insekten als Zwischenträger, kleine Säugetiere als Zwischenwirte oder unbelebtes Material als Überträger eine Rolle spielen, ist noch unerforscht und bedarf künftig der Mitarbeit einer Reihe der verschiedensten biologischen Wissenschaften. Als mögliche Zwischenträger und Glieder in der Kette des Infektionsgeschehens von der Umwelt aus könnten auch die uns liebgewordenen tierischen Begleiter des Menschen in Betracht kommen. In meinem Beobachtungsstoff sind mir mehrere Fälle bekannt geworden, in denen innige Kontakte zwischen Mensch und Hunden oder Katzen, z. B. im Bett, vor Ausbruch der m. S. eine Rolle spielten. Ich habe solche Beispiele 1950 in der Zeitschrift „Der Nervenarzt“ (Festschrift für Hans Gruhle) berichtet. Bei der Unklarheit der ökologischen Sachlage müssen wir an alle Möglichkeiten denken.

Die Ansicht, daß die Spirochaeta myelophthora nicht nur im oder am lebenden Haustierkörper, sondern auch in wildlebenden jagdbaren Tieren vorkommt, muß im Auge behalten werden. Es ist ferner nicht unmöglich, daß der Erreger zu gewissen Zeiten eine *saprophytäre* Existenz außerhalb von jedem Wirtskörper führt. Wenn wir bedenken, daß der Erreger im menschlichen Zentralnervensystem in eine unentrinnbare Sackgasse geraten ist, muß im Interesse der Erhaltung seiner Art eine außermenschliche Existenz und Vermehrungsmöglichkeit vermutet werden. *Wo* die Erreger außerhalb des menschlichen und tierischen Körpers verbleiben und wo sie sich vermehren, ist unbekannt. Daß sie es tun, darf als wahrscheinlich angesehen werden. Die Frage, ob es im Lebensgang des Erregers nur eine parasitische oder auch eine saprophytäre Phase gibt oder ob ein zeitweilig saprophytäres, zeitweilig parasitäres Verhalten vorkommt, kann nur aufgeworfen, aber nicht beantwortet werden. Die verschlungene Verknüpfung der Lebensgeschehnisse des Erregers in der Außenwelt bis zu seinem Eintritt in den Menschen ist bei vielen anderen Infektionskrankheiten, trotz besserer Bekanntschaft mit Form und Leistung des Erregers im Menschen selbst, noch reichlich unerforscht.

Spirochäten als Krankheitserreger sind in ihrer Biologie noch ungenügend erforscht (Abschnitt V, 3 und VI). Sie entziehen sich leicht dem Nachweis. Hier liegt vor den Spirochätologen, so gering ihre Anzahl etwa im Vergleich zu der der Virologen ist, noch ein großes unbearbeitetes Forschungsgebiet. Menschliche und tierische Pathologie würden großen Nutzen aus dem Gewinn neuer Tatsachen auf diesem Gebiet ziehen.

Die Besprechung der infektiösen Ursache der m. S. hat es nötig gemacht, auf bisher vernachlässigte Gebiete der klinischen und pathologischen Erforschung der m. S. hinzuweisen. Im Abschnitt IX sind die *retrobulbäre Neuritis* als fragliche rudimentäre Form der m. S., die *retinale Periphlebitis* als Neuling in der Symptomatologie der m. S., die *Unversehrtheit* des *peripheren* Nervensystems, die *Abwesenheit* der m. S. *im frühen Kindesalter* als solche noch rätselhafte Erscheinungen erwähnt. Keines dieser Phänomene ist jedoch mit einer infektiösen Verursachung *unvereinbar*, im Gegenteil: manches deutet auch hier auf diese Ätiologie hin.

Die *immunologischen* Verhältnisse der m. S. sind lange Zeit vernachlässigt worden. Es wäre äußerst verwunderlich, wenn bei der chronischen Infektionskrankheit der m. S. immunologische Abwehr- und Begleiterscheinungen der Infektion vermißt würden. SACHS und ich haben schon 1934 auf der Grundlage eines großen Untersuchungsmaterials eine spezifische Komplementbindungsreaktion entwickelt und studiert. Diese Arbeit war bis 1951 völlig in Vergessenheit geraten. Hervorhebenswert scheint mir zu sein, daß in unserer Arbeit auch *positive* Cerebrospinalflüssigkeiten bei der m. S. gefunden worden waren, gelegentlich sogar mit *negativer* Reaktion *des Blutserums* des gleichen Polysklerotikers. Dem Zug der Zeit folgend wurde aber diese positive Komplementbindung auf einen auto- oder isoallergischen Antikörper zurückgeführt und eine infektiöse Beziehung abgelehnt. Die neuesten Ergebnisse mit Kulturantigen aus Myelophthora-Spirochäten werden auch hier zu einer Änderung dieser Ablehnung der infektiösen Grundlage der Reaktion führen. Auch die Abschwächung bis zum Verschwinden der positiven Reaktion in der Remission der Polysklerotiker war von SACHS und mir schon beobachtet worden.

Das künftige Hauptproblem der m. S. dürfte die Entwicklung einer rationalen, d. h. ätiotropen Therapie sein. Im Abschnitt XI ist der Versuch einer solchen Therapie beschrieben worden. Wir stehen hier noch ganz am Anfang. Es ist auch nicht von der Hand zu weisen, daß *andere* als antibiotische Behandlungsversuche bedeutungsvoll sein könnten. Ich denke hierbei vor allem an *zwei* prinzipiell verschiedene Vorgehen. *Eines* wäre die Erzeugung von in langen Passagen kulturell fortgezüchteten Myelophthora-Generationen, bis unter gegebenenfalls *erhaltener Antikörpererzeugung* die *Pathogenität* der Erreger *abgeschwächt* würde. So könnte dann eine klinische Manifestation der m. S. verhütet und trotzdem ein genügend vorbeugender Schutz gegen die Krankheit erreicht werden. Ob die bereits manifeste Krankheit mit einer Vaccine-Behandlung erfolgreich bekämpft werden kann, wäre des Versuches wert. Ich sehe aber hierin keine großen Vorteile, da die Überschwemmung des Wirtsorganismus mit Antikörpern in der Manifestationsperiode der Krankheit ja in vollem Gange ist und die künstliche Zuführung von mehr Antigenen unnötig erscheint.

Daß unsere hochentwickelte pharmazeutische Industrie eine Unmenge von antibiotischen Mitteln erprobt, ist bekannt. Die Möglichkeit einer bakteriologischen Kultur der Spirochaeta myelophthora wird in Zukunft eine auf besseren Tatsachen aufgebaute Untersuchung des Sensitivitätsgrades der Myelophthoraspirochäten für die Antibiotica gestatten. Wenn bei dieser Prüfung die *encephalitogenen Krankheitserreger* und die *Probleme ihrer Persistenz* im Zentralnervensystem der befallenen Wirtstiere *über die klinische Manifestationsperiode* hinaus vernachlässigt worden sind, so sollte in Zukunft mehr Eifer diesen Problemen zugewandt werden. Dabei ist zu betonen, daß die Einbeziehung der Cerebrospinalflüssigkeit allein *ohne* das zentrale Parenchym experimentell nicht genügt. Die physiologische Bedeutung des Liquors und seines Zirkulationssystems ist nicht hinreichend erforscht, die Diffusionsverhältnisse zwischen Liquorsäcken und nervösem Parenchym sind noch sehr unklar, die Beziehungen zwischen dem Liquor im subarachnoidealen Raum und den Virchow-Robinschen Räumen der intracerebralen und intraspinalen Blutgefäßwände noch nicht endgültig geklärt. Es ist jedoch berechtigt, die Cerebrospinalflüssigkeit als ein dem nervösen Parenchym *vorgeschaltetes* Medium zu betrachten. Die uns hier besonders interessierenden Erforschungen des Arzneimittelgehalts einerseits des Liquors, andererseits des nervösen Parenchyms müssen getrennt ausgeführt und mit der des Blutserums verglichen werden. Ohne ein solches vergleichendes Studium werden unsere Ergebnisse der Wirkung der einzelnen Antibiotica gegen die encephalitogenen Erreger, wozu ich auch das Treponema pallidum, manche Leptospiren und die Spirochaeta myelophthora rechne, Stückwerk bleiben.

Ein *zweites* von dem antibiotischen völlig verschiedenes Prinzip ist mit der Inangriffnahme einer therapeutischen *Wiederummarkung* der von der Markscheide mehr oder weniger völlig entblößten Achsenzylinder gegeben. Dies ist jedoch noch reine Zukunftsmusik! Es steht aber zu erwarten, daß der bisherige große Fortschritt in der Biochemie des Zentralnervensystems auch in dieser Frage uns mehr Kenntnisse liefert, als wir heute besitzen. Hiermit tritt das Problem der Remyelinisierung nackt gewordener Achsenzylinder in den Möglichkeitsbereich künftiger Forschung.

Alles Menschliche ist *vergänglich*. So ist es auch mit der menschlichen Wissenschaft. Man vergleiche nur die wissenschaftlichen *Vorstellungen*, die CRUVEILHIER vor ungefähr 130 Jahren über die Ursache der m. S. hatte, mit den heutigen. Was nicht vergänglich ist, ist der *Wahrheitswert* der einzelnen wissenschaftlichen Tatsachen, die menschliches Einzeldasein und das der Generationen überleben. Hierin liegt eine Bejahung des Dauerfortschrittes menschlicher Kultur und Zivilisation, wenn dieser Fortschritt auch zeitweise durch politische Barbareien unterbrochen worden ist.

Mit dem in all den vorhergehenden Ausführungen dargestellten Einblick in die beginnende Lüftung des Schleiers, der die Ursache der m. S. noch etwas verhüllt, und mit der Erwähnung der bereits existierenden therapeutischen Möglichkeiten eröffnet sich ein hoffnungsvollerer Ausblick in die Zukunft. Im Jahre 1907 hat der um die Neurologie so hoch verdiente Baseler Kliniker ROBERT BING seine akademische Antrittsvorlesung über die m. S. gehalten. 25 Jahre später hat er in einem Schriftchen

„Die multiple Sklerose einst und jetzt" diese als eine „rätselhafte Sphinx" bezeichnet. Heute, mehr als 25 Jahre später, können wir voller Zuversicht sagen, daß es nicht mehr lange dauern wird, bis Licht in das Dunkel der Ursache dieser Krankheit und Ordnung in das Chaos ihrer Behandlung kommen.

Die überragende Macht der Tatsachen wird die der Spirochätenätiologie feindliche, traditionsgebundene Meinung brechen. Meine schon 1936 geäußerte Ansicht, daß eine künftige Forschergeneration den Tatsachen zum Siege verhelfen würde, scheint sich früher zu verwirklichen, als ich es damals erwartet hatte.

Schrifttum

Das Schrifttum der m. S. ist unübersehbar. Bereits in der Monographie von Eduard Müller „Die multiple Sklerose des Gehirns und Rückenmarks", Jena: Gustav Fischer 1904, sind 1148 Einzelnummern verzeichnet. Eine vollständige Bibliographie der m. S. zu geben, ist unmöglich. Ich habe mich bemüht, hauptsächlich die neuen und neuesten Arbeiten hier anzuführen, soweit sie für die Belange meiner Monographie wichtig waren. Von Autoren, die mehrere Arbeiten zu verschiedenen Zeiten veröffentlicht haben, ist meistens nur die neueste Arbeit hier im Schrifttum berücksichtigt worden.

Ferner möchte ich hier auf die von der „Association for Research in Nervous and Mental Diseases" in den Jahren 1921 und 1948 veranstalteten Symposia über multiple Sklerose hinweisen. In Band II (1922) und Band XXVIII (1950) finden sich am Schluß ebenfalls ausführliche Literaturangaben.

Die „National m. S. Society" in New York gibt in Gemeinschaft mit der „Excerpta Medica Foundation" einen jährlichen Band von „Multiple Sclerosis Abstracts" heraus, der die laufende medizinische Literatur der Welt bezüglich m. S. und ihr verwandter Krankheiten betrifft. In diesen Bänden sind kurze Referate einschlägiger Arbeiten verzeichnet, ohne daß aber eine Vollständigkeit des Literaturnachweises zu erzielen gewesen wäre.

Abb, L., und G. Schaltenbrand: Statistische Untersuchungen zum Problem der m. S. III. Mitteilung. Aetiologische Faktoren. Dtsch. Z. Nervenheilk. **174**, 219 (1956).

Ackermann, A.: Die m. S. in der Schweiz. Enquête von 1918—22. Schweiz. med. Wschr. **61**, 1245 (1931).

Acheson, E. D., and C. A. Bachrach: The distribution of m. s. in U. S. veterans by birthplace. Amer. J. Hyg. **72**, 1, 88 (1960).

Adams, R. D., and C. S. Kubik: Morbid Anatomy of the Demyelinative Diseases. Am. J. Med. **12**, 510 (1952).

Ahrengott, V.: Examinations for myelitic auto-antibodies in patients with m. S.. Acta psychiat. scand. **32**, 192 (1957).

Ahrens, C. B. F. W.: Neues Material für die Spirochätenätiologie der m. S. Dtsch. Gesundheitswesen **13**, 385 (1958).

— und K. Muschner: Zum gegenwärtigen Stand der Spirochätenätiologie der multiplen Sklerose. — Ein Borreliabefund bei einem m. S.-Fall. Zbl. Bakt., I. Abt. Orig. **173**, 462 (1958).

Ahringsmann, Herwig: Ist die m. S. eine Sonderform der Tuberkulose des Zentralnervensystems? Med. Welt **19**, 1044 (1960).

Ajello, L.: Soil as natural reservoir for human pathogenic fungi. Science **123**, 876 (1956).

Alexander, L., A. W., Berkley and A. M. Alexander: M. S., Prognosis and Treatment. Springfield (Ill.): Charles C. Thomas 1961.

—, and W. P. Parker: Predictability of Exacerbation and Remission in Multiple Sclerosis. Ann. N. Y. Acad. Sci. **58**, 673 (1954).

Allison, R. S., and J. H. D. Millar: Prevalence and familial incidence of disseminated sclerosis in Northern Ireland. Ulster med. J. **23** (supp. 2), 29 (1954).

Alston, J. M., and J. C. Broom: Leptospirosis in man and animals. London: E. & S. Livingstone 1958.

Alter, M., R. S. Allison, O. R. Talbert and L. T. Kurland: Geographic distribution of m. S., a comparison of prevalence in Charleston County, South Carolina USA, and Halifax County, Nova Scotia, Canada, Wld Neurol. **1/1**, 55—70 (1960).

ALVORD JR., E. C., K. R. MAGEE, M. W. KIES and N. P. GOLDSTEIN: Clinico-pathologic correlations in experimental allergic encephalomyelitis. J. Neuropath. exp. Neurol. **18/3**, 442 (1959).

ARNOUTS, CH.: La sclérose en plaque chez l'enfant, Acta neurol. belg. **6**, 796 (1959).

AUSTREGESILO, A., and A. BORGES: La sclérose en plaque de form subaiguie. Encéphale **28**, 633 (1933).

AYRES, W. W.: Formation of myelin forms in brain tissue. U. S. Armed Forces med. J. **9**, 507 (1958).

BABUDIERI, B.: Die Feinstruktur der Leptospiren und anderer Spirochäten. Zbl. Bakt., I. Abt. Orig. **173**, 386 (1958).

BALÓ, J.: Encephalitis periaxialis concentrica. Arch. Neurol. Psychiat. (Chicago) **19**, 242 (1928).

BAMMER, H.: Felduntersuchungen über die Verbreitung der Multiplen Sklerose im Spessart und dem benachbarten Siedlungsraum. Münch. med. Wschr. **102**, 1115 (1960).

— G. SCHALTENBRAND und H. SOLCHER: Zwillingsuntersuchungen bei m. S. Dtsch. Z. Nervenheilk. **181**, 261 (1960).

BARBELLION, W. N. P.: The Journal of a disappointed man. New York: George H. Doran Comp. 1919.

— A last diary. New York: George H. Doran Comp. 1920.

BARLOW, J. S.: Geographic distribution of multiple sclerosis and cosmic ray intensities. New England J. Med. **260**, 990 (1959).

BENDER, R. M., und H. V. VIETZE: Tierexperimentelle Untersuchungen über Ätiologie und Verlauf der Leptospirenmeningitis. Dtsch. Z. Nervenheilk. **172**, 417 (1955).

BENTE, D., und K. BETZ: Über eigenartige vegetativ bedingte Phänomene bei der m. S. Arch. Psychiat. Nervenkr. **185**, 524 (1950).

BERINGER, K.: Die Prognose der m. S. Dtsch. med. Wschr. **67**, 461 (1941).

BERTARELLI, E.: Über die Färbung und die Gegenwart der Spirochäte Obermeyers in den Organschnitten der an Rückfallfieber verstorbenen Individuen. Zbl. Bakt., I. Abt. Orig. **41**, 492 (1906).

— und G. VOLPINO: Untersuchungen über die Spirochäte pallida Schaudinn bei Syphilis. Zbl. Bakt., I. Abt. Orig. **40** u. **41**, 56 (1906).

BIELSCHOWSKY, M.: Zur Histologie der m. S. Neurol. Zbl. **10**, 770 (1903).

BING, ROBERT: Die m. S. einst und jetzt: Tatsachen und Fragestellungen. Schweiz. med. Wschr. **62**, 1069 u. 1093 (1932).

— und H. REESE: Die multiple Sklerose in der Nordwest-Schweiz. Schweiz. med. Wschr. **56**, 30 (1926).

BIRKMAYER, W., und E. NEUMAYER: Experimentelle Untersuchungen zur Frage der formalen Pathogenese der m. S. Dtsch. Zschr. Nervenheilk. **177**, 117 (1957).

— — Weitere Ergebnisse der Erforschung der experimentellen Entmarkung. Dtsch. Zschr. Nervenheilk. **178**, 473 (1958).

BLACKMAN, N.: Étiologie de la sclérose en plaques. Thèse de Paris 1936.

VAN BOGAERT, L.: Essai d'interprétation des manifestations nerveuses observées au cours de la vaccination, de la maladie sérique et des maladies éruptives. Rev. neurol. **2**, 1 (1932).

— The significance of perivenous encyphalomyelitis. J. Neuropath. exper. Neurol. **9**, 219 (1950).

— et E. MATTHY: La sclérose en plaque chez l'enfant. Acta neurol. belg. **59**, 6, 815 (1959).

BORST, M.: Die multiple Sklerose des Zentralnervensystems. Ergebn. allg. Path. path. Anat. **9**, 1, 187 (1903/1904).

BRAIN, W. R.: Critical review, disseminated sclerosis. Quart. J. Med. **23**, 343 (1929/30).

BRICKNER, R. M.: Phenomenon of Relief by Flush in Multiple Sclerosis. Arch. Neurol. Psychiat. (Chicago) **73**, 232 (1955).

— Pharmacological reduction of abnormalities in m. S. within minutes. J. nerv. ment. Dis. **127**, 308 (1958).

BROMAN, T.: The permeability of the cerebrospinal vessels in normal and pathological conditions. Kopenhagen: Einar Munksgaard 1949.

BULLOCK, W. E.: The experimental transmission of disseminated sclerosis to rabbits. Lancet **2**, 1185 (1913).

BUZZARD, E. F.: The treatment of disseminated sclerosis. Lancet **1**, 98 (1911).

BUZZARD, THOMAS: Remissions and relapses in insular sclerosis. Lancet **2**, 131 (1904).

CALMETTES, L., F. DEODATI and P. BEC Soc. d'O. N. O.: Lésions veineuses rétiniennes dans la sclérose en plaques. Toulouse Rev. Oto-neuro-ophtal. **31**/**5**, 287 (1959).

CAMPBELL, A. M. G., P. DANIEL, R. J. PORTER, W. R. RUSSELL, H. Z. SMITH and S. R. M. INNES: Disease of the nervous system occuring among research workers on Swayback in lambs. Brain **70**, 50 (1947).

—, G. HERDAN, W. F. T. TATLOW and E. G. WHITTLE: Lead in relation to disseminated sclerosis. Brain **73**, 52 (1951).

CARSWELL, R.: Pathological Anatomy. Illustrations of the elementary forms of disease. London: Longman, Orme, Grown, Green 1838.

CARTER, H. R.: Histamine treatment in m. S. J. nerv. ment. Dis. **103**, 166 (1946).

CAUSEY, G.: The cell of Schwann. Edinburgh and London: E. S. Livingstone 1960.

CHU, TSE WEI, E. D. DELAMATER and ST. FELDMAN: Non-occurrence of spirochetes in cerebrospinal fluid of patients with m. S. Proc. exp. Biol. med. **104**, 353 (1960).

CLAUDE, H., and TH. ALAJOUANINE: Sclérose en plaques avec poussée évolutive ayant déterminé un syndrome de myélite aigüe ascendante. Bull. Soc. Méd. Paris **48**, 609 (1924).

CORDIER, J.: Etat actuel des recherches biologique et médicales sur la sclérose en plaques. Acta neurol. belg. **5**, 345 (1957); **6**, 693 (1959).

COURVILLE, C. B.: Multiple Sclerosis as an incidental complication of a disorder of lipid metabolism. Bull. Los Angeles neurol. Soc. **24/2**, 60, 77 (1959).

CURSCHMANN, H.: Über m. S. bei drei Brüdern. Dtsch. Z. Nervenheilk. **145**, 225 (1938).

DAWSON, J. W.: The histology of disseminated sclerosis. Tr. roy. Soc. Edinb. **50**, 517—740 (1916).

DEACON, W. E., L. ALEXANDER, H. D. SIEDLER and L. T. KURLAND: Multiple Sclerosis in a small New England community. New Engl. J. Med. **261**, 1059 (1959).

DEKABAN, A. S.: Investigation into the possible infective etiology of m. S., Confinia neurol. **15**, 271 (1955).

DICK, G. W. A., FL. MCKEOWN and D. C. WILSON: Virus of acute encephalomyelitis of men and m. S. Brit. Med. J., Vol. 1, 7 (1958).

DINKLER, F.: Zur Kasuistik der m. S. des Gehirns und Rückenmarks. Dtsch. Z. Nervenheilk. **26**, 233 (1904).

DODEN, W.: Einscheidungen der Netzhautvenen bei m. S. Dtsch. med. Wschr. **82**, 1866 (1957).

— und A. ADAMS: Ergebnisse neurol. Untersuchungen von Kranken mit Periphlebitis retinae. Flüchtigkeit der Venenveränderungen. Klin. Mbl. Augenheilk. **129**, 305 (1956).

— und J. PIEPER: Die Bluteiweißkörper bei Periphlebitis retinae. Klin. Wschr. **36**, 67, 290 (1959).

DOW, R., and G. BERGLUND: The vascular pattern of lesions of m. S. Arch. Neur. Psychiat. **47**, 1 (1942).

DREYFUSS, H.: M. S. und Beruf. Zbl. ges. Neurol. Psychiat. **73**, 479 (1921).

DURAND, P., P. GIROUD, E. LARRIVÉ et A. MESTRALLET: Transmission expérimentale à l'homme de la maladie des porchers, C. R. Acad. Sci. (Paris) **203**, 830 (1936).

FEIGIN, I., and H. CRAVIOTO: A histochemical study of myelin. J. Neuropath. exp. Neurol. **20**, 245 (1961).

FERRARO, A.: Studies in m. s. J. Neuropath. exp. Neurol. **17**, 278 (1958).

FIELD, E. J., and H. MILLER: Current Research in m. s. Postgrad. med. J. **36**, 236 (1960).

FOG, T.: Topographic distribution of plaques in the spinal cord in m. s. Arch. Neurol. Psychiat. **63**, 382 (1950).

FRANKLIN, C. RAY, and RICHARD M. BRICKNER: Vasospasm associated with m. s. Arch. Neurol. Psychiat. **58**, 125 (1947).

FRICK, E.: Serologische Untersuchungen bei m. S. Dtsch. Z. Nervenheilk. **166**, 54 (1951).

FUST, B., M. GAY, E. STRICKER und M. KLINGLER: Ist die m. S. eine Mykobakteriose, welche durch Isoniazid günstig beeinflußt werden kann? Schweiz. med. Wschr. **87**, 611 (1957).

GALL JR., J. C., A. B. HAYLES, R. G. SIEKERT and H. M. KEITH: M. S. in children. Pediatrics **21**, 703 (1958).

GAULD, R. L., W. L. CROUCH, A. L. KAMINSKY, R. L. HULLINGHORST, W. S. GOCHENOUR JR. and R. H. YAGER: Leptospiral Meningitis. J. Amer. med. Ass. **149**, 228 (1952).

GEORGI, F.: Probleme der m. S. Schweiz. med. Wschr. 1434 (1960).

GLANZMANN, E.: Die nervösen Komplikationen der Varizellen, Variola und Vakzine. Schweiz. med. Wschr. **57**, 145 (1927).

GOCHENOUR JR., W. S., J. E. SMADEL, E. B. JACKSON, L. B. EVANS and R. H. YAGER: Leptospiral etiology of fort bragg fever. Fed. Proc. II, 469 (1952).

GRAM, H. C.: Sclérose en plaques in Danmark. Ugeskr. Laeg. **96**, 8, 823 (1934).

GREENFIELD, J. G.: Neuropathology. London: Ed. Arnold 1958.
GSELL, OTTO: Leptospirosen, Bern: Hans Huber 1952.
GUILLAIN, GEORGES: Rapport sur la sclérose en plaques. Rev. neurol., Part I, 648 (1924).
GUIRAUD, P.: Figures parasitaires intracellulaires dans la sclérose en plaques. Encéphale **26**, 349 (1931).
— Inclusion intramacrogliques dans la sclérose en plaques. Encéphale **29**, 676 (1934).
GYE, W. E. (formerly BULLOCK): The experimental study of disseminated sclerosis. Brain **44**, 213 (1921).
HAARR, M.: Periphlebitis retinae in association with m. S. Acta psych. neurol. scand. **28**, 175 (1953).
HAHN, R. D.: Penicillin treatment of general paresis. Arch. Neurol. Psychiat. **81**, 557 (1959).
HALLERVORDEN, J.: Anatomie und Pathogenese der m. S. Münch. med. Wschr. **97**, 509 (1955).
— und H. SPATZ: Über die konzentrische Sklerose und die physikalisch-chemischen Faktoren bei der Ausbreitung von Entmarkungsprozessen. Arch. Psychiat. **98**, 641 (1933).
HALPERN, L.: Neurology and Psychiatry in Palestine. Amer. J. Psychiat. **100**, 115 (1944).
HARDING, H. B., N. B. DOBIN, L. J. POLLOCK and D. RUGE: Is multiple sclerosis caused by Spirochaeta myelophthora (Steiner)? Proc. Soc. exp. Biol. (N.Y.), **102/1**, 217 (1959).
—, L. J. POLLOCK, N. DOBIN and D. RUGE: The possible infectious etiology of multiple sclerosis. Ill. Quart. Bull. Northw. Univ. Med. Sch. **32/4**, 338 (1958).
HASSIN, G. B.: Studies in the pathogenesis of m. s. Arch. Neurol. Psychiat. **7**, 589 (1922).
— Pathological studies in the pathogenesis of m. S.: Res. Ass'n nervous and mental dis. II, 144 (1922).
HASSON, J., R. D. TERRY and H. M. ZIMMERMAN: Peripheral Neuropathy in m. S. Neurology **8**, 503 (1958).
HENNEAUX, J.: Relations neuropathologiques de la sclérose en plaques, de l'encéphalomyelite allergique expérimentale et de certaines encéphalomyelites humaines. Acta neurol. belg. **59**, 6, 702 (1959).
HIMWICH, H. E., and W. A. HIMWICH: The permeability of the blood-brain barrier in relation to glutamic acid in the developing rat, in Biochemistry of the developing nervous system. Academic Press, Inc., 1955.
HOESSLIN, R. v.: Über m. S., exogene Ätiologie, Pathogenese und Verlauf. München: J. F. Lehmann 1934.
HOFF, J., und H. SCHINKO: Die Liquordiagnostik der Neurolues. Wien. med. Wschr. **110**, 278 (1960).
HOFFMANN, E.: Wollen und Schaffen, Lebenserinnerungen aus einer Wendezeit der Heilkunde. Hannover: Schmorl und von Seefeld Nachf. 1948.
— Ringen um Vollendung. Hannover: Schmorl und v. Seefeld Nachf. 1948.
HOFFMANN, J.: Über familiäres Vorkommen der Sclerosis multiplex. Dtsch. Z. Nervenheilk. **47**, 247 (1913).
HOFMANN, A., und G. SCHALTENBRAND: Kritische Nachprüfung der Spirochätenbefunde bei Multipler Sklerose. Münch. med. Wschr. **101**, 1589 (1959).
HORTON, B. T., H. P. WAGENER, J. A. AITA and H. W. WOLTMAN: Treatment of m. s. by the intravenous administration of histamine. J. Am. med. Ass. **124** (1944).
—, and H. P. WAGENER: Retrobulbar neuritis, treatment with histamine. J. Làb. clin. Med., **33**, 1611 (1948).
HURST, E. W.: Experimental demyelination in relation to human and animal disease. Amer. J. Med. **12**, 547 (1952).
HYLLESTED, KAY: Disseminated sclerosis in Denmark. Copenhagen: Jorgenson & Co. 1956.
ICHELSON, R.: Cultivation of spirochetes from spinal fluids of m. s. cases and negative controls. Proc. Soc. exper. Biol. Med. **95**, 57 (1957).
— The cultivation of spirochetes from spinal fluids of m. s. cases and negative controls. Proc. Pennsylv. Acad. Sc. **32**, 49 (1958).
INADA, R., and Y. A. IDO: Summarizing communication in regard to the discovery of the agent (a new spirochetal species) of Weil's disease. Tôkyô Iji Shinski, February **13** (1915).
INGVAR, S.: Die reflektorische Pupillenstarre (Argyll-Robertson) und die Ptosis als Oberflächensymptome bei basalen, vorwiegend luischen Gehirnkrankheiten. Acta ophthalm. **6**, 11 (1928).
INNES, J. R. M., and L. T. KURLAND: Is m. s. caused by a virus? Amer. J. Med. **12**, 574 (1952).
IPSEN, J.: Prevalence and Incidence of m. S. in Boston. Arch. Neurol. Psychiatr. **64**, 631 (1950).
— Life expectancy and probability in m. s. New Engl. J. Med. **243**, 909 (1950).
JAHNEL, F.: Handbuch der Geisteskrankheiten, Bd. XI, Teil 7, S. 498 (1930).

JAKOB, H.: Eigenfarbe und histologisch-chemische Struktur der Herdbildung bei m. S. Zbl. allgem. Path. **96**, 532 (1957).

JELLIFF, S. E., and W. A. WHITE: Diseases of the nervous system. 6 Edition, 593, Lea and Febiger 1935.

KABAT, E. A.: Reports and Discussions, 6. Internat. Congress on Neurology. Acta med. belg. 1957.

KEIL, E.: Die Erkrankung des bindegewebigen Anteiles des Zentralnervensystems bei m. S. und ihre Behandlung mit bindegewebswirksamen Mitteln. Ars medici (Basel) **1**, 41 (1960).

KHODOCE, KH. G.: Geographical distribution of multiple sclerosis (russisch). Nevropat. i Psihiat. **60/11**, 1435 (1960).

KIES, M. W., and E. C. ALVORD JR.: „Allergic" encephalomyelitis. Springfield, Ill.: Charles C. Thomas 1959.

KLIMKE, W., and H. C. EBBING: Polysklerose nach Bienenstichen? Nervenarzt **24**, 36 (1953).

KOCH, E.: M. S. und Beruf. Zbl. ges. Neurol. Psychiat. **121**, 71 (1929).

KOCH, R.: Die Ätiologie der Tuberkulose. Mitt. Kaiserl. Gesundheitsamt Berlin **2**, 1 (1884).

— Über bakteriologische Forschung. Verhandl. X. Intern. Kongreß **1**, 35. Berlin: Hirschwald 1891.

KOLB, L. C., O. R. LANGWORTHY and M. CAKRTOVA: The M. S. Problem in Baltimore City. Amer. J. Hyg. **35**, 1 (1942).

KOSLOW, W.: The familial occurrence of m. S. Confin. neurol. (Basel) **17**, 189 (1957).

KRECH, D., M. R. ROSENZWEIG and E. L. BENNETT: Interhemispheric effects of cortical lesions on brain biochemistry. Science **132**, 352 (1960).

KURLAND, L. T.: Descriptive Epidemiology of selected neurologic and myopathic disorders with particular reference to a survey in Rochester, Minnesota. J. chron. Dis. **8**, 378 (1958).

—, and H. J. DODGE: Multiple Sclerosis, its frequency and distribution with special reference to Denver, Colorado. Neurology **3**, 577 (1953).

—, and H. W. NEWMAN: Multiple Sclerosis, its frequency and distribution with special reference to San Francisco. Calif. Med. **79**, 381 (1953).

—, and K. B. WESTLUND: Epidemiologic factors in the etiology and prognosis of multiple sclerosis. Ann. N. Y. Acad. Sci. **58**, 682 (1954).

LAMMERS, H. J.: Über therapeutische und diagnostische Erfahrungen mit der Vaccine von Margulis und Shubladze. Nervenarzt **31**, 2, 86 (1960).

LEHOTZKY, T.: Die neuroallergischen Beziehungen in der Histopathologie der m. S. Berlin SW: Akademie Verlag 1957.

LEVADITI, C.: Sur la coloration du spirochète pallida Schaudinn dans les coupes. C. R. Soc. Biol. (Paris) **59**, 326 (1905).

LHERMITTE, J., S. BOLLAK and M. NICHOLAS: Les douleurs à type de décharge electrique consecutiv à la flexion céphalique dans la sclérose en plaques. Rev. neurol. **31**, 56 (1924).

LICHTENSTEIN, BEN W.: M. S. geographic, thermographic and barographic aspects. Amer. J. Clin. Path. **25**, 84 (1955).

LIMBURG, C. C.: The geographic distribution of multiple sclerosis and its estimated prevalence in the United States. Ass. Res. nerv. Dis. Proc. **28**, 15 (1950).

LOW, N. L., and S. CARTER: M. S. in children. Pediatrics **18**, 24 (1956).

LÜTHY, F.: Zur Frage der Spirochätenbefunde bei m. S. Z. Neur. **128**, 290 (1930).

LUMSDEN, C. E.: Fundamental problems in the pathology of m. s. and allied demyelinating diseases. Brit. med. J. 4714, 1035 (1951).

MACCHI, G.: Pathology of blood vessels in multiple sclerosis. J. Neuropath. exper. Neurol. **13**, 378 (1954).

MACKAY, R.: Yearbook of Neurology, Psychiatry and Neurosurgery **110** (1958).

MACKAY, R. P., and N. C. MYRIANTHOPOULOS: Multiple sclerosis in twins and their relatives. Arch. Neurol. Psychiat. **80**, 667 (1958).

MACLEAN, A. R., J. BERKSON, H. W. WOLTMANN, and L. SCHIONNEMAN: Multiple Sclerosis in a rural community. Ass. Res. nerv. Dis. Proc. **28**, 25 (1950).

MAIER, K.: Beitrag zum familiären Auftreten der m. S. Schweiz. med. Wschr. 697 (1947).

MANDEL, E. H., J. MARKEL and P. YOUNG: A false-positive treponema pallidum complement fixation (TPCF) test. J. Amer. med. Ass. **175**, 1104 (1961).

MARBURG, O.: Die sogenannte akute „m. S." (Encephalitis periaxialis scleroticans). Jb. Psychiatr. **27**, 211 (1906).

— Zur Therapie der m. S. Jahreskurse für ärztliche Fortbildung **14**, 1928.

MARETSCHEK, M., G. SCHALTENBRAND und P. SEIBERT: Statistische Untersuchungen über die m. S. an Hand von 947 Sektionsprotokollen. Dtsch. Z. Nervenheilk. **172**, 287 (1954).

MARTIN, A. JR., E. L. YOUNQUE and P. F. KOST: The bacterial flora of cerebrospinal fluid. Anat. Rec. **133**, 411 (1959).

MARTIN, W. J.: Clinical use of antimicrobial agents. Proc. Staff Meet. Mayo Clinic **35**, 593 (1960).

MAVOR, H., F. W. GALLAGHER and G. A. SCHUMACHER: Cerebrospinal-fluid culture in multiple sclerosis. New Engl. J. Med. **260**, 860 (1959).

MCALPINE, D., N. D. COMPSTON and CH. E. LUMSDEN: Multiple Sclerosis. Edinburgh: Livingstone 1955.

MEIROWSKY, E.: Spirochaeta pallida Schaudinn nebst Bemerkungen über den Entwicklungskreis der Spirochaeten. Münch. med. Wschr. **77**, 429 (1930).

MERRITT, H. H.: Textbook of Neurology Lee und Fabiger 1955, 2. Aufl. 1959.

MILLER, H., and L. SCHAPIRA: Aetiological aspects of m. S. Brit. med. J. **3/21**, 737, **3/28**, 811 (1959).

MILLER, H. G.: Prognosis of neurologic illness following vaccination against smallpox. Arch. Neurol. Psychiat. **69**, 695 (1953).

MILLER, J. L., M. H. SLATKIN and J. H. HILL: Significance of Treponema pallidum Immobilization Test on Spinal Fluid. J. Amer. med. Ass. **160**, 1394 (1956).

MUELLER, E.: Die m. S. des Gehirns und Rückenmarks. Jena: Gustav Fischer 1904.

MÜLLER, R.: Studies on disseminated sclerosis with special reference to symptomatology. Acta med. scand. **133** (suppl. 222) 1 (1949).

— Genetic aspects of m. S. Arch. Neurol. Psychiat. **70**, 733 (1953).

MUTLU, NUSRET: M. S. in Turkey, etiologic and symptomatologic study in 410 cases. Arch. Neurol. Psychiat. **71**, 511 (1954).

MYERSON, R. M., S. W. WOLFSON and T. SALL: Preliminary observations on the cultivation and morphology of a microorganism from the cerebrospinal fluid of patients with multiple sclerosis. Amer. J. med. Sci. **236**, 6 (1958).

MYRIANTOPOULOS, N. C., and R. P. MACKAY: M. S. in twins and their relatives, genetic analysis of family histories. Acta genet. (Basel) **10**, 1—3, 33 (1960).

NEEDHAM, G. M., R. E. YOSE and D. DALY: Failure to isolate spirochaeta myelophthora (Steiner) from cerebrospinal fluid in m. S. Proc. Mayo Clin. **33**, 395 (1958).

NEWMAN, H. W., C. PURDY, L. RANTZ and F. C. HILL JR.: The spirochete and multiple sclerosis, Calif. Med. **89**, 387 (1959).

NOGUCHI, H.: Studien über den Nachweis der Spirochaeta pallida im Zentralnervensystem bei der progressiven Paralyse und bei Tabes dorsalis. Münch. med. Wschr. **60**, 737 (1913).

OKINAKA, S., T. TSUBAKI, Y. KUROWA, Y. TOYOKURA, Y. IMAMURA and M. YOSHIKAWA: Multiple Sclerosis and allied diseases in Japan. Neurology **8**, 756 (1958).

— D. MCALPINE, K. MIYAGAWA, N. SUWA, Y. KUROWA, H. SHIRAKI, S. ARAKI and L. T. KURLAND: Multiple Sclerosis in Northern and Southern Japan. Wld Neurol. **1**, 1, 22, 1960.

OPPENHEIM, H.: Der Formenreichtum der m. S. Dtsch. Z. Nervenheilk. **52**, 169 (1914).

ORBÁN, T.: Beiträge zu den Augenhintergrundsveränderungen bei multipler Sklerose. Ophthalmologica (Basel) **130**, 387 (1955).

PETERS, G.: Spezielle Pathologie der Krankheiten des zentralen und peripheren Nervensystems. Stuttgart: Georg Thieme 1951.

— Handbuch der spez. pathol. Anatom. und Histol. 13. Bd. Nervensystem. Berlin-Göttingen-Heidelberg: Springer 1958.

PETTE, E., H. PETTE und H. BAUER: I und II: Ätiologie und Pathogenese der Multiplen Sklerose. Dtsch. med. Wschr. 84/46, 2061 (1959) und 84/47, 2115 (1959).

PLUM, C. M., and T. FOG: Studies in m. S. Acta psychiat. scand. (Suppl. 128) **34**, 1 (1959).

POULSON, D. F., and B. SAKAGUCHI: Nature of „sex-ratio" agent in Drosophila. Science **133**, 1489 (1961).

PRATT, R. T. C., N. D. COMPSTON and D. MCALPINE: Familial incidence of disseminated sclerosis and its significance. Brain **74**, 191 (1951).

PRIGAL, S. J.: Allergy and m. S. J. Allergy **27**, 170 (1956).

PUTNAM, T. J.: Encephalomyelitis and sclerotic plaques produced by venular obstruction. Arch. Neurol. Psychiat. **33**, 929 (1935).

RASKIN, N.: Antibrain-antibodies in m. S. Arch. Neurol. Psychiat. **73**, 645 (1955).

RIVERS, TH. M.: Viruses and Koch's Postulates. J. Bact. **33**, 1 (1937).

ROACH JR., L. L., S. ROSENBERG and R. R. ICHELSON: Immunological considerations of an antigenic fraction from cultures of spirochetes isolated from cerebrospinal fluid of m. S. cases. Preliminary report. Amer. J. med. Sci. **237**, 8 (1959).

ROEMER, G. B., A. SCHRADER und W. SCHILD: Ergebnisse serologischer Untersuchungen bei m. S., Klin. Wschr. **31**, 946 (1953).

ROGERS, H.: The question of silver-cells as proof of the spirochetal theory of disseminated sclerosis. J. Neurol. Psychiat. **13**, 50 (1932).

ROSE, N. R., and H. E. MORTON: The morphologic variation of treponema. Amer. J. Syph. **36**, 17 (1952).

ROSEBURY, TH.: Vibrio-like bacteria recovered from cultures of „spirochaeta myelophthora". Soc. exp. Biol. Med. **105**, 134 (1960).

ROZANSKI, J.: Contribution to the incidence of m. S. among jews in Israel. Mschr. Psychiat. Neurol. **123**, 65 (1952).

RUCKER, C. W.: Sheating of the retinal veins in m. S. J. Amer. med. Ass. **127**, 970 (1945).

— Retinopathy of m. S. Trans. Amer. ophthal. Soc. 63d meeting 1947.

— Retinopathy of m. S. Trans. Amer. Acad. Ophthal. Otolaryng. **60**, 93 (1956).

SACHS, H., und G. STEINER: Serologische Untersuchungen bei m. S. Klin. Wschr. **13**, 1714 (1934).

—, and G. STEINER: A serologic complement fixation test for m. s. Arch. Neurol. Psychiat. **34**, 406 (1935).

SÄLLSTRÖM, THOR: Das Vorkommen und die Verbreitung der m. S. in Schweden. Acta med. scand. suppl. 137, Stockholm 1942.

SCHALTENBRAND, G.: Die m. S. des Menschen. Leipzig: Georg Thieme. 1943.

— und A. HOFMANN: Multiple Sklerose und Spirochäten. Münch. med. Wschr. **102**, 1129 (1960).

SCHAPIRA, K.: The seasonal incidence of onset and exacerbation in multiple sclerosis. J. Neurol. Neurosurg. Psychiat. **22**, 285 (1959).

SCHATZ, A., and L. M. ADELSON: In vitro demyelination by saprophytic microflora. Proc. Internat. Congress Neurol. Sciences 1, 38. London: Pergamon Press, Ltd., 1959.

SCHEINKER, I. M.: Über Spirochätenbefunde im Zentralnervensystem bei vier Fällen von multipler Sklerose. Wien. klin. Wschr. **51**, 307 (1938).

SCHERER, H. J.: Vergleichende Pathologie des Nervensystems der Säugetiere. Leipzig: Georg Thieme 1944.

SCHILD, W., A. SCHRADER und G. B. ROEMER: Weitere Ergebnisse serologischer Untersuchungen bei der m. S. Klin. Wschr. **31**, 1050 (1953).

SCHLESINGER, H.: Zur Frage der akuten multiplen Sklerose und der Encephalomyelitis disseminata im Kindesalter. Arbeiten aus dem neurol. Institut an der Wiener Universität **17**. 410 (1909).

SCHLOSSBERGER, H., und H. BRANDIS: Über Spirochätenbefunde im Zentralnvervensystem mit besonderer Berücksichtigung der syphilogenen Erkrankungen. Handbuch der spez. path. Anatomie u. Histologie, 13. Band, 2. Teil Nervensystem. Berlin-Göttingen-Heidelberg: Springer.

SCHOB, F.: Wurzelfibromatose bei m. S. Münch. med. Wschr. II, 1831, 1912,

SCHRADER, A.: Zur Klinik und Ätiologie der m. S. Deutsche Ges. inn. Med. 339, 1955.

— und W. SCHILD: Zur Frage der Serumlipidveränderungen bei Multiple-Sklerose-Kranken. Klin. Wschr. **37**, 949 (1959).

SCHUMACHER, G. A.: Multiple sclerosis. Postgrad. Med. **27**, 569 (1960).

SEIDEN, G. E.: Use of human tissue culture cells to attempt isolation of virus from multiple sclerosis patients. Neurology **9**, 73 (1959).

SELLARDS, A. W.: The interpretation of (? spirochaeta) interrogans of Stimson (1907) in the light of subsequent developments. Trans. roy. Soc. trop. Med. Hyg. **33**, 545 (1940).

SÉZARY, A., et J. JUMENTIÉ: Sclérose en plaques terminée par myélite aiguë ascendante. Etude anatomoclinique et recherches microbiologiques. Rev. Neurol. **41**, 747 (1924).

SHABY, J. A.: M. S. in Iraq. Wien. Z. Nervenheilk. **15**, 276 (1958).

SHIELD, J. A.: Farm practices influencing the incidence of m. S., Southern med. J. **40**, 55 (1947).

SIEDLER, H. D., W. NICHOLS and L. T. KURLAND: The Prevalence and Incidence of m. S. in Missoula County, Montana. Lancet **78**, 358 (1958).

SIEMERLING, E., und J. RAECKEL: Beitrag zur Klinik und Pathologie der m. S. mit besonderer Berücksichtigung ihrer Pathogenese. Arch. Psychiat. Nervenkrankh. **53**, 385 (1914).

SIMON, A.: Ein Beitrag zur Frage der familiären m. S. Zbl. ges. Neurol. Psychiat. **109**, 4/5 (1927).

SIMONS, H. C. R.: Spirochätenbefunde im Liquor bei m. S. Schweiz. med. Wschr. **87**, 544 (1957).

— Ist die m. S. eine Spirochätose? Dtsch. med. Wschr. **83**, 1196 (1958).

Simons, H. C. R.: Neue Tatsachen zur Spirochäten-Ätiologie und Therapie der m. S. Arzneimittel-Forsch. **9**, 592 (1959).
Soul, M.: Symposium on relapsing fever in the Americas. Am. Ass. Advanc. of Sci., Wash. D. C., Edited by Forest Ray Moulton, 1942.
Spatz, H.: Bumke's Handbuch der Geisteskr. Nd. II, 227, Berlin: Springer 1930.
Spielmeyer, W.: Über einige anatomische Ähnlichkeiten zwischen progressiver Paralyse und m. S. Z. Neurol. **1**, 660 (1910).
— Die Bedeutung des lokalen Faktors für die Beschaffenheit der Entmarkungsherde bei m. S. und Paralyse. Arch. Psychiat. **74**, 359 (1925).
Steiner, G.: Mikrobiologie und Stoffaustausch. Arch. Psychiat. **101**, 359 (1931).
— M. S.-Forschung in USA. Nervenarzt **21**, 494 (1950).
— Der gegenwärtige Stand der m. S.-Forschung. Schriftenreihe Schweiz. m. S.-Liga, Bern, **1** (1958).
— Zur Ursache und Behandlung der multiplen Sklerose. Münch. med. Wschr. **101**, 31, 1321 (1959).
— Comparison of general paresis and m. s. in regard to the etiological agent. J. Neuropath. exper. Neurol. **13**, 492 (1954).
— M. S. und Spirochäten, Entgegnung. Münch. med. Wschr. **102**, 394 (1960).
Stempel, R., and R. Zetterstroem: Concentration of Bilirubin in cerebrospinal fluid in hemolytic disease of newborn. Pediatrics **16**, 184 (1955).
Stimson, A. M.: Note on an organism found in yellow-fever tissue. Public Hlth Rep. (Wash.) **22**, 541 (1907).
Störtebecker, T. P.: Dental infection and diseases of the nervous system. Acta allerg. (Kbh.) **15**, 1, 1 (1960).
Stransky, E., und K. Waldschütz: Das klinische Gesicht der m. S. Wien: Maudrich 1951.
Sutherland, J. M.: Observation on the prevalence of m. s. in Northern Scotland. Brain **79**, 635 (1956).
Swank, R. L.: A biochemical basis of m. s. Amer. Lec. Living Chemistry **100**, 23 (1960).
Thums, K.: Neurologische Zwillingsstudien: 1. Mitteilung. Zur Erbpathologie der multiplen Sklerose. Eine Untersuchung an 51 Zwillingspaaren. Z. ges. Neurol. Psychiat. **155**, 185 (1936).
— Eineiige Zwillinge mit konkordanter multipler Sklerose. Wien Z. Nervenheilk. 4, 173 (1951)
Thygesen, P.: The course of disseminated sclerosis. Kopenhagen: Rosenkilde og Bagger 1953.
Tschabitscher, H.: Die klinischen und experimentellen Forschungen bei der m. S. Wien. Z. Nervenheilk. **14**, 381 (1958).
Turner, Th. B., and D. H. Hollander: Biology of the treponematoses. World Health Organization, Geneva 1957.
Uchimura, I., and H. Shiraki: A contribution to the classification and the pathogenesis of demyelinating encephalomyelitis. J. Neuropath. exp. Neurol. **16**, 2, 139 (1957).
Uhlenhuth, P., und W. Fromme: Weil'sche Krankheit. Handbuch d. path. Mikroorganismen von Kolle, Kraus und Uhlenhuth. **7**, 487 (1930).
Ulett, G.: Geographic distribution of m. s. Dis. nerv. Syst. **9**, 342 (1948).
Veraguth, O.: Rapport sur la sclérose en plaques. Rev. neurol. Part I, 631 (1924).
Warns, R.: Welche Faktoren sind für die Zunahme der m. S.-Todeszahlen in den Sektionsprotokollen aus Deutschland und der Nordschweiz verantwortlich? Inaug.-Diss. Würzburg 1958.
Weil, A., and G. Heilbrunn: Demonstration of myelolytic substances in disseminated sclerosis. Proc. Soc. exp. Biol. Med. **48**, 2, 33 (1941).
Westlund, K. B., and L. T. Kurland: Studies on multiple sclerosis in Winnipeg, Manitoba, and New Orleans, Louisiana. Am. J. Hyg. **57**, 380 (1953).
White, D. N., and L. Wheelan: Disseminated sclerosis. A survey of patients in the Kingston, Ontario, area. Neurology **9**, 256 (1959).
Wilson, I.: The rat as a possible carrier of infection. Brit. med. J. **2**, 1221 (1927).
Wilson, R. A. J.: Destaining silver slides. Am. J. clin. pathol. **7**, 39, Technol. Supp. (1943).
Wohlwill, F.: Über akute und chron. m. S. Neur. Zbl. **32**, 732 (1913).
Wolbach, S. B., and C. A. L. Binger: Notes on a filterable spirochete from fresh water. J. med. Res. **30**, 23 (1914).
Wolf, J. W.: The laboratory diagnosis of leptospirosis. Springfield, Ill.: Charles C. Thomas 1954.
Woods, A. H.: The nervous diseases of the Chineses. Arch. Neurol. Psychiat. **21**, 542 (1929).
Ziegler, D. K., and G. Ross: Cerebrospinal fluid gamma Globulin as a diagnostic test for m. s. Neurol. **5**, 8 (1955).
Zuelzer, W. W.: Neonatal jaundice and mental retardation. Arch. Neurol. Psychiat. **3**, 127 (1960).

Namenverzeichnis

(Die kursiven Ziffern beziehen sich auf Zitate im Schrifttum)

Abb, L., 109, *130*
Acheson, E. D., *130*
Ackermann, A., 96, 106, *130*
Adams, D. K. 109
Adams, R. D. 8, 19, *130*
Adelson, L. M., 71
Ahrengot, V., *130*
Ahrens, C. B. F. W., 20, 36, 45, 46, 47, 50, 51, 58, 59, 60, 61, 64, 73, 83, 84, *130*
Ahringsmann, H. 26, *130*
Ajello, L., *130*
Akatsu, S., 55
Alajouanine, Th., 85, 96, *132*, (siehe Claude, H.)
Albertini, A. v., 126
Alexander, L., 46, 47, 118, *130*
Allison, R. S., *130*
Alston, J. M., *130*
Alter, M., 96, 97, 100, *130*
Alvord jr., E. C., 19, *131*
Araki, Sh., 98 (siehe Okinaka)
Arnouts, Ch., 93, *131*
Austregesilo, A., 49, 54, *131*
Ayres, W. W., 49, *131*

Babinski, J., 2
Babudieri, B., 42, 45, *131*
Bachrach, C. A., *130* (siehe Acheson E. D.)
Baerwinkel, Fr., 2
Balfour, A., 55
Balo, J., 72, *131*
Baltazard, 35
Bammer, H., 101, 104, 108, 109, *131*
Barbellion, W. N. P., 95, *131* (siehe Cummings)
Barlow, J. S., 99, *131*
Bender, R. M., 17, *131*
Benedikt, W. L., 87
Bennett, E. L., 78 (siehe Krech *134*)
Bente, D., 86, 122, *131*
Bergmann, E. v., 28
Beringer, K., 116, *131*
Bertarelli, E., 29, 30, *131*
Bertrand, I., 16
Betz, K., 122, *131* (siehe Bentc *131*)
Bieling, 7
Bielschowsky, M., 14
Bing, R., 96, 106, 129, *131*
Binger, C. A. L., 27 (siehe Wolbach, S. B. *137*)
Birkmayer, W. *131*
Bisset, K. A., 51
Blackman, N., 50, *131*
Bodechtel, G., 4, 124
Bogaert, L. van, 20, 92, *131*
Bornstein, M. B., 21
Borst, M., 1, 3, *131*
Botels, N., 41
Bost, R. P., 107
Bourneville, D. M., 2
Brain, W. R., 3, 116, *131*
Brandis, H., 60 (siehe Schlossberger *136*)
Braun, A. C., 41
Brickner, R. M., 18, 119, 122, *131*
Broman, T., 25, 82, *131*
Brouwer, B., 95
Brütsch, W. L., 91
Bucy, P., 48
Bullock, W. E. (siehe Gye) 3, *131*
Buzzard, F. E., 1, 3, *131*
Buzzard, Th., 1, 3, *131*

Cajal, Ramon Y., 29, 30
Calmettes, L., *131*
Campbell, A. M. G., 100, 102, 108, *132*
Carroll, K. K., 124
Carswell, R., 1, *132*
Carter, H. R., 93, *132*
Causey, G., 22, *132*
Charcot, J. M., 1, 2, 8
Chevassut, K., 25, 119
Claude, H., 96, *132*
Cohn, F., 28
Cordier, J., 94, *132*
Courville, C. B., 24, *132*
Cox, 35
Craviato, H., 92 (siehe Feigin, I.) *132*
Crisciola, K., 114 (siehe Knight, I.) 14
Cruveilhier, J., 1, 8, 129
Cummings, B. F., 95 (siehe Barbellion)
Curschmann, H., 100, *132*
Curtius, F., 24, 100, 101

Dattner, 26
Dawson, J. W., 8, *132*
Deacon, W. E., 100, 108, *132*
Dekaban, A. S., *132*
DeLamater, E. D., 51, 52, 55, 84 (siehe Chu Tse Wei *132*)
D'Este Augustus 95
Diamond (siehe Hassin 54)
Dick, G. W. A., 25, *132*
Dieterle, R. R., 49, 69
Dimond, 125
Dinkler, F., 92, *132*
Doden, W., 89, 90, *132*
Dodge, 95 (siehe Kurland *134*)
Douglas, A. S., 124
Dow, R., *132*
Dreyfuss, H., 109, *132*
Durand, P., 7, 30, *132*

Ebbing, H. C., 103, *104* (siehe Klimke, W.)
Edgar, G. W. F., 95
Eichhorst, H., 93, 100
Elrod, R. P., 41
Engelhardt, 36
Erb, W., 2
Evans, M. J. 20 (siehe Miller, H.)

Fantham, H. B., 55
Feigin, I., 92, *132*
Ferraro, A., 4, 6, 19, 20, *132*
Field, E. J., 47, *132*
Firth, D., 95
Fog, T., *132*
Fortes, B., 54 (siehe Austregesilo *131*)

Franklin, C. R., *132*
Frerichs, 2
Frick, E., 20, 68, 79, 80, 119, *132*
Fromme, W., *27* (siehe Uhlenhuth, P. *137*)
Fust, B., *132*

Gall jr., J. C., 93, *132*
Gallagher, F. W., 51 (siehe Mavor *135*)
Gauld, R. L., 31, *132*
Gengel, 42 (siehe Themann)
Georgi, F., 47, 96, 106, 126, *132*
Glanzmann, E., 20, *132*
Gochenour jr., W. S., *132*
Gonder, 29
Gombault, 91
Gram, H. C., 96, 100, 104, 106, *132*
Greenfield, J. G., 8, 19, *133*
Grinker, R., 48
Grossman, R., 85
Gruhle, H., 127
Gsell, O., 31, *133*
Guerard, L., 2
Guillain, G., *133*
Guiraud, P., 14, 44, 47, 54, *133*
Gye, W. E., 3 (siehe Bullock *131*)

Haarr, M., 89, *133*
Hahn, R. D., *133*
Hall, P., 96, 106 (siehe Georgi, F.)
Hallervorden, J., 8, 14, 18, 25, 60, 71, 87, 93, *133*
Halpern, L., 98, *133*
Hampp, 55
Harding, H. B., *133*
Hasse, 2
Hassin, G. B., 5, 54, *133*
Hasson, S., 92, *133*
Hauptmann, A., 16
Haymaker, W., 19
Henle, J., 32
Henneaux, J., 19, *133*
Hill, J. H., 81 (siehe Miller, J. L. und Slatkin, M. H.)
Himwich, H. E., 82
Hindle, E., 55
Hirschmann, 122
Hoesslin, R. von, 102, *133*
Hoff, J., *133*
Hoffmann, J., 88, *133*
Hofmann, A., 49, 50, 59, *133*
Hofmann, E., 28, 29, *133*
Hollander, D. H., 35 (siehe Turner, Th. B.)
Horsfall, J. G., 125
Horton, S. T., 122, *133*
Hübner, 27
Hurst, E. W., 19, *133*
Hurt, Weston, 97
Hyllested, K., 93, 96, 97, 100, 104, 106, 107, *133*

Ichelson, R., 3, 7, 20, 21, 36, 38, 46, 50, 51, 56, 57, 59, 60, 61, 65, 79, 81, 83, 119, *133*
Ido, Y. A., *27*, *133*
Inada, R., *27*, *133*
Ingvar, S., 91, *133*
Innes, J. R. M., 3, 26, 97, *133*
Ipsen, J., 95, *133*

Jahnel, F., 18, 30, 35, 57, 69, *133*
Jelliffe, S. E., 1, 2
Jonez, 122
Jumentié, 96 (siehe Sézary, A. *136*)

Kabat, H. A., 4, *134*
Kathe, J., 36
Keil, E., 70, *134*
Khodoze, Kh. G., 98, *134*
Kies, M. W., 19 (siehe Alvord, E. C.) *134*
Kihn, 7
Killough, J. H., 114 (siehe Magill, G. B.)
Klimke, W., 134 (siehe Ebbing, H. C.)
Klingenstein, R., 26
Knight, 114
Knösel, D., 41 (siehe Stapp, C.)
Koch, E., 109, *134*
Koch, R., 28, 32, 36, *134*
Kolb, L. C., 88, 95, 100
Kopeloff, N., 54
Koslow, W., 100, *134*
Kraus, 28
Krech, D., 78, *134*
Kubik, C. S., 8 (siehe Adams, R. D., *130*)
Kurland, L. T., 3, 26, 88, 89, 95, 96, 97, 98, 99, 108, 110, *134*
Kuroiwa, Y. (siehe Okinaka, S., *135*)
Kurtzke, J. F., 60
Lammers, H. J., *134*
Lehoczky, T., *134*
Leishman, W. B., 55
Levaditi, C., 29, 30, 36, 55, *134*
Lhermitte, J., 8, 31, 85, 86, 91, *134*
Lichtenstein, B. W. *134*
Limburg, C. C., 95, *134*
Low, N. L., 93, *134*
Lumsden, C. E., 5, 71, *134*
Lüthy, F., 44, 47, 53, *134*
Lwoff, A., 68

Macchi, G. *134*
Mackay, R. P., 24, 56, 101, *134*
MacLean, A. R., 95, *134*
Magill, G. B., 114 (siehe Killough, J. H.)
Maier, C., 100, *134*
Mandel, E. H., 80, *134*
Marburg, O., 8, 9, 44, 45, 47, 53, 54, 60, 70, 72, *134*
Maretschek, M. (siehe Schaltenbrand und Seibert *135*)
Marie, P. 4
Martin jr., A., 8, 51, 52, 56, 59, 60, 61, *135*
Martin, W. J., 114, *135*
Matthys, E. T., 93 (siehe Bogaert, L. van)
Mavor, H. (siehe Gallagher, F. W. und Schumacher, G. A., 51, 59, *135*)
McAlpine, D., 24, 46, 98, 106, *135*
McIntyre, H. D., 116
Meirowsky, E., 55, *135*
Melnick, 7
Merritt, H., 31, 117, *135*
Millar, J. H. (siehe Allison, R. S., *130*)
Miller, H., 20, 25, 47, 81, 89, *135* (siehe Schapira, K.)
Miyagawa, K., 98 (siehe Okinaka, Sh.)
Morton, H., 55, 60
Moxon, W., 2
Müller, E., 5, *135*
Müller, F. von, 102, 106
Müller, R., 96, *135*
Muschner, K., 20, 36, 46, 47, 50, 51, 58, 59, 60, 61, 73, 83, 84 (siehe Ahrens, C. B. F. W.)

Myerson, R. M., 3, 20, 38, 46, 50, 51, 56, 59, 60, 61, 65, 73, 83, *135* (siehe Wolfson, S. W. und Sall, T.)
Myrianthopoulos, N. C., 24, 101, *135* (siehe Mackay, R. P.)

Nasralla, 82
Needham, G. M., 51, 59, *135*
Neubürger, 93
Neumayer, H. E., 47
Newman, H. W., 20, 36, 46, 50, 51, 59, 60, 66, 73, 83, 95, *135*
Noble, R. L., 124
Noguchi, H., 27, 29, 30, 32, 36, *135*
Novy, 35

Obermeier, C. H. F., 27, 28, 29
Okinaka, Sh., 98, *135*
Olsen, R. E., 55 (siehe Warthin, A.)
Oppenheim, H., 76, 116, *135*
Orban, T., 89, *135*
Ordenstein, M., 2
Orth, J., 28

Parsons-Smith, G., 120
Peters, G., 8, 11, 91, 92, *135*
Pette, H., 4, 20
Pieper, 90
Plaut, F., 7
Plum, C. M., *135*
Poulson, D. F., 103, *135*
Pratt, R. T. C., *135*
Prigal, S. J., *135*
Prowazek, 29
Purves-Stewart, 25, 119
Putnam, T. J., 4, 24, *135*

Raecke, J., 8 (siehe Siemerling, *136*)
Raskin, N., 20, 79, 80, 81, 119, *135*
Redlich, E., 72
Reese, H., 96, 106, 131 (siehe Bing, R.)
Reiter, 27
Richter, 30
Rimpau, W., 82, 94
Rivers, Th. M., 32, *135*
Roach jr., L. L., 79, 119, *136*
Römer, G. B., 79, 80, 119, *136*
Rössle, 69
Rogers, H. J., 44, 50, 54, *136*
Rose, N. R., 55 (siehe Morton, H. E., *136*)
Rosebury, Th., 60, 61, *136*
Rosenberg, S., 79, 119 (siehe Roach, *136*)
Rosenzweig, M. R., 78 (siehe Krech, *134*)
Rozanski, J., 98, *136*
Rucker, C. W., 88, 89, *136*
Russel, D. S., 47

Sabin, A. B., 7, 25
Sachs, H., 7, 20, 26, 68, 78, 80, 81, 119, 128, *136*
Sällstrøm, Th., 96, 103, 109, *136*
Sakaguchi, B., 103
Sall, T. (siehe Myerson, R. M., *135*)
Schaltenbrand, G., 26, 47, 49, 50, 51, 52, 56, 59, 61, 70, 101, 108, 109, 110, *136*
Schapira, K., 20, 25, 89, 99 (siehe Miller, H., *135*)
Schatz, A., 71, *136*
Schaudinn, 28, 29
Scheinker, I. M., 47, 50, 54, *136*
Scherer, H. J., 20, *136*
Schild, W., 79, 80, 119, *136*
Schlossberger, H., 42, 60, *136*
Schmid, 122
Schneider, 122
Schnitler, T., 104
Schob, F., 91, 92, *136*
Schrader, A., 20, 79, 80, 119 (siehe Schild, W., *136*)
Schüffner, W., 31
Schumacher, G. A., 51, 59, 79, 89, *136*
Schuster, J., 56
Seiden, G. E., 36, *136*
Sellards, A. W., 27, *136*
Sézary, A., 96, *136*
Shaby, J. A., 88, *136*
Shiraki, H., 19, 20, 97, 98
Shubladze, 25
Siedler, H. D., 95
Siemerling, E., 8, *136*
Simon, A. *136*
Simons, H. C. R., 20, 32, 36, 39, 40, 46, 47, 50, 51, 53, 56, 58, 59, 60, 61, 65, 73, 83, 85, *136*, *137*
Slatkin, M. H., 81 (siehe Miller und Hill, *135*)
Solcher, H., 101
Soule, M. H., 35, *137*
Sparrow, 35
Spatz, H., 8, 71, 87, 88, *137*
Spielmeyer, W., 3, 14, *137*
Spiller, W. G., 2
Stapp, C., 41
Starr, M. P., 2
Steiner, G., 7, 17, 20, 40, 42, 45, 46, 54, 68, 81, 83, 85, 91, 108, 119, 128, *137*
Stimson, A. M., 27, 32, *137*
Störtebecker, T. P., 67, 68, *137*
Stransky, E., *137*
Strümpell, A., 5
Sutherland, J. M., 97, 100, 102, *137*
Swank, R. L., 47, 104, *137*

Talbert, O. Rh., *130* (siehe Alter, M.)
Tatlock, U., 31
Tatlow, W. F. T. (siehe Campbell, *132*)
Taub, R. G., 88 (siehe Rucker, C. W.)
Terry, 92
Themann, 42 (siehe Gengel)
Thums, K., 24, 101, *137*
Thygesen, P., 20, 117, *137*
Tschabitscher, H., 61, *137*
Turner, Th. B., 35, *137*

Uchimura, I., 19, 97, *137*
Uhlenhuth, P., 27, *137*
Ulett, G., 95, *137*

Valentiner, 2
Veraguth, O., 102, *137*
Vietze, H. V., 17 (siehe Bender, R. M.)
Virchow, R., 27, 28
Volpino, G., 29, 30 (siehe Bertarelli, E.)
Vulpian, 2

Waelsch, H. 82
Wagner-Jauregg, J., 7
Waldschütz, K. (siehe Stransky, E.)
Warns, R., *137*
Warthin, A. S., 55 (siehe Olsen, R. E.)

Watson, C. W., 122
Wechsler, I., 2
Weigert, C., 2
Weil, A., *137*
Weizsäcker, V. von, 81
Westlund, K. B., 96, 97 (siehe Kurland, L. T.)
Wheelan, L., 95 (siehe White, D.)
White, D., 95, *137*
Wilbrand, Käthe, 102, 108
Wilmanns, K., 81
Wilson, I., 62, 101, 103, 104, *137*
Wilson, R. A. J., 44, *137*
Witebsky, E., 26
Wohlwill, F., 8, 60, 97, *137*
Wolbach, S. B., 27, *137*
Wolf, A., 4, 19
Wolff, J. W., 36, *137*
Wolfson, S. W. (siehe Myerson, R. M.)
Woods, A. H., *137*

Zenker, 2
Zimmerman, H., 19, 60, 92, 98
Zuelzer, W. W., *137*

Sachverzeichnis

Abbaustoffe, lipoide 9, 53
Abblassung, temporale, siehe Neuritis retrobulbaris 87, 88
Abdominaltyphus 16
Abwehr, humorale 78 ff.
Achsencylinder, verschont 8, 30, 72
Ätiologie 22—35
Ätiologische Theorien 23—26
„Ätiopathogenese" 23
Agglomerationen 40, 41, 83
Aggregationen (Anhäufungen) 101
Agrobakterien 41
Aichmomorphie der Spirochäten 42, 43
Allergie 19
Allotypus 33
Amyloidkörperchen 53
Anatomische Pathologie der m. S. 8—15
Antibiotica 113, 121
Antigenstruktur, Änderung der 18
Antiinfektiöse Therapie 120, 121
Artefakt, siehe Kunstprodukt 48
Arthropoden als Überträger 103
Astrocyten, Proliferation der 69, 71
Atrophie des Rückenmarks 14, 15, 16 (Abb. 9)
Aufsuchkrankheit 82
Aureomycin 121
Ausschlußkraft der Pathologie, diagnostische 1
Australien, Seltenheit der m. S. in 97
Autoallergie 79
Autobiographien von Polysklerotikern 95

Bacillus, säurefester, als Erreger der m. S. 25
Bakterien als Erreger der m. S. 25
Bakterien-Einwanderung im agonalen Stadium 25
Begrenzung der pathologischen Reaktionsbereitschaft der zentralnervösen Gewebe 4
Beruf und m. S. 109
Beschränkung des polysklerotischen Prozesses auf Gehirn und Rückenmark 67, 68
Bewegungstherapie, aktive und passive 121, 122
Beweiskraft der verschiedenen Suchmethoden 32
Bienen als Überträger 103
Biochemie der Spirochäten 35
Biologie der Spirochäten 35
Bleivergiftung und m. S. 102, 108
Blutgefäßwand als Wanderungsweg der Spirochaeta myelophthora 86
—, Querteilung der Spirochäten in ihr 73, 83
Bluthirnschranke 82
Borrelia 35
Brucellosen 25, 81

Cauda equina 15
Chloromycetin 121
Chloroquin 117
Choleravibrionen 60
Choroidplexus 83, 85
Conus 5
Corticosteroide 117
Coxsackie-Virus 7

Dänemark, 2 Statistiken zeitlich weit auseinanderliegend 96, 104, 106
Darstellung, elektive, der Spirochaeta myelophthora 62, 63
— von Spirochäten im Gewebsschnitt 27, 32
Dauer der therapeutischen Remission 117, 124
Declomycin 121
Demenz, euphorische, bei m. S. 11
—, senile und präsenile 53
Dermoreaktion 81, 82
Destilliertes Wasser, Verunreinigung desselben 59—61
Dicumarol 23, 119
Differenz der immunologischen Sättigung 82
— der m. S.-Häufigkeit in Norwegen, regionale 24, 119
— des Vorkommens der m. S. zwischen Nord und Süd
— — — in Nordamerika 97
— — — — Europa 97
Diffusionstheorie 71, 72
Drosophila-Spirochäten 103

Edaphische Quelle der m. S. 102, 103, 105, 127
Ehepaare mit m. S. (siehe konjugale m. S.) 106, 109
Eintrittspforten des Erregers 107
Einwanderung von Mikroben, agonal oder postmortal 56
Eiweißcylinder, siehe Lusteroidröhrchen 63

Encephalitogener Erreger 129
Encephalomyelitis, allergische experimentelle 19
— disseminata 21
Entmarkung, Vergleich der, in progressiver Paralyse und m. S. 16
Entmarkungsspritzerchen 13
Entmarkungsvorgang und Spirochäten 70
Entzündungs- oder degenerative Krankheit 5
Entzündungsvorgang, Bedeutung des 69—71
Epiconus 5
Epidemiologie der m. S. in Michigan 108
Erklärungsversuche für die Abwesenheit der m. S. im Kindesalter 94
Erregerabwehr 66—87
Erregereinwanderung, agonale, postmortale 55, 56
Erregerquelle in Grund und Boden (edaphisch) 127
Erregerverteilung im Zentralnervensystem bei m. S. 73
Etappenform der m. S. 76
Exklusivität 33

Farbreaktionsunempfindlichkeit von Spirochäten 29
Faktoren, genetische 24
Färbung der Spirochäten im Gewebe 27, 29, 30
Familiäre m. S. 100, 106, 108
Fettarmut der Nahrung als Therapie 24, 119
Fettreichtum der Nahrung als Ursache der m. S. 119
Fettembolie als Ursache der m. S. 23, 24
Feulgen-positiver Stoff 42
Fibromatose der Rückenmarkswurzeln 92
Fixierungseffekte im Gewebe 49
Formalinpigment 53
Fort-Bragg-Fieber 31
Fragmente der Spirochäten 43, 53
Frühdiagnose der m. S. 125
Frühsymptome der m. S. 85
Fütterung mit Fettsäuren 124

Gefäßspasmen, retinale 122
Geißelfäden, Abwesenheit von 45
Gelbfieber 27
Generalisationsstadium der Infektion 81
Genetische Ursachen 24
Geographische Differenz des Vorkommens der m. S. 96 ff.
Geomagnetischer Einfluß 99
Geomedizinische Forschungen 95 ff.
Geschichte des Tierexperiments bei m. S. 3
Geschichtliches bei m. S. 1—3
Geschlechtsbegrenzung, lokal bevorzugte 100
Geschlechtsdifferenz der m. S.-Häufigkeit 100
Gestalt des Entmarkungsherdes bei m. S. 9, 11
Gewebseigene Elemente 2, 52
Gewebsfixierung in Formalin 49
Gewebskultur 36
Gipfelregel 11
„Glashobelspäne" 50
Gliarandsaum, Spirochäten im 18
Granuläre Spirochätenformen 53 ff.
Gruppenerkrankungen 101
Guiraudsche Zelleinschlüsse 44

Häufigkeit der m. S. in England, Irland, Deutschland, Nordschottland 97
Haptocyten 54, 55, 69
Herpes simplex 7, 25
Heterophasie 75
Histamintherapie 120—123
Histoplasmose 105
Historische Beispiele zur Spirochätenätiologie 27—31
Historisches 1—2
Holotypus 33
Homotypie, Heterotypie der Rückfälle 75
Humorale Gegenwehr 78
Hunde als Überträger 103
Hypertrophie der Astrocyten 69

Imker 103
Immunitätsverhältnisse 78, 128
Infektion, Zwischenträger 127
Infektionen, künstliche 7
Infektionsallergie 81
Infektionsimmunität (Infektionsallergie) 81
Infektionskrankheit und Entzündung 6
Infektionsquelle in Grund und Boden 127
Infiltrate mit Lymphocyten und Plasmazellen 14
Influenza der Schweine 7
Inland- und Küstenbevölkerung, bezüglich Häufigkeit der m. S. (siehe Norwegen) 24, 119
Insekten-Symbionten 103
Intaktheit der Nervenzellen in m. S. 14
Interferenzphänomen 7
Isoallergie 128
Isonicotinsäurehydrazid 114
Irland, Italien, geographische Verteilung der m. S. in 97

Japan, postvaccinale Encephalitis und m. S. 97, 98
—, Seltenheit der m. S. in 97

Katzen als Überträger 103
Kernikterus 82

Kindesalter, Fehlen der m. S. im 93
Klassifizierung von Spirochäten 45
Klima als ursächlicher Umstand der m. S. 99
Kochsche Postulate 32
Kollagenosen 70
Kombination der Spirochaeta myelophthora mit Virus 57
Kombinationen von Syphilis und m. S. 16
Kommensalen 56
Kompensationsfähigkeit von Hirnleistungen 78
Komplementbindungsverfahren 80, 81
Konjugale m. S. (siehe Ehepaare) 106, 109
Kontagiosität, mangelnde, bei m. S. 127
Kontakt des Menschen mit Mikroben 7
Kontaktrisiko bei m. S. 107
Konvergenz der Nachweismethoden 47
Konzentrische Sklerose 18
Kopfschmerz bei Histamininfusion 121
Krankheitseinheit 4
Kultivierung von Spirochäten 35
Kulturverfahren, bakteriologisches 65
Kunstprodukte 48
Kupfermangel als Ursache der m. S. 102

Lehrern, Häufigkeit der m. S. unter 109
Lepra 80
Leptospira canicola, Kultur 35
— icterohemorrhagiae 27
— „icteroides" 27
Leptospirosen 81
—, Verkennung als Viruskrankheit 30, 31
Lhermittes Zeichen 85, 113
Liquor als Transportmittel der Erreger 13, 84
Liquorsanierung 84, 123
Lusteroidröhrchen 63
Lymphweg 67

Makrophagen 9
Malaria 7, 90
Markschattenherd 9
Markscheidenmethode von Weigert 2
Markscheidenwiederaufbau 124
Marquette (Michigan), Felduntersuchungen 103, 104
Mastix-Uranverfahren 48
Mastzellenkörnchen 52
Melaninkörnchen 52
Meningealachsenregel 11
Meningitis 120
Meßmethoden therapeutischer Besserungen 118
Metasyphilis 26, 29
Metatuberkulose 26, 110
Methodisches zur Beurteilung mikrobischer Krankheitserreger 31
Mikrobischer Krankheitserreger, Geschichtliches zur Beurteilung 27
Mikrovacuolisierung 41
Missoula County 95
Monosymptomatik der Schübe 77
Morphologie der Spirochaeta myelophthora 36—39
Mortalität bei m. S. 95, 110
Mottos 1
M.S., akute, der Hunde 20, 21
— als Encephalomyelitis 16
—, entzündlich oder degenerativ 5
—, Forschung, vernachlässigte Probleme der 87—90
— und Klima 99
— und progressive Paralyse 16
— in der schwarzen Bevölkerung 99
— und Tollwutschutzimpfung 19, 97, 98
— und Tuberkulose 26
Muriden als Überträger 103
Myelinformen, spiralige 49
Myelopholiden 70
Mysteclin 121

Nacheinanderregel 105
Nachprüfungen der Spirochätenzüchtung 35
Nationale M.S.-Gesellschaft, New York 124
Nachweismethoden histologischer Art 62—64
— von Simons 64, 65
Natur der M.S. als Entzündungsprozeß 5
Nebenwirkungen, pharmakologische 113
Negativität der Spirochätenzüchtung 35
Neger mit m. S. 99
Nervenzellen 14, 91
Neuritis retrobulbaris 87, 88, 128
Neurofibrillen 30
Neuromyelitis optica (Devic's Krankheit) 19
Neurotropie 91
Neurovirulenz 91
Nordschottland, Vorkommen der m. S. 91
Nord-Süd-Differenz der Häufigkeit der m. S. 96
Norwegen 24, 119
Nosologie der m. S. 3, 4
Nystatin 121

Oberflächenregel 11, 125
Oligodendrogliazellen 5
Oligosymptomatik bei m. S. 85
Organmanifestationsstadium der Infektion 81
Osteitis der Zahnspitze 67
Ostsibirien, Vorkommen der m. S. in 98

Palästina 98
Pallidaentdeckung, Geschichte der 28, 29

Parallele der m. S. zur Neurosyphilis 90, 91
Parallelität, lokale 33
Paralyse, progressive, als Parallele 90
—, —, Vergleich der Entmarkung mit der in m. S. 16
—, Schwankungen der Erregerzahl 57
Paratypus 33
Pathogenese, Definition 22
— der m. S. 66—87
Pathologie, vergleichende, der m. S. 16—21
Penicillin 121
Peripheres Nervensystem intakt 91
Periphlebitis, retinale 89
—, —, als Frühsymptom der m. S. 90
Perivasculäre Regel 11
Persistenz der Achsencylinder 8
— der Spirochäten im Zentralnervensystem 120
Plaut-Vincentsche Angina 7
„Point Source", punktförmige Erregerquelle 105
Poliomyelitis 120
Portugal, Seltenheit der m. S. in 97
Primat der Pathologie 1
Prinzip, antiinfektiöses, der Therapie 120
Proliferation des Astrocyten 69, 71
Pseudospirochäten 36
Pyramidenbahn 77

Querteilung der Myelophthora-Spirochäte 37, 40

Rasse und m. S. 99
Ratten als Überträger 105
Regel der Geschlechtsbegrenzung 100
Regularität 33
Remission, therapeutische 123, 124
Remissionen, spontane, Theorie des Auftretens von 76—79
Remyelinisierung von Achsencylindern 124
Reservefunktionen im Zentralnervensystem 78
Retina, Gefäßspasmen 122
Revision der Fragestellungen 127
Rindensäume 11
Rückfallfieber 18, 81, 105
Rückfallfieber-Spirochäten, Wanderungrichtung 18

Saprophytismus 127, 128
Schrifttum 130—137
Schübe (siehe Homotypie 75) 76—79
Schutzkolloide 48
Schutzvorrichtungen des menschlichen Körpers gegen Eindringen von Mikroben 18
Schwankungsbreite der Erregergestalt 39
Schwannsche Zelle 22
Schweineinfluenza (Shope) 17
Schweinezüchterkrankheit 30, 31
Schweiz, geographische Verteilung der m. S. 96, 106
Schwierigkeiten der Spirochätenforschung 35, 36
Seltenheit der m. S. in Australien, Spanien und Portugal, Südafrika, Japan 97
Senile Plaques 73
Sensitivität des Erregers für Antibiotica 116, 120
Septicämie im m. S.-Beginn 86, 87
Serologische Veränderungen 78—82
Seroreaktionen in Syphilis 81
Sexualvorgänge der Spirochäten 41
Silbersalzreduktionsmethoden, Empfindlichkeit gegen Verunreinigungen 68
Silberspiegelbildung an Spirochäten 62
Silberzellen 54
Simons' Methoden 64, 65
Sklerose, diffuse 18
—, konzentrische 18
Sonderstellung, nosologische, der m. S. 34
Spezifität der Spirochaeta myelophthora 33
Spherula insularis (Purves-Stewart) 25
Spirochaeta biflexa 27
— interrogans 27
— myelophthora, ätiologische Bedeutung 55, 56
— — A. Beschreibender Teil 36;
B. Kritischer Teil 46;
C. Technischer Teil 62
— — im Liquor bei m. S. 46
— —, kein Kunstprodukt 48
— —, Kritik in der Tagespresse 126, 127
— —, Statistik des Vorkommens 45
— Obermeieri, recurrentis 85
— pallida 30
— plicatilis 60
Spirochäte der Weilschen Krankheit 27
Spirochäten in ihren Beziehungen zur wohlerhaltenen Form 44
—, kernartige Gebilde 42
—, Körnchenformen 48
—, Schwierigkeiten der Forschung 35, 36
— und Entmarkungsvorgang 71
Spirochätenforschung, Schwierigkeiten der 35, 36
Spirochätenfragmente als Indicatoren erhaltener Spirochäten 43 ff.
Spirochätenkrankheiten fälschlich als Viruskrankheit angesehen 30 ff.
Spirochätenquerteilung in Blutgefäßwand, Liquor, Parenchym 73
Spirochätenzüchtung 35

Sterblichkeitsstatistik 95
Sterilität der Cerebrospinalflüssigkeit 7
Streptokokken als Erreger der m. S. 25
Streptomycin 121
Sudanophilie der Markscheidenabbauprodukte 9
Swayback 24, 119
Syndrom, polyätiologisches 4
Syphilis 81

Tabellen 38, 46, 77
Tabes dorsalis 29, 90
Tagespresse 126, 127
Teilungsformen der Spirochaeta myelophthora 40
— — — — im Liquor 73
— — — — im Parenchym 73, 83
— — — — in der Blutgefäßwand 73, 83
Tetracyclin 121
Thedanblau 64, 65
Therapie der m. S. 115—125
Thrombose als Ursache der m. S. 23
Tierversuch (methodisches) 34
Toxoplasma 16
Treponema pallidum 129
Trümmer, argyrophile 53, 55
Trypanblaumethode, supravitale 82
Trypanosomiasis 16
T. T. (Triple Therapy) 120
Tularämie 107

Überträger der Infektion 105, 121
Ummarkung in Gewebskultur 21
Untergangsformen der Spirochäten 126
Uransalze 30
Ursachenbegriff 8

Vaccinebehandlung 129
Variation der Spirochätenzahl je nach der Art des Falles 83
Vererbung bei m. S. 24
Vergleich der Entmarkung in m. S. und progressiver Paralyse 16
Vergleichende Pathologie der m. S. 16—21
Verkennung von Spirochätenkrankheiten als virusbedingt 30, 31
Verschwägerte mit m. S. 26, 100, 104
Verstopfungsneigung 121
Verunreinigung des destillierten Wassers 8, 61
Virus als Ursache der m. S. 25
— der Tollwut und m. S. 25
Virusforschung, Irrtümer der 30, 31
Vorbeugung der m. S. 125
Vorläufer der Spirochätenätiologie 3
Vorpostensymptome der m. S. 76
Vortäuschung von Spirochäten durch gewebseigene Bestandteile 52
Vorzugsalter des Erkrankungsbeginns 54, 55

Wallbildung der Spirochaeta pallida im Gewebe 84
Weilsche Krankheit 27
Wirksamkeit der spezifischen Therapie 123
Wurzelnerven 15, 92

Zecken als Überträger 103, 105
Zentralnervensystem, Verteilung der Erreger im 83, 84
Zubringekrankheit 82
Zufuhr der Spirochäten zum Liquorraum 86
Zwillingsforschung und m. S. 24, 101

MIX
Papier aus verantwortungsvollen Quellen
Paper from responsible sources
FSC® C105338

If you have any concerns about our products,
you can contact us on
ProductSafety@springernature.com

In case Publisher is established outside the EU,
the EU authorized representative is:
Springer Nature Customer Service Center GmbH
Europaplatz 3, 69115 Heidelberg, Germany

Printed by Libri Plureos GmbH
in Hamburg, Germany